논문으로 보는

중의학 총론

③

권 영 규 총편
중의학논문번역모임 옮김

법인문화사

차　　례

제 I 편 • 의사문헌학, 원전학

제 II 편 • 생리학, 양생기공학

제Ⅲ편 • 병리학, 진단학

제Ⅳ편 • 중경학(상한론, 금궤요략)

제Ⅴ편 • 경혈학, 침구학

제VI편 • 임상의학

제 I 편

의사문헌학
원전학

'기백'에 대한 고증 - 『내경』의 구성 연대 토론

河南中醫學院 周發祥

河南商丘市第二人民醫院 郭松芝

『황제내경(黃帝內經)』(이하 간략하게 『내경(內經)』이라 한다) 중에서 '기백(岐伯)'의 중요성은 말할 나위가 없다. 정리된 『내경(內經)』의 구성은 황제(黃帝)와 기백(岐伯)·백고(伯高)·소유(少兪)·소사(少師)·귀유구(鬼臾區)·뇌공(雷公) 등 여섯 명의 신하가 문답하는 형식으로 이루어져 있다. 여섯 명의 신하 중 뇌공은 황제에게 가르침을 청했고, 나머지 다섯 명은 황제가 제기한 문제에 대해 회답을 했는데(의학 방면에 있어서 황제의 스승이라 말할 수 있다), 그 중 귀유구는 단지 오운육기의 일부 문제에 대해 회답을 나타내었고, 백고·소유·소사 세 명은 『영추(靈樞)』 여러 편의 장과 『소문(素問)』 일부의 장 중에 회답을 나타내었을 뿐이다. 따라서 황제가 제기한 문제의 대부분은 기백이 대답한 것이어서, 기백은 천사(天師)라고(『素問·上古天眞論』을 보면) 존칭되기도 했다. 이런 이유로 기백이라는 이름자는 없는 듯하고, 곧 『내경(內經)』이라는 의학 경전에도 없는 듯하여, 후세의 중의학에서는 종종 '기황(岐黃)'이라는 이름으로 대신 지적되어 왔다. 기백이 『내경(內經)』에서 지니는 중요함은 이와 같아 '기백'에 대해 고증해 볼 만할 뿐더러, 이 한 방면으로부터 『내경(內經)』이 이루어진 연대를 설명할 수 있다.

기백이란 이름은 최초로 『사기(史記)』에 보이고, 다음은 『한서(漢書)』에서 볼 수 있다. 『사기(史記)』에서 세 곳, 『한서(漢書)』에도 세 곳이다.

『사기(史記)·효무본기(孝武本紀)』와 『사기(史記)·봉선서(封禪書)』 두 곳의 설명은 완전히 일치하는데, "公玉帶曰, 黃帝時雖封[1]泰山, 然風後, 封鉅, 岐伯令黃制封[2]東眞"이라 이르고 있고, 『사기정의(史記正義)』의 주에는 "기백은 황제의 태의이다"[3]라 이르고, 『사기(史記)·사마상여열전(司馬相如列傳)』에는 "기백으로 하여금 방(술)을 주관하게 하였다"[4]라 이르고, 『사기집해(史記集解)』의 주에는 "기백은 황제의 신하이다"[5]라 이르고, 『한서음의(漢書音義)』에서는 "상은 주관함이다. 기백은 황제이 태의로 방약을 주관했다"[6]라 이르고 있는데, 『한서(漢書)·사마상여전(司馬相如傳)』은 『사기·사마상여열전』과 단 한 문(文)의 차이, "기백을 불러서 방을 주관하게 했다"[7]만 있을 뿐이다. 『한서(漢書)·예문지(藝文志)』에서는 "방을 다루는 것은, …… 태고에 기백·유부가 있었다"[8]라 이르고 있는데, 『한서(漢書)·교사지(郊祀志)』와 『사기(史記)·효무본기(孝武本紀)』의 설명에는 한 자의 차이도 없다. 위소(韋昭)가 주(註)한 『한서(漢書)·교사지(郊祀志)』에는 "풍후·봉거·기백은 모두 황제의 신하이다"[9]라 이르고 있다.

위에 인용된 문장을 자세히 관찰하면, 기백은 진실로 대의학가이며, (기백이라는 이름은) 사마상여로부터 시작된다는 것을 발견할 수 있다. 사마상여는 서한(西漢) 시대 사람으로 기원전 179년에서 기원전 118년까지 살았는데, 한무제(漢武帝)와 비교하면 23세 더 많다. 공옥대 역시 서한 사람인데, 생존 기간은 상세하지 않다. 그가 앞서 말한 시기는 대략 기원전 102년으로, 이 때는 사마상여가 죽은 지 16년이 되었다. 『사기(史記)』는 기원전 91년에 만들어졌고, 『한서(漢書)』는 동한(東漢) 때

1) 관직명.
2) 관직명.
3) 岐伯, 黃帝太醫.
4) 屬岐伯使尙方.
5) 岐伯, 黃帝臣.
6) 尙, 主也. 岐伯, 黃帝太醫, 屬使主方藥.
7) 詔岐伯使尙方.
8) 方技者, …… 太古有岐伯兪拊.
9) 風後封鉅岐伯皆黃帝臣也.

만들어졌다. 『사기(史記)』 중 기백에 관한 세 곳의 원문에는 기백이 '황제태의'란 말이 조금도 없고, "기백, 황제태의"란 말은 『사기(史記)』와 『한서(漢書)』 사이의 여러 해 동안 후세 사람이 주한 것이다. 『사기(史記)』 『한서(漢書)』에서 기백이 맡은 일을 "屬(詔)岐伯使尙方"이라 설명하고 있는데, 방(方)은 방술(方術)인 바, 단지 의(醫)만 지칭하는 것이 아니라 기타 방면의 기예를 포괄하는 것으로 『내경(內經)』에서는 또한 천사(天師)라고 칭하였다. 또 한 가지 면에서 주의할 필요가 있다. "屬岐伯使尙方"이란 말은 사마상여의 「대인부(大人賦)」 안에 나타나 있는데, 소위 '대인(大人)'이란 말은 선인, 방술을 잘하는 사람, 또한 천사라고 일컬을 수 있다. 한 무제는 신선의 도에 열중하여 이러한 전문 기술을 갖춘 신기한 일을 하는 도사를 길러 고관으로 임명하여 선약을 짓게 하고 장생불사를 도모했다. 사마상여는 한 무제가 이러한 선가 생활을 동경하는 것을 보고, 곧 한 편의 「대인부(大人賦)」를 지었다. 한 무제는 이것을 보고 크게 기뻐하며, 갑자기 바람에 나부끼는 듯한 신선의 느낌을 가지기도 하였다. 「대인부(大人賦)」는 낭만적인 수법으로 쓰여져 영향을 미쳤는데, 기백이란 인물, 그 맡은 일은 사마상여가 허구화한 것이다. "기백, 황제태의"란 말은 대략 후세 사람이 『내경(內經)』에서 기백이 논한 의학이 상세하고 넓고 큰 것을 보고, 황제 신변의 대의학가라고 유추하여낸 것이다. 서한의 여러 책에 보이는 허다한 '황제'라는 관명으로써 (판단했을 때), 『사기(史記)』 이후의 사람이 『내경(內經)』을 편찬한 것이라 할 수 있고, 관명으로써 '황제'뿐만 아니라 "기백사상방"이란 근거로 하여 황제와 기백의 문답 형식으로 쓰여진 것이 『내경(內經)』이다. 이렇게 된 이상 『내경(內經)』은 서한 이전에 만들어지기란 불가능하였고, 단지 『사기(史記)』가 만들어진 연후에야 만들어질 수 있었다. 더군다나 사마천은 신중하게 학문을 다루었고, 여러 책을 두루 보았으며, 부자 양대에 걸쳐 태사령(太史令)을 역임하여 수많은 서적을 보고들은 바 모든 것을 갖추었다고 말할 수 있다. 『사기(史記)』에는 의학에 관한 많은 기술이 있는데, 만약 『사기(史記)』 이전에 『내경(內經)』이라는 이러한 의학의 거작이 있었다면 사마천이 보고 듣지 않을 수 없고, 또한 『사기(史記)』에 한 자라도 제시하지 않을 수 없었을 것이다. 그러므로 『내경(內經)』이 『사기(史記)』 이전에 만들어지기란 불가능한 일이다. 이 안에서 말하고 있는 것은 책이 만들어진(허다한 자료를 가지고 하나의 책을 편찬함) 시기, 이것과 책을 만드는 데 사용되는 자료 본래의 생성 시기는 두 가지(다른) 개념이다 라는 것이다.

역자 권충경 / 교정 유애리

원 저 : 북경중의잡지 1994년 5기(94085011)
'岐伯'考略兼談『內經』的成書年代

『영추』와 『소문』의 관계 - 왕빙 등의 고증관

安徽省六安地區中醫院 兪世偉

一

『영추(靈樞)』와 『소문(素問)』은 함께 출간된 것이 아닌데, 이러한 문제는 우선 『영추』와 『소문』간에 어떠한 관계가 존재하는지를 알아보아야 한다. 당의 왕빙(王冰)과 송의 임억(林億), 양자는 『소문』과 『영추』에 대하여 전면적인 교감(校勘)을 하였는데, 바로 이러한 교감이 한 조목 한 문구씩 진행되었기 때문에 그들의 감상과 관점은 비교적 정확하며 어느 정도 권위를 가지게 되었다.

왕빙은 『소문(素問)·지진요대론(至眞要大論)』의 "원컨대 음양이 셋이 되면 어찌되는지 듣고 싶습니다. 기백이 말하기를, 기가 많고 적음에 따라 달리 쓰입니다"[1]의 아래에 주소(注疏 : 주와 소를 달다)하여 "태음은 정음이 되고, 태양은 정양이 되고, 다음으로 적은 것이 소음이 되고, 다음으로 적은 것이 소양이 되고, 또 다음이 양명이 되고, 또 다음이 궐음이 되고, 궐음이 다함이 되는 것은 『영추·계일월』에 논해 두었다"[2]라 하였는데, 왕빙은 『소문·지진요대론』의 이 단락의 경문 의미가 『영추(靈樞)·음양계일월(陰陽繫日月)』에서 나온 것이라고 보고 있다. 이 외에도 왕빙은 또한 『소문·지진요대론』의 "황제께서 말씀하시길 궐

---

1) 願聞陰陽之三也何爲? 歧伯曰, 氣有多少, 異用也.

2) 太陰爲正陰, 太陽爲正陽, 次少者爲少陰, 次少者爲少陽, 又次爲陽明, 又次爲厥陰. 厥陰爲盡, 義具靈樞繫日月論中.

음은 어떠합니까? 기백이 말하기를 두 음이 사귀어 다합니다"[3]라는 단락 아래에 "『영추·계일월』에서 논하여 말하기를 술(戌)은 구월이고, 오른쪽 다리의 궐음을 주하고, 해(亥)는 시월이고, 왼쪽 다리의 궐음으로 두 음이 사귀어 다하는 고로 궐음이라 이른다"[4]고 매우 명확하게 주를 달고 있으며, 『소문·지진요대론』은 『영추·음양계일월』을 인용한 것이라고 인식하고 있는데, 이것이 곧 "義具靈樞繫日月論中"이라고 하는 이유이다.

이 외에도 왕빙은 『소문(素問)·방성쇠론(方盛衰論)』의 "오진을 합하여 음양을 조절하라는 것은 경맥편에 있다"[5]에 대하여 "영추경은 음양을 조절하고 오진을 합하는 것을 갖추고 있는 고로 그것을 인용하여 말하기를 경맥편에 있다고 했다. 경맥편은 영추의 편목이다"[6]고 소주하였는데, 이것은 매우 명확하게 『소문』은 『영추』의 경문을 인용한 것이라는 것, 즉 『영추·경맥』편을 고대 문헌으로 인용한 것이라는 점을 지적하고 있다. 왕빙이 12년 동안 무수한 조목의 주를 달았으나 위에서 상술한 두 조목이 『소문』은 『영추』의 문장을 인용한 것이라는 점을 가장 명확하게 지적하고 있다. 비록 이러한 점들을 배제하더라도 중국의학계에 있어서 선두적으로 『소문』과 『영추』의 관계에 대한 견해를 제시하였으며, 이것으로 어느 정도 담력과 지모, 그리고 학식을 가지고 있었다는 점을 추정할 수 있다.

二

송의 임억 등이 천자의 명을 받들어 재차 『소문』에 주를 달아서 오류를 바로 잡은 것이 육천여 자, 의미상 주를 더한 것이 이천여 조목에 달한다. 임억 등은 조정의 지원을 받았으므로 그에 투입된 인적, 물

---

3) 帝曰, 厥陰何也? 岐伯曰, 兩陰交盡也.

4) 靈樞繫日月論曰, 戌者九月, 主右足之厥陰. 亥者十月, 主左足之厥陰, 兩陰交盡, 故曰厥陰也.

5) 合之五診, 調之陰陽, 以在經脈.

6) 靈樞經備有調陰陽合五診, 故引之曰以在經脈也. 經脈則靈樞之篇目也.

적 지원을 가히 상상하여 알 수 있을 것이다. 그러므로 『소문』에 대한 보주(補注)의 규모는 왕빙에 비하여 매우 크며 교감 또한 더욱 세밀하다. 『소문』과 『영추』의 관계에 대한 문제에서 '신교정(新校正)'은 왕빙을 기초하여 새로운 발견을 하였는데 다음에 발췌하여 서술한다.

(1) 『소문(素問)·진요경종론(眞要經終論)』의 "황제께서 말씀하시기를 원컨대 십이경맥의 끝은 어떠한지 듣고 싶다. …… 이는 십이경이 패하는 바이다"[7]라는 조목 아래, '신교정'에서 "십이경이 나옴을 상세히 보면 영추경과 소문에 거듭되어 있다"[8]고 하였는데, 『영추(靈樞)·종시(終始)』 마지막 부분에 있는 단락인 "태양맥의 끝은 …… , 소양의 끝은 …… , 양명의 끝은 …… , 소음의 끝은 …… , 궐음의 끝은 …… , 태음의 끝은 …… "[9]이라는 것은 '신교정'에서 『소문·진요경종』의 "십이경은 또한 영추경에 나온다"[10]와 서로 중복된다고 인식하고 있다.

(2) 『소문(素問)·맥요정미론(脈要精微論)』의 "이에 음기가 성하면 꿈에 큰 물을 건너면서 두려워하고, …… 폐기가 성하면 꿈에 곡을 한다"[11]는 조목 아래의 '신교정'에서 "이에 음기가 성하면 꿈에 큰 물을 건너면서 두려워하고에서 여기까지를 자세히 보면 곧 영추의 글이 이에 잘못 위치되어 있다"[12]고 하였는데, 『영추(靈樞)·음사발몽(淫邪發夢)』에 있는 "음기가 성하면 꿈에 큰 물을 건너면서 두려워하고 …… 폐기가 성하면 꿈에 두려워하며 읍한다"[13]는 문장으로 보아 임억 등은 『소문·맥요정미론』은 『영추』의 문장에 해당된다고 인식하였다.

(3) 『소문(素問)·침해(針解)』의 "허를 자침하여 실하게 되면 침 아래에 열감이 있다. 기가 실해지면 이에 열이 난다. …… 보사를 할 때에 기와 더불어 개합이 서로 합치되어야 한다"[14]는 조목 아래의

7) 帝曰, 願聞十二經脈之終奈何? …… 此十二經之所敗也.
8) 詳十二經又出, 靈樞經與素問重.
9) 太陽之脈, 其終也. …… 少陽終者, …… 陽明終者, …… 少陰終者, …… 厥陰終者, …… 太陰終者, ……
10) 十二經又出靈樞經.
11) 是知陰盛則夢涉大水恐懼. …… 肺氣盛則夢哭.
12) 詳是知陰盛則夢涉大水恐懼至此, 乃靈樞之文, 誤置于斯.
13) 陰氣盛則夢涉大水而恐懼. …… 肺氣盛則夢恐懼哭泣.

'신교정'에서 "편머리에서 여기까지의 글은 영추경에서 나왔고 소문에서 풀이하였다"15)고 하였으며, 『영추(靈樞)·소침해(小針解)』에 있는 "이른바 허하면 그것을 실하게 하라는 것은 기구가 허하면 마땅히 그것을 보하라는 것이다"16)는 한 단락을 볼 때, 이것이 곧 '신교정'에서 설명한 "문장이 영추경에서 나와서 소문에서 그것을 풀이했다"17)라는 이유이다.

(4) 『소문(素問)·표본병전론(標本病傳論)』의 "대저 병이 전해지는 것은 심병은 먼저 심이 아프고, 하루 뒤에 기침을 하고, 삼일 뒤에 옆구리와 사지가 아프고, 오일 뒤에 막혀서 통하지 않는데, 몸이 아프고 무거워진 뒤 삼일 안에 낫지 않으면 죽는데, 겨울에는 밤중에 여름에는 낮에 죽는다"18)는 조목 아래 '신교정'에서는 "영추경을 살펴보면 대기가 장에 들어가면 병이 심에서 먼저 생겨서, …… 소문을 살펴보면 그 병을 말했고, 영추는 그 장을 말했다"19)라 하였으며, 『영추(靈樞)·병전(病傳)』의 "대기가 장에 들어가면 병이 먼저 심에서 발하는데, 하루 뒤에 폐에 이르고, 삼일 뒤에 간에 이르고, 오일 뒤에 비에 이르고, 삼일 안에 낫지 않으면 죽는데, 겨울에는 밤중에 여름에는 낮에 죽는다"20)라는 문장은 즉 『소문』이 해석한 문장이다.

『소문』 중의 왕빙과 임억 등의 소주와 보주에는 『영추』가 『소문』의 문장을 인용한 조목은 없으며, 양자는 『영추』의 문장을 『소문』이 해석한 것으로 인식하고 있다. 이러한 점으로 볼 때 왕빙과 임억 등의 견해가 서로 완전히 일치하며, 『소문』이 『영추』에 비해 늦게 출간되었다는 것은 아주 명백하다.

---

14) 刺虛則實之者, 針下熱也. 氣實乃熱也. …… 補瀉之時者, 與氣開闔相合也.
15) 詳自篇首至此, 文出靈樞經, 素問解之.
16) 所謂虛則實之者, 氣口虛而當補之也. ……
17) 文出靈樞經, 素問解之.
18) 夫病傳者, 心病先心痛, 一日而咳, 三日脇支痛, 五日閉塞不通, 身痛體重, 三日不已死, 冬夜半, 夏日中.
19) 按靈樞經大氣入藏. 病先發于心. …… 詳素問言其病, 靈樞言其藏.
20) 大氣入藏, …… 病先發于心, 一日而之肺, 三日而之肝, 五日而之脾, 三日不已死, 冬夜半, 夏日中.

三

『소문』과 『영추』간의 관계에 대한 근대의 평가는 또한 어떠한가? 용백견 선생은 자신의 저작인 『황제내경개론(黃帝內經概論)·황제내경인용고대의서고편(黃帝內經引用古代醫書考篇)』에서 상당히 진보적인 서술을 하고 있다.

(1) 「학론(瘧論)」에서 이르기를 "그러므로 『경』에 이르기를, 바야흐로 그 사기가 성할 때에는 반드시 정기가 손상당하므로 사기가 쇠한 연후에 침을 놓으면 치료 효과가 크다"[21]고 하였는데, 『영추』 제55편인 「역순(逆順)」에 의하면 "그러므로 이르기를, 바야흐로 사기가 성할 때는 감히 정기를 훼상(毁傷)하지 말고, 사기가 이미 쇠하였을 때 침을 놓으면 치료 효과가 크다"[22]고 하였다. 「학론」에서 볼 수 있는 이러한 인용 경문은 원래는 『영추·역순』이다.

(2) 『소문(素問)·지진요대론(至眞要大論)』에서 이르기를 "경에 말하길 성한 것은 사하고, 허한 것은 보하라"[23]고 하였는데, 『영추(靈樞)』 제80편 「대혹론(大惑論)」에서 이르기를 "성한 것은 사하고 허한 것은 보하라"[24]고 하였다. 「지진요대론」에서 볼 수 있는 이러한 인용 경문은 『영추·대혹론』에 있는 것이다.

임응추 등이 저작한 『내경연구론총(內經硏究論叢)』 중의 「내경인용적고대문헌편(內經引用的古代文獻篇)」 중에서 지적하기를 "21종의 오랜 고문헌이 모두 『소문』에 나와 있다 하니, 「자법」뿐만 아니라 아울러 『영추』를 보게 되면 『영추』가 비교적 일찍 만들어져서 상술한 문헌이 인용된 것이 없다. 『소문』은 대략 늦게 만들어져서 상술한 문헌이 충분하게 이용되었음을 설명한다"[25]고 하였으며, 이외에도 임응추 선

---

21) 故經言曰, 方其盛時必毁, 因其衰也, 事必大昌.
22) 故曰, 方其盛也, 勿敢毁傷, 刺其已衰, 事必大昌.
23) 經言, 盛者瀉之, 虛者補之.
24) 盛者瀉之, 虛者補之.
25) (有)二十一鍾遠古文獻, 均出自素問, 僅刺法兼見于靈樞, 說明靈樞成書較早, 無從引用上述文獻. 素問成書略晚, 便得以充分利用上述文獻.

생은 『소문』이 『영추』의 문장을 인용하였다는 예증을 제기하였는데, 그 내용은 용백견 선생이 말씀하신 바와 대부분 서로 일치하므로, 이 외에 다시 서술하지 않기로 한다. 결국 용백견·임응추 선생이 『영추』와 『소문』의 관계를 고증한 결과는 왕빙이나 임억과 일치한다.

四

위에서 서술한 네 사람의 고증 이외에도 우리들은 또한 『소문』이 『영추』의 문장을 인용한 곳을 찾을 수 있다.

(1) 『소문(素問)·평열병론(評熱病論)』의 "또 대저 「열론」에 이르기를 땀이 나면서 맥이 여전히 조하고 성한 자는 죽는다"[26]와 『영추(靈樞)·열병(熱病)』에 있는 "열병으로 이미 땀이 흘렀는데 맥이 여전히 조하고 헐떡이면서 또 다시 열이 나면 피부에 침을 찌르지 말아야 하는데, 헐떡임이 심해지면 죽는다"[27]를 보면 『소문·평열병론』에서 고대 문헌으로 인용한 「열론(熱論)」은 곧 『영추·열병』이다.

(2) 『소문(素問)·거통론(擧痛論)』의 "오장육부의 굳고 다함에는 부위가 있는데, 그 오색을 보면 황색·적색은 열이고, 백색은 한이고, 청색·흑색은 통증인데, 이것이 이른바 보고서 가히 알 수 있다는 것이다"[28]와 『영추(靈樞)·오색(五色)』에 있는 "오색이 나타남에 각각 그 색의 부위에서 나오는데, 황제가 이르기를 청색·흑색은 통증이고, 황색·적색은 열이고, 백색은 한이니 이것이 오관이 된다"[29]를 볼 때, 우리들은 「거통론」의 문장 끝 부분의 "이것이 이른바 보고서 가히 알 수 있다는 것이다"[30]는 말로 『소문·거통론』이 『영추·오색』에서 인용한 것이라는 점을 알 수 있다.

(3) 『소문(素問)·자금론(刺禁論)』의 "술에 많이 취한 사람에게는 자

26) 且夫熱論曰, 汗出而脈尙躁盛者死.
27) 熱病已得汗出, 而脈尙躁, 喘且復熱, 勿刺膚, 喘甚者死.
28) 五臟六腑固盡有部, 視其五色, 黃赤爲熱, 白爲寒, 靑黑爲痛, 此所謂視而可見者也.
29) 五色之見也, 各出其色部. …… 黃帝曰, 靑黑爲痛, 黃赤爲熱, 白爲寒, 是爲五官.
30) 此所謂視而可見者也.

침하지 말아야 하니, 기가 어지러워지기 때문이다. 심하게 화내는 사람에게 자침하지 말아야 하니, 기가 거스르게 되기 때문이다. 크게 피로한 사람에게 자침하지 말아야 하고, 막 배부른 사람에게 자침하지 말아야 하며, 크게 굶주린 사람에게 자침하지 말아야 하고, 크게 목마른 사람에게 자침하지 말아야 하며, 크게 놀란 사람에게 자침하지 말아야 한다"[31]와 『영추(靈樞)·종시(終始)』의 "무릇 자침할 때 금기로서, 막 먹고 나서 찌르지 말고, 막 찌르고 나서 먹지 말아야 한다. 이미 취하고서 찌르지 말고, 이미 찌르고 나서 취하지 말아야 한다. 막 화내고서 찌르지 말고, 이미 찌르고 나서 화내지 말아야 한다. 막 일하고 나서 찌르지 말고, 이미 찌르고 나서 일하지 말아야 한다. 이미 배부르고 나서 찌르지 말고, 이미 찌른 뒤에 배부르게 하지 말아야 한다. 이미 굶주리고 나서 찌르지 말고, 이미 찌르고서 굶지 말아야 한다. 이미 목마르고 나서 찌르지 말고, 이미 찌르고 나서 목마르게 하지 말아야 한다. 크게 놀라거나 크게 두려워할 때는 반드시 그 기를 안정시키고 나서 침을 놓아야 한다"[32]에서 『소문·자금론』 중의 "술에 많이 취한 사람에게는 자침하지 말아야 하니, 기가 어지러워지기 때문이다. 심하게 화내는 사람에게 자침하지 말아야 하니, 기가 거스르게 되기 때문이다"의 뜻은 『영추·종시』에서 나온 "이미 취하고서 찌르지 말라"와 "막 일하고 나서 찌르지 말라"의 병기 원리에 대한 해석이다. 이것은 『영추』에서 문장이 그대로 나오고 『소문』은 이를 인용하거나 해석하여 놓은 것이라는 점을 표명하고 있다.

『소문』과 『영추』의 관계는 상술한 발췌문의 비교를 통하여 당·송의 왕빙과 임억 등으로부터 근대의 용백견·임응추 선생에 이르기까지의 연구가 증명하다시피, 『소문』은 『영추』의 문장을 인용하였다는 사실은 비교적 정확하며 믿을 만한 것이다. 이것은 우리들이 『영추』와 『소문』

31) 勿刺大醉, 令人氣亂. 無刺大怒, 令人氣逆. 無刺大勞人, 無刺新飽人, 無刺大飢人, 無刺大渴人, 無刺大驚人.

32) 凡刺之禁, 新內勿刺, 新刺勿內. 已醉無刺, 已刺勿醉, 新怒勿刺, 已刺勿怒, 新勞勿刺, 已刺勿勞, 已飽勿刺, 已刺勿飽. 已飢勿刺, 已刺勿飢. 已渴勿刺, 已刺勿渴. 大驚大恐, 必定其氣, 乃刺之.

의 관계나 역사적 위치에 대한 인식 방면이 어느 정도 계발 의의를 가지고 있다는 것을 나타낸다.

역자 전석수 / 교정 표지희

원 저 : 상해중의약잡지 1993년 1기(93131039)
『靈樞』與『素問』的關係-談王冰等人的考證觀

요 점 : 『영추』, 『소문』은 함께 출간된 것이 아니다. 우선 당의 왕빙이 견해를 제시하였으며 송의 임억(林億) 등은 왕빙의 주장과 같음을 아울러 자세히 알아보았다. 근래의 용백견(龍伯堅)과 임응추(林應秋) 선생은 왕빙과 임억의 견해를 이었으며, 『소문』은 『영추』의 문장을 인용한 것이라고 인식하고 있다. 경전 고증 분석에 의하면 『소문』은 『영추』에 비해 늦게 출간되었으며 당, 송 이래의 의학계의 관을 대표하고 있다.

주제어 : 『영추』 / 『소문』 / 고증

양상선의 저서 『태소』의 학술적 성취

浙江中醫藥研究所 祝躍平
指導敎授 李今庸·張六通

양상선(楊上善)은 수당(隋唐)시대의 뛰어난 의학자이다. 그가 저술한 『황제내경태소(黃帝內經太素)』는 현존하는 가당 오래된 『내경(內經)』 주석서이다. 그는 이 책에서 『내경(內經)』에 대하여 매우 자세히 밝혀 놓아 매우 높은 학술가치를 지닌다. 애석하게도 이 책은 남송(南宋) 이후로부터 소실되어 온전하게 전해지지 않는다. 때문에 역대의 의가들로부터 현대의 학자들에 이르기까지 『태소(太素)』의 학술성취에 관한 인식을 충분히 가지지 못했다. 그리고 연구를 하는 사람 또한 얼마 되지 않아서 이에 필자가 한번 논술해 보고자 한다.

1. 과학적인 분류 - 『내경(內經)』을 분류하여 주(注)한 효시이다

역대 의가들이 『내경(內經)』을 연구한 방식은 모두 다르다. 왕빙(王冰)과 같이 교정하고 증명한 것이 있고, 『난경(難經)』과 같이 오로지 제목만을 뽑아 놓은 것도 있다. 그런데 양상선이 처음으로 『내경(內經)』을 분류하고 연구하여 지었으니, 그는 『내경(內經)』을 분류하여 주한 첫번째 학자인 것이다. 『내경(內經)』은 고대의 중의이론과 임상경험을 모아서 편성했을 뿐 아니라 천문·역법·기상 등의 내용도 실려 있다. 이 책의 권은 『소문(素問)』·『영추(靈樞)』의 2부로 나누어지는데 각각 81편씩이다. 매 편에서 몇몇은 또한 단순히 어떤 하나의 동일한 문제를 토론한 것이 아니라 몇 가지의 같지 않은 내용에 대해서도 논하였지만 그 같지 않은 내용을 다룸에 있어서 분류를 함으로써 비로소 『내경(內經)』의 이론체계를 더욱 분명하게 세울 수 있었다. 따라서 양상선은 『내경(內經)』에 대하여 비교적 과학적인 분류를 진행하여 『소문(素問)』·『영추(靈樞)』의 원문 전부를 분석하여 그 같지 않은 내용을 다루었는데, 섭생(攝生)·음양(陰陽)·인합(人合)·장부(臟腑)·경맥(經脈)·수혈(輸穴) 등의 19가지로 크게 나누었다.

(1) 양상선의 분류는 『내경(內經)』의 학술사상과 의학성취를 비교적 계통적으로 반영했다. 『태소(太素)·수혈(輸穴)』과 같은 것은 『내경(內經)』의 수혈학 이론을 전면적으로 수렴하여 기재하였고, 고대 수혈학의 성취를 집중적으로 나타냈다. 그러나 『내경(內經)』 원서에서는 『영추(靈樞)』의 「본수(本輸)」·「순기일일분위시시(順氣一日分爲四時)」·「사기장부병형(邪氣臟腑病形)」과 『태소(太素)』의 「수열혈론(輸熱穴論)」·「기혈론(氣穴論)」·「기혈형지(氣穴形志)」 등 거의 10편이 분산되어 있고 산만하여 고대 수혈 이론의 전모를 반영해 내지 못하였다.

(2) 양상선은 대강의 분류에 대하여 비교적 이치에 합당하게 한 것뿐만 아니라 각 항목의 분류에 대해서도 더욱 정연한 질서가 있게 했다. 『태소(太素)·상한(傷寒)』과 같은 것은 먼저 「열병결(熱病訣)」을 내세워 상한병의 대강을 논술하고, 뒤에 「열병설(熱病說)」을 들어서 전형적인 열증(熱證)을 논술했다. 다시 「오장열병(五臟熱病)」을 열거하고는 마지막으로 학질(瘧疾)까지 논했다. 이렇게 요점〔剛〕에서부터 자세한 조목〔目〕으로, 큰 것에서부터 작은 것으로의 배열방식을 채택하여 일목요연하게 했다. 위에서 논한 바와 같이 양상선의 분류, 편성, 배열은 대단한 우월성을 지닌다. 비록 논의할 만한 곳이 또한 있다 하더라도, 총괄적으로 보면 그것은 독자들이 학습 연구하는 데 편의를 주어 더욱 『내경(內經)』의 이론체계를 잘 알게 했다. 예컨대 단파원윤(丹波元胤)은 "지금〔오늘날〕 체계적인 차례를 보니 『소문(素問)』·『영추(靈樞)』의 문장을 취해서 어지럽게 종합해서 주해를 한 것으로 후세에 이경분류의 책이 있지만 상선이 실제로 우두머리가 된다"라고 말하였다. 양상선의 『내경(內經)』에 대한 분류연구는 중의(中醫) 이론체계에 한 강목

(綱目)의 명확한 기본 틀을 출현시켰는데, 이것은 중의발전사상 과소평가할 수 없는 공헌이다.

2. 와자(訛字)를 교정(校正)하고 오자(誤字)를 조사하여 『내경(內經)』의 원래 모습을 보존하다

『내경(內經)』의 완성은 한 시대 한 인물에 의해서가 아니라 당대(唐代)까지 전하여 오면서 이미 여러 사람을 거쳐왔고, 또 편이 끊어지고 착간(錯簡)되며 좀먹고 헐어 새김이 누락되고 해시노어(亥豕魯魚)[1]함이 불가피했다. 이 때문에 양상선은 고금의 여러 판본을 수집하여 그 진행에 대해서 자세히 교감하여, 후세인들에게 소중한 자료를 남겨 비단 후세 의가에게 비교적 큰 영향을 끼쳤을 뿐만 아니라 또한 이전의 『내경(內經)』연구 정리에도 중대한 의의를 지닌다.

(1) 양상선은 『내경(內經)』의 수많은 와자(訛字)·오자(誤字)·연문(衍文) 등을 교감하여, 후인들이 『내경(內經)』을 통독하고 『내경』의 의학 이론을 정확하게 이해하는 데 도움을 주었다. 예를 들어 『태소(太素)·제풍상론(諸風狀論)』에 이르기를 "신장에 풍이 든 상태는 …… 그 색이 위태롭고 대소변이 순조롭지 못한 것으로 아래턱을 보아 진단하는데 그 색은 흑색이다"[2]고 하였다. 양상선이 이에 주(注)하기를 " …… 아래턱은 신장에 해당하는 부위이고 본래는 피부를 말한다"[3]고 하였다. 금본(今本) 『소문(素問)』에는 "피부에서 진단한다"[4]고 바로 고쳐졌다. 『소문(素問)·풍론(風論)』 전후의 문장을 보면 "심장에 풍병이 든 것은 혀를 보아 진단한다"[5], "간장에 풍병이 든 것은 눈 아래를 보고

---

1) 해시지와(亥豕之譌) : 문자를 오기함을 이르는데, 해자(亥字)와 시자(豕字)는 글자모양이 비슷하고 기(己)와 삼(三)자 또한 비슷하므로 기해(己亥)를 삼시(三豕)라 잘못 썼다는 데서 온 말이다.
   노어지류(魯魚之謬) : 글자를 잘못 쓰는 일. 노(魯)와 어(魚)자가 글자 모양이 비슷해서 틀리기 쉬움을 이름.
2) 腎風之狀, …… 其色炱, 隱曲不利, 診在頤上, 其色黑.
3) 頤上, 腎部也, 有本爲肌上.
4) 診在肌上.
5) 心風, 診在舌.

진단한다"6), "비장에 풍이 든 것은 코를 보고 진단한다"7), "폐에 풍이 든 것은 미간을 보고 진단한다"8)고 하여, 네 장을 진찰하는 곳은 모두 얼굴에 있어 한결같이 그 장을 주관하지만, 유독 신(腎)은 예외이므로 명백한 잘못이 있다. 양상선의 주(注)에서 말한 "피부에서 진단한다"는 "턱에서 진단한다"9)인데 판본이 같지 않음으로 인해 필사(筆寫)가 잘못된 것으로 『내경(內經)』의 다른 문장을 고려할 때 마땅히 '피부〔肌〕'는 '턱〔頤上〕'으로 그 잘못된 것을 시정하여 고쳐야 한다.

(2) 양상선의 교감은 『내경(內經)』의 원래 모습을 보존했다. 양상선은 원문을 함부로 고치지 않고 경문에 잘못이 있더라도 주문(注文) 가운데에 설명을 함으로써 면모의 진절(眞切)을 구했다. 그것에 비하면 왕빙은 "대저 글자를 첨가하면 모두 그 글의 뜻을 잃어버린다"10)고 하여 고치는 것에 엄숙했다. 황이주(黃以周)는 "『태소(太素)』의 경문을 개편하여 각기 분류별로 귀속시켜 …… 구본을 서로 이음에 의심이 있는 것은 주중(注中)에 그 글자를 파자(破字)해서 독음(讀音)을 정하고, 또한 곧바로 정문(正文)을 바꾸지 않았다. 왕씨가 쉽게 개찬(改竄)을 따르는 것을 볼 때, 본자(本字)는 존재하지 않고, 임의로 옮기고, 경(經)의 취지를 되돌아보지 않는 것은 현격한 차이가 있다"고 평가하였다. 양상선의 교감은 어느 정도 『내경(內經)』의 원래 모습을 보존함이 있어서 후인들의 『내경(內經)』 교감 정리에 믿음직한 방증(旁證)을 제공했다. 임억(林億) 등이 『소문(素問)』을 교정할 때 곧 『태소(太素)』 백팔십여 조(條)를 참고하여 이용했는데, 지금 학자들이 『내경』을 정리하는 데도 『태소(太素)』를 주요한 교본으로 삼아 의심나는 것은 풀고 와자를 바로잡는 경우가 대단히 많다.

(3) 양상선의 교감은 『내경(內經)』의 완성 연대를 증거물로 확정 제공한다. 양상선의 주 『태소(太素)·진장맥형(眞藏脈形)』에서 지적하기를

---

6) 肝風, 診在目下.
7) 脾風, 診在鼻上.
8) 肺風, 診在眉上.
9) 診在頤上.
10) 凡所加字, 皆失書其文.

"진장(眞藏)은 고본(古本)에 정장(正藏)으로 되어 있는데, 이는 당시 진시황(秦始皇)의 이름이 정(正)이었으므로 진(眞)으로 고쳤을 뿐이다"고 하였다. 양상선은 고문을 가까이하며 중요시했다. 『내경(內經)』을 교주(校注)함에 또한 고초본을 수집했는데, 이것은 중요한 참고가치가 있는 말이다. 지도교수 이금용(李今庸) 선생은 일찍이 『내경(內經)』의 완성시간을 하한(下限)하면 진대(秦代)까지 된다고 고증했다.

3. 뜻을 밝히고 음을 달아 『내경(內經)』의 뜻과 이치를 게시하다

양상선은 정밀하고 능숙하게 훈고하여 『태소(太素)』의 주문(注文)은 위로는 천문(天文)에 이르고, 아래로는 지리(地理)를 궁구하며, 가운데로는 인사에 능통하고, 유도불(儒道佛) 각가에 두루 미치어 문리·의리(醫理)·교정에는 고도의 학술가치가 있다. 주요한 것은 이하 세 부분이다.

(1) 주장에 근거가 있음 : 양상선이 주석한 『태소(太素)』의 최대 특색 중의 하나는 해자석의(解字釋義)에 있는데, 이것을 근거로 흉의를 작게 하여〔주를 달 때 임의로 고치는 것을 하지 않아〕 경의 취지를 꽤 많이 얻었다. 관(關 : 開)·합(闔)·추(樞)의 주해에 대해 예를 들어보면, 전사의 오류에다가 후세의 합·추의 본의가 명사임을 명확히 하지 못하여 의미를 풀어서 동사로 이해한 것이 덧붙여지게 되었다. 첫째는 바로 '관합추' 파악에서 '개합추'로 주하여 많은 파생된 뜻이 나타나게 되었다. 양상선은 『설문해자(說文解字)』 같은 여러 참고서를 통해 상세히 해석하며, 지적하기를 "대저 문이라는 것은 세 가지 뜻이 있는데, 첫째는 관문으로 금지하는 것을 주관한다. …… 둘째는 합문으로 비문이라고 하는데 닫는 것을 주관한다. …… 셋째는 추문으로 움직이는 것을 주관한다"[11]라고 하였다. 양상선은 문(門)의 관합추로써 경의 취지를

11) 夫爲門者, 具有三義. 一者門關, 主禁者也. …… 二者門闔, 謂是門扉, 主關閉者也. …… 三者門樞, 主轉動者也.

명확히 나타내, 삼음삼양(三陰三陽)에 각기 스스로 기능과 상호간의 관계를 형상적으로 설명했다. 이것은 인체는 하나의 삼음삼양의 경맥이 연결된 유기체여서 매조(每條)의 경맥은 각기 주관하는 곳이 있기 때문이며 또한 엄밀히 불가분의 관계이니 곧 하나의 문호와 같아서, 문을 잡아 울타리를 열어 모름지기 관합과 문추 세 개를 배합하여 비로소 목적에 도달했다. 다만 각기 독자적 분담이 있어 음양경맥의 관계 또한 이와 같다. 그것을 분담하면, 태(太)·소(少)·명(明)·궐(厥)이 되고 각기 스스로 금(禁)함을 주관하는 것과 폐(閉)함을 주관하는 것과 전동적 작용을 주관하는 것이라고 했다. 또 모름지기 엄밀하고 적절히 배합하여 비로소 표리가 같이 일기(一氣)로 돌아와서 일음일양이 되어 정상적인 생명활동을 유지하도록 한다. 그런 까닭에 음양경맥, 장부의 이합(離合) 운동의 한계를 정확하게 표현했다.

(2) 주의(注義)를 적절하게 붙임 : 『내경(內經)』의 문장의 표현효과를 높이기 위해서 문체에 대해 많은 주의를 기울였고 수사기법을 여러 가지로 운용하여 이치를 분명히 밝혔다. 이 점에 있어 양상선은 항상 『내경(內經)』의 본뜻에 대해 '화룡점정(畵龍點睛)'12)과 같은 방식으로 분명히 논술했다. 예를 들면 『태소(太素)·지침석(知鍼石)』에 "대저 소금의 맛이 짠 것은 그 기미가 그릇에 진액을 넘쳐나게 하고, 현(弦)이라는 것은 그 소리가 쉬어서 나쁜 것이고, 목진(木陳)이라는 것은 그 잎이 떨어지는 것이고, 병이 심해지면 딸꾹질 소리가 난다"13)라고 했는데, 양상선의 주에는 "병증을 알고자 하면 반드시 그 증후를 알아야 한다. 즉 염(鹽)이 기(器) 중에 있으면 진(津)이 밖으로 배설되어 그 진액을 보고 염의 침식되는 바를 알고, 음이 쉬면 거문고 현이 장차 끊어짐을 알고, 잎이 떨어지는 것〔葉落〕으로 오래된 나무가 이미 벌레 먹은 것을 알 수 있는데, 이 세 가지 사물의 애괴(哀壞 : 늙어서 병듦)의 증을 들어 그것을 딸꾹질하는 소리와 비교함으로써

12) 사물의 안목이 되는 곳. 또는 약간의 어구나 사물을 첨가하여 전체의 활기를 띠게 하는 것. 또는 일을 완전히 성취함을 이름.

13) 夫鹽之味鹹者, 其氣令器津泄. 弦者, 其音嘶敗. 木陳者, 其葉落發. 病深者, 其聲噦.

병의 심한 증후를 안다"고 했다. 『내경(內經)』에서는 소금이 나오면 장기가 고장나는 등의 일을 통하여 딸꾹질하는 소리를 병이 심한 증후라고 비유했는데, 형상이 생동감이 있다. 양상선은 간단히 갖추어 말하여 그 이치를 명백히 밝힘으로써 착오 없이 표현해냈다.

(3) 주음을 면밀하게 함 : 『내경(內經)』의 많은 새롭고 후미진 글자에 관하여 학습연구에 편리하게 하기 위해 양상선은 항상 번역하는 글자 앞에 주음을 가했는데, 그는 당시 가장 과학적인 직음(直音)[14]과 반절(反切)[15] 두 종류의 표음법을 채용하여 주음을 진행시켰다. 양상선은 상용글자로 새롭고 후미진 글자의 독음에 주를 달아 허다한 어려운 글자의 독음을 해결해냈다. 예로 『태소(太素)·오절판(五節判)』에 "그 기침과 상기는 그 기침과 상기가 힘들게 나오며 가슴이 아픈 데는 어디를 취합니까"[16]라는 말이 있는데, 양상선의 주에는 '굴(詘)'은 음은 '굴(屈)'이고 "기가 펴지지 못함"이라 했다. '굴(詘)'은 두 가지 음이 있는데, '굴곡(屈曲)'이라고 설명되면 음은 '굴(屈)'이고, '파출(罷黜)'이라고 해석되면 음은 '출(黜)'이 되는 바, 이 뜻은 '굴곡'으로 해석되는 고로 음은 '굴(屈)'이라 주했다. 양상선이 주음을 자세하게 하여 음의(音義)를 확실하게 하고 수량을 많게 한 것은 후세 주가에 많은 영향을 주었을 뿐만 아니라 그 당시 이전의 『내경(內經)』 정리와 중국 고대의 음운에 중요한 의의가 있다.

위에서 논술한 바를 종합하면, 양상선은 『내경(內經)』을 정리하고 『태소(太素)』를 분류하여 주를 달고 『내경(內經)』의 문리·의리를 계통적으로 밝힘으로써 『내경(內經)』의 학술이론을 발전시켰다. 『태소(太素)』라는 책은 우리들이 『내경』을 연구하고 익히어 중의 이론을 발굴 정리하는 데 도움이 된다는 점에서 중요한 가치가 있다.

---

14) 반절이 발명되기 전에 한자음을 나타내기 위한 전통의 음 표기법.
15) 한자 두 자의 음만 따서 한 음을 만들어 읽는 법.
16) 其咳上氣窮詘胸痛者, 取之奈何.

역자 우현수 차성일 권충경 김혜선 / 교정 표지희

원 저 : 절강중의학원학보 1989년 2기(89232034)
試論楊上善著『太素』的學術成就

요 점 : 본문은 분류(分類), 교감(校勘), 주석(注釋)의 세 부분을 따라 양상선(楊上善)이 지은 『태소(太素)』의 학술성취를 논술했다. 양상선은 『내경(內經)』을 채택하여 정리한 것을 분명히 밝혔으며, 『태소(太素)』를 분류하여 주(注)를 달았으며, 『내경(內經)』의 문리(文理)와 의리(醫學理論)을 계통적으로 밝혀서 『내경(內經)』의 학술이론을 발전시켰다. 『태소(太素)』 1권은 『내경(內經)』을 깊이 있게 연구함은 물론이며 더러는 중의이론을 발굴정리했으며, 또한 중요한 가치가 있다.

주제어 : 양상선 / 태소 / 학술성취

『내경』의 "오울지발"에 대한 새로운 해석

山東廣鐃縣中醫學院 閆自力
山東中醫學院 徐以經

『내경(內經)·육원정기대론(六元正紀大論)』에 논술된 "오울지발(五鬱之發)"에 대해 역대로 많은 주석을 가하였지만, 『내경(內經)』의 의의를 이끌어내지는 못하였다. 필자는 "오울지발"이 『내경(內經)』 중에서 지진·가뭄·홍수·침수·폭풍·화산폭발 등 대자연 재해의 발생 및 인류에게 끼치는 영향, 발생한 유행 질병과 관련된 기록으로 쓰였다고 인식하여 "오울지발"에 대한 이러한 관점을 아래와 같이 해석한다.

1. 울결된 토기가 발함 : 황제가 물었다. 울이 극하여서 발하게 되는 상황은 어떠한 것입니까? 기백이 대답하였다. 토〔지각〕 중에 대량의 에너지〔천지지기〕를 억울하였다가 울이 극에 달하면 비로소 발작이 일어나 지진〔지각변동〕이 나타나는데, 지진시에는 지동산요〔땅의 떨림과 산의 흔들림〕, 지성여뢰〔땅의 울림이 우뢰와 같음〕하고, 하늘의 구름 먼지가 어두우며, 땅속의 번개가 흰빛을 내는데 번쩍번쩍하는 것이 때로는 높았다가 때로는 낮았다가 한다. 강렬한 지진은 산을 붕괴시키고, 산사태를 일으켜 흙과 모래, 자갈이 공중을 날아서 떨어지며, 제방을 무너뜨리고, 하류를 막아서 홍수가 범람하고 넘쳐흐르게 하여 끝이 없다. 일편양양〔바다가 물이 넓고 큰 모양〕의 한층 높은 수면의 토구는 망아지 떼가 들판에 흩어져 있는 모양이다. 지진 후 비〔음우〕는 연속해서 홍수와 침수를 발생시켜 식피〔식생〕의 생장에 영향을 주며, 또한 농작물의 종식〔씨뿌리고 식물을 심음〕, 생장, 수확 시기가 미루어진다. 재해

상황〔피해상황〕의 발생 및 기후 조건의 영향으로 말미암아 방실도탑, 교통도색, 수원오염, 식음불결, 재해민의 유리 전파로 사람들은 일반적으로 심복창만, 장명하리를 많이 앓게 되며 심하면 위통협창, 구토곽란, 폭주하사, 부종신중 등의 병을 앓는다. 운기〔구름〕는 습(濕)이 성한 지방에 빨리 모이므로 아침노을이 처음 뜨는 태양을 둘러싸고 안개가 산택〔산과 못〕을 덮어씌우는 이것이 토울장발(土鬱將發)의 징조이다. 토는 사기를 주하며 운기〔구름 기운〕가 산허리〔山腰〕에 휘감기고, 이를테면 하루살이가 아침에 태어나서 저녁에 죽는 것 이것이 토울의 징조이다.[1)]

2. 울결된 금기가 발함 : 가뭄이 오면, 하늘이 청명하고 서풍이 맑고 투명하며, 가을의 서늘한 기운이 넓게 퍼지고, 초원·수림 위에 한 층의 엷은 안개가 덮여지며 기후가 건조하고 오래도록 가물고 비가 없는데,

---

1) 土鬱之發 : (原文) : 帝曰, 其發也何如? 岐伯曰, 土鬱之發①, 岩谷震驚②, 雷殷氣交③, 埃昏黃黑, 化爲白氣④, 飄驟高深, 擊石飛空⑤, 洪水乃從, 川流漫衍, 田牧土駒⑥, 化氣乃敷, 善爲時雨, 始生始長, 始化始成, 故民病心腹脹, 腸鳴而爲數后⑦, 甚則心痛脇脹, 嘔吐藿亂, 飮發注下⑧, 胕腫身重, 雲奔寸府, 霞擁朝陽, 山澤埃昏, 其乃發也, 以其四氣, 雲橫天山, 蜉游生滅⑨, 怫之先兆.

주석 : ① 토울지발 : 토는 지각을 말하며, 울은 대량의 에너지를 억울하고 있는 것을 말하고, 발은 지진 발생을 초래하는 것을 말하므로 토울지발은 지진을 일으키는 것을 말한다.

② 암곡진경 : 지진시에 지동산요〔땅의 떨림과 산의 흔들림〕가 나타나는 것을 말한다.

③ 뇌은기교 : 뇌는 지성을 가리키며, 은은 지성이 우뢰와 같이 지하에서 소리가 나는 것을 가리키며 기교는 대기의 저층을 가리킨다.

④ 백기 : 지진시에 번쩍이며 방출되는 지광이 백광, 남광 등과 같음을 가리킨다.

⑤ 격석비공 : 지진은 산붕괴, 산체활파〔산사태〕등을 일으켜서 니토사석〔흙, 모래와 자갈〕이 공중을 날아서 떨어지는 것을 가리킨다.

⑥ 홍수구 : 지진에 제방을 훼손하거나 산붕괴, 산사태에 대량의 흙과 모래가 하도를 막아서 홍수 범람을 일으켜 넘쳐 흐르는 것이 끝이 없으며, 한결높은 수면의 토석사구〔모래언덕〕는 망아지 떼가 들판에 흩어져 있는 것과 같은 것을 가리킨다.

⑦ 수후 : 수는 횟수가 많은 것을 가리키고, 후는 후중을 가리키므로, 수후는 이급 후중을 가리킨다.

⑧ 음발주하: 음은 식음을 말하고, 발은 초래하는 것을 말하며, 주하는 물같은 설사를 말한다. 전체적인 구는 식욕 불결로 말미암아 복사를 일으키는 것을 말한다.

⑨ 부유 : 곤충류 동물의 유충은 수중에서 살고 성충은 수면에서 비행하며 수명은 지극히 짧아서, 아침에 태어나서 저녁에 죽는다.

단지 몇 차례의 큰 안개가 내릴 뿐이다. 숙살의 기가 이르면 초목은 건황고위(乾黃枯萎)하며, 서풍은 스산하게 된다. 건조한 기운으로 인하여 폐를 상하게 되므로 사람들은 일반적으로 해수, 기역, 흉복만과 하인소복(下引少腹)을 많이 앓게 되며, 대부분 급격한 동통을 일으켜서 몸을 뒤척일 수 없게 된다. 환자는 인후가 건조하며 얼굴은 먼지를 뒤집어 쓴 것처럼 광택이 없다. 오래도록 비가 오지 않아 산 위의 초목이 건조해지고, 하호지소(河湖池沼)에 물이 없고 지표의 소금이 서리처럼 응결되는 이것은 가뭄의 징조이다. 밤에 단지 약간의 이슬을 내릴 뿐이며, 숲·초원 위의 서풍은 스산한데 이것은 가뭄이 장차 발생할 징조이다.2)

3. 울결된 수기가 발함 : 한습 기후의 영향으로 인해서, 천기음매〔날씨는 황사 현상이 나타남〕하고, 비가 많이 오고 눈도 많이 와서 수해를 일으킨다. 양기가 물러나고, 음기가 성행하며 한류가 이르게 되면 강호의 물이 응결되어 견빙〔얼음〕이 되며, 한습의 기가 초목 위에서 응결되어 서리와 눈이 되며 심하면 하늘의 구름이 희뿌옇고, 먹구름들이 낮은 하늘에 떠돌아다닌다. 차가운 서리가 내리면 모든 풀들이 죽으며, 강수가 지나쳐서 평지에 샘이 생긴다. 이런 한습한 기후의 영향을 받아서 사람들은 심통·요척통, 대관절 굴신 불편을 많이 앓게 되며, 궐역·심복창만의 병증이 쉽게 나타난다. 하늘에 햇빛이 나타나지 않고 구름이 짙게 깔리고, 안개가 희뿌옇게 되면 큰비가 즉시 내리게 된다. 우계의 시작은 군화·상화가 주관하는 시기의 전후인데, 이를테면 하늘에 먹구름이 짙게 깔리고 가로 세로로 뒤섞여 있고, 마처럼 흩어져 있

---

2) 金鬱之發 : (原文) : 金鬱之發①, 天潔地明, 風淸氣切, 大凉乃擧②, 草林浮烟, 燥氣以行, 霜霧數起, 殺氣來至, 草木蒼乾, 金乃有聲③, 故民病咳逆④, 心腹滿引少腹, 善暴痛, 不可轉側, 嗌乾面塵色鳴, 山澤焦枯, 土凝霜鹵, 怫乃發也, 其氣五, 夜零白露, 林莽聲悽, 怫之兆也.

주석 : ① 금울지발 : 조금의 기가 천지간에 억울하여 심각한 저온 가뭄을 형성한 것을 말한다.

② 대량내거 : 가을의 서늘한 기운의 유행〔한류가 남침을 개시하다.〕

③ 금 : 금풍, 서풍이다.

④ 고민병해역 : 조기가 폐를 상해서 나타나는 한 계열의 병증을 말한다.

으며, 어슴푸레하게 흑색 가운데 황색을 띄는 색채를 나타내는 이것은 큰비가 장차 올 것이라는 실제적 징조이다.3)

4. 울결된 목기가 발함 : 폭풍이 이르면, 하늘이 희뿌옇고 깨끗하지 못하며 먼지가 구름 같고 요동하여 평안하지 않으며, 풍기(風氣)가 크게 일어나고, 바람이 불어 옥상에 이르며, 수목을 넘어뜨리고 숲이 어질러져 정상적이지 않다. 간은 목에 속하며, 풍목의 기가 발작하여, 횡역하여 위를 범하면 위완이 있고, 가슴 한복판이 아프다. 상역하면 양옆구리가 받쳐서 횡격막과 인후가 통하지 않고, 음식이 내려가지 않는다. 화로 변하여 양이 항성하면 위로 청규를 범하여 이명목현〔귀가 울리고 눈이 어지러움〕하며 목불식인〔눈이 사람을 인식하지 못함〕하며 갑자기 쓰러진다. 먼지가 하늘에 가득 차고 구름처럼 희뿌옇게 되어 천산이 분별되지 않거나, 더러는 하늘이 혼탁하고 황흑(黃黑)하여 마치 비가 올 것 같지만 비가 내리지 않는 이것은 폭풍이 장차 이를 것이라는 징조이다. 폭풍은 4계절에 모두 있지만 일정한 규칙이 없는데, 가령 밭 위에 바람이 불어 풀들이 쓰러지고, 유연한 잎들은 뒤집어지고, 높은 산의 소나무가 바람에 스쳐 휙휙 큰 소리를 내는 것이 마치 사나운 호랑이가 산 속에서 울부짖는 것과 같은 이것은 폭풍이 장차 올 것이라는 실제적인 징조이다.4)

---

3) 水鬱之發 : (原文) : 水鬱之發①, 陽氣乃辟, 陰氣暴擧, 大寒乃至②, 以澤嚴凝, 寒霧結爲霜雪③, 甚則黃黑昏翳, 流行氣交, 乃爲霜殺, 水見乃祥④, 故民病寒客心痛, 腰脽痛, 大關節不利, 屈伸不便, 善厥逆, 痞堅腹滿, 陽光不治, 空積沈陰, 白埃昏瞑, 而乃發也, 其氣二火之前后, 太虛深玄, 氣猶麻散, 微見而隱, 色黑微黃, 怫之兆也.
주석 : ① 수울지발 : 강수가 과다해서 수해가 나타나는 것을 말한다.
② 대한 : 엄한을 말하며, 한류가 이루어진 것을 말한다.
③ 한무 : 한랭하고 축축한 공기를 가리키며 나뭇가지나 잎 위에서 응결되어 서리와 눈이 되는데, 속칭 수빙〔성에〕이라는 것이다.
④ 수견내상 : 상은 샘이 평지에 나타나는 것을 말하는데, 물이 나타나면 이내 상이 강수 과다를 일으켜 홍수가 일어나 평지에 샘이 생긴다.

4) 木鬱之發 : (原文) : 木鬱之發①, 太虛埃昏, 雲物以猶②, 大風乃至, 屋發折木, 木有變③, 故民病胃脘當心而痛, 上支兩脇, 隔咽不通, 食飮不下, 甚則耳鳴目眩, 目不識人, 善暴僵仆, 太虛蒼埃, 天山一色, 或氣濁色, 黃黑鬱苦, 橫雲不起雨④, 而乃發也, 其氣無常, 長川草偃, 柔葉呈陰, 松吟高山, 虎嘯岩岫, 怫之兆也.
주석 : ① 목울지발 : 폭풍을 발생하는 것을 가리킨다.
② 운물 : 풍권의 먼지가 구름 같지만, 실체로 구름이 아닌 것을 말한다.

5. 울결된 화기가 발함 : 울결된 화기가 발작하면 황적색의 기가 하늘을 가려 태양이 밝게 비치지 않으며, 화열한 기가 시행되어 무더위가 오고 산천이 불타오르는 것 같고 수목에서 진액이 흘러나오며, 누각 안도 타오르는 것처럼 무덥다. 지면에는 서리와 같은 염분이 나타나고 갖가지 억측이 떠돌며 습기가 예정보다 늦게 도래한다. 따라서 인체의 경우는 기가 부족하여 힘을 쓰지 못하고 창양옹종, 옆구리·배·가슴·얼굴·사지가 부어 편하지 않으며 피부창상, 혹은 땀띠가 나고, 구역질이 나며, 근육이 땅기고, 골절이 아프고 몸이 떨리며 물 같은 설사가 나고, 온학·복중급통·혈열망행·정액감소·목적(目赤)·심중번열 등이 발생하며, 심할 경우는 혼몽번민(昏蒙煩悶)·오뇌(懊憹) 증상이 나타나고 죽는다. 매일 야밤에 무더위로 인해 땀구멍이 열려 땀이 그치지 않는 것은 화기가 발작하려는 현상인데, 그 시기는 대서와 추분 사이이다. 사물의 움직임이 극에 달하면 고요해지고 양이 극에 달하면 음으로 변하므로 우습(雨濕)의 기가 작용하여 만물이 성장한다. 꽃이 만발할 시기에 우박이 내려 산천이 마치 눈 온 듯하며 타는 듯한 태양의 열기로 한낮에 연못에서 수기가 증발하는 현상이 보이면 화기가 발작하려는 징조이다.[5)]

---

③ 목유변 : 큰 바람이 숲에 불면 숲이 어지럽고 난잡하여져서, 정상적인 모양을 잃어버리는 것을 말한다.

④ 횡운불기우 : 광풍이 일어나 먼지가 하늘을 가득 채우고, 희뿌연 것이 구름과 같아 천산이 분별되지 않으나 비구름이 아니므로 비가 없는 것을 말한다.

5) 火鬱之發 : (原文) 火鬱之發①, 太虛曛翳②, 大明不彰③, 炎火行④, 大暑至⑤, 山澤燔燎, 材木流津, 廣厦騰烟, 土浮霜鹵⑥, 止水乃減, 蔓草焦黃, 風行惑言⑦, 濕化乃后, 故民病少氣, 瘡瘍癰腫, 脇腹胸背, 面首四肢, 䐜憤臚脹, 瘍怫嘔逆, 瘛瘲骨痛, 節乃有動, 注下溫瘧, 腹中暴痛, 血溢流注, 精液乃少, 目赤心熱, 甚則瞀悶懊憹, 善暴死, 刻終大溫, 汗濡玄府, 其乃發也, 其氣四, 動則復靜, 陽極反陰⑧, 溫冷乃化乃成, 華發水凝, 山川氷雪, 焰陰乎澤, 不之兆也.

주석 : ① 화울지발 : 열기가 과다하여 가뭄과 불볕더위가 발생함을 말한다.

② 태허훈예 : 태허는 하늘을 말하며, 훈예는 석양빛처럼 희미하게 가리워진 것을 형용한 것을 말하므로 하늘이 맑지 않음을 나타낸다.

③ 대명 : 일월의 광명을 가리킨다.

④ 염화 : 불볕더위를 말다.

⑤ 대서 : 혹서를 말한다.

⑥ 상노 : 수천이 메말라 소금이 응결하여 서리처럼 된 것을 말하다.

주 에너지가 일정한 정도까지 억울하면 곧바로 어떤 박약한 지점을 돌파하여 분출하게 되는데, 이것이 바로 화산폭발이다. 화산폭발시 분출되는 대량의 불꽃·재·수기는 하늘에서 큰 조각의 연기 구름을 형성하여 일월 성신이 저지되어 광명이 도달하지 못하며, 몹시 뜨거운 마그마가 흘러 내려가 큰 화재를 일으켜 널리 번지게 되므로 천기〔날씨〕가 몹시 찌는 듯하여 산천초택(山川草澤)이 하나의 불바다가 되고 수목이 불에 타서 진액(津水)이 나오게 되고 집이 불에 타고 마을이 파괴되며, 화산재가 지표를 푸석푸석하게 하며 지소만당(池沼灣溏)의 쌓여 있던 물은 증발로 인하여 감소하며 초류는 불에 탄 초황(焦黃)이 된다. 서기〔열기〕가 충격하고 기후가 다변하여 혼란이 뚜렷하지 않다. 피해 상황이 발생하면 헛소문이 사방에서 일어나 세상에 널리 퍼지게 된다. 우기(雨期)는 오지 않고 예측할 방법도 없다. 사람들은 화열의 영향을 받아서 한 계열의 질병을 나타내는데, 이를테면 소기·창양절옹·진분구역·두혼뇌창·근급추측·관절동통·복통복사 등이다. 더러는 학질·토혈뉵혈·목적심열·체액감소를 나타낸다. 심하면 무민오뇌(瞀悶懊憹)하거나 갑자기 죽는다. 한밤이 지난 후에 온열을 느끼고 땀이 나는 것이 그치지 않는 것, 이것은 화울의 표현이다. 사기를 주관한다. 화산 분발 후에 다시 평정이 오는 것, 동에서부터 정에 이른 것, 이것은 양극(陽極) 반음(反陰)의 표현이다. 정지된 화산은 우습(雨濕)의 촉촉함을 기초로 만물은 다시 생장을 시작한다. 이른 아침 처음으로 생겨나는 초목 위에 이슬이 있고 산천(山川) 빙설(氷雪)이 항상 존재하면서 남면호택(南面戶宅) 위에서 도리어 수기(水氣)가 증등(蒸騰)하는 것은 화기(火氣) 억울(抑鬱)의 표현이다.

역자 김혜선 / 교정 표지회

원 저 : 북경중의 1995년 4기(95084008)

⑦ 풍행혹언 : 열이 극하여 생함에 풍과 열이 교대로 성하여 사람의 말이 혹란해 짐을 말한다.

⑧ 양극반응 : 양이 극함에 도리어 음의 성질이 된다는 것을 말한다.

『內經』“五鬱之發”新釋

주제어 : 황제내경(黃帝內經) / 경문신석(經文新析)

『내경』의 적정전신양기론

南京中醫藥大學 李益生

정(精)·기(氣)·신(神)은 인체 생명 활동의 세 가지의 근본 요소인데, 『영추(靈樞)·본장(本臟)』에서 "사람의 혈·기·정신은 삶을 받들고 성명(性命)을 주재한다"[1]라고 말한 바와 같다. 세 가지는 이미 선천에서 품수하여 후천에서 양육되어 인체의 생식·생장과 노쇠를 결정하며, 생명 과정 중에 매우 중요한 작용을 야기한다. 청(淸) 우승(尤乘)의 『수세청편(壽世青編)』 중에서도 또한 "정·기·신은 세 가지 보물이다"[2]라고 지적하였다. 정기가 충만하고, 신기가 왕성해야만 비로소 건강하고 병이 없을 수 있으며, 비로소 연년익수(延年益壽)의 희망이 있다. 이로 인해 적정전신·보양진기는 양생(養生)의 기본 원칙이 되었으며, 『내경(內經)』의 작자와 후세(後世) 양생가의 중시를 받았다. 다만 왕빙(王冰)이 편찬한 『소문(素問)』의 상황을 보고, 『신교정(新校正)』에 근거한 바에 따르면, 적정전신·보양천진의 기를 강조한 「상고천진론(上古天眞論)」은 전원기(全元起) 본(本)에는 제9권에 있으나, 왕빙은 이 편을 전서(全書)의 머리로 이관(移冠)하였으며, 양기조신을 강조한 「사기조신대론(四氣調神大論)」과 「생기통천론(生氣通天論)」은 전원기 본에는 나누어서 제9권과 제4권에 있으나, 왕빙은 그것을 앞으로 이동시켜 제1권에 열거하였다. 이것은 왕빙이 "숙호양생(夙好養生)"을 확실히 했다는 것을 반영하는 동시에 『내경(內經)』이 정·기·신의 양생 사상을 중시했다는 것을 나타낸다. 후세 양생가는 『내경(內經)』의 기초 위에 적정전

1) 人之血氣精神者, 所以奉生而周于性命者也.
2) 精氣神爲內三寶.

신·보양진기의 양생 원칙을 양생 실천에 운용하여 귀중한 경험을 누적하였으며, 정·기·신을 보양(保養)하는 이론과 방법을 발전시키고 풍부하게 하였다. 아래에서 나누어 연구 토론한다.

1. 적정보정(積精保精)

인체의 선천의 정은 부모에게서 품부받으며, 후천의 정은 수곡(水穀)에서 기원한다. 정은 오장에서 생성되어 신(腎)에 봉장(封藏)[3]되는데, 선천 정기의 충족 여부는 부모 정기의 성쇠에 달려 있다. 양생의 각도에서 보아, 후대(後代)의 본원(本元)[4]을 충족케 하려면 품부가 강성해야 하므로 부모는 아기를 가지기 전에 마땅히 신정(腎精)을 보양하는 것에 주의해야 한다. 구체적인 방법으로 전인(前人)은 음욕(淫欲)을 절제하여 정을 보존할 것과 방사(房事)를 적당히 하여 절제가 있을 것을 요점으로 삼았다. 예를 들면 손사막(孫思邈)은 "자손을 얻는 방법은 남자는 마음을 깨끗이 하고 욕심을 적게 가져 그 정을 기르는 것이 중요하고, 여자는 평상심을 갖고 뜻을 굳게 하여 그 혈을 기르는 것이 중요하다"[5](『備急千金要方』)라고 생각하였다. 만약 음욕을 따르는 것에 절도가 없으면 부부(夫婦)의 신정을 모상(耗傷)시킬 뿐만 아니라 또한 후대 선천의 본원을 고밀하게 하지 못할 수 있다. 이것은 현대에 제창하는 우생(優生)·우육(優育)의 차원에서 말해도 또한 매우 중요한 것이다. 가족의 장수 비율과 관계된 자료에서 표명하듯이, 생식의 정은 수명 차이의 근본적인 내인(內因)의 하나이므로 신정을 보양하는 것은 장수 유전 인자를 개선하고 증진하는 것에 대해 중요한 의의가 있으며, 인구의 질량(質量)을 높이는 것과 인류의 수명을 연장하는 방면에 마땅히 연구할 만한 가치가 있다.

선천의 정의 충족 여부는, 물론 사람의 건강 장수와 관계가 있지만

---

3) 封藏 : 封은 '닫다, 막다, 제한하다'의 뜻이고, 藏은 '저장하다'의 뜻이므로, 封藏은 '닫아서 제한하다'의 뜻.

4) 後代의 本元 : '자식의 先天'을 의미.(譯註)

5) 求子之法, 男子貴在淸心寡欲以養其精, 女子應平心定志以養其血.

유일한 인소(因素)는 아니다. 장개빈(張介賓)은 『경악전서(景岳全書)·전충록(傳忠錄)』에서 "대저 사람이 하늘에서 얻기는 본래 완전한 것을 얻으니, 이것을 천년(天年)이라 한다. …… 그러나 후천의 기르는 것은 그 사람에게 있다"[6]라고 지적하였다. 또한 "만약 사람의 작용을 말하면 선천의 강함을 믿어서는 안 되며 믿으면 그 강함을 잃게 된다. 후천적으로 약한 것을 마땅히 삼가함을 알아서 삼가면 그 선천적인 것을 이기게 된다"[7]라고 말하였다. 이것은 또한 후천의 각도에서 제시한 것으로 후천의 정은 양생 중에 더욱 중요한 의의가 있다는 것이다.

오장을 보양하는 것은 적정보정하는 일환으로, 『영추(靈樞)·본신(本神)』에서는 "오장은 정·기를 저장하므로 손상되어서는 안 되는데, 손상되면 음(陰)이 허해지고 기(氣)가 없어지고 기가 없어지면 죽습니다"[8]라고 말하였다. 『소문(素問)·상고천진론(上古天眞論)』에서는 "신장은 수(水)를 주관하고 오장육부의 정을 받아 저장하므로 오장이 성대해지면 이에 능히 넘쳐납니다"[9]라고 인식하였다. 이것은 한편으로는 오장의 정기를 주의하여 보양하고 오장을 손상하는 것을 피할 것, 다른 한편으로는 신정을 보양하여 망설(妄泄)하지 말 것을 설명한다. 후세에서는 이 양생 사상의 지도하에 적정보정을 양생 원칙으로 삼지 않은 것이 없다. 진(晋) 도홍경(陶弘景)의 『양성연명록(養性延命錄)』은 양생을 강조하여 "무실기정(務實其精)"이라 하였고, 장개빈은 『유경(類經)』에서 "양생을 잘 하는 것은 반드시 그 정을 귀하게 여기며 …… 늙어도 더욱 장성해질 수 있는 것은 모두 정에 근본한다"[10]라고 제시하였는데, 이는 적정보정의 의의를 천명(闡明)한 것이다.

적정보정은 반드시 외사를 피할 것, 기거(起居)를 신중히 하는 것, 음식을 조절하는 것, 감정을 조화롭게 하는 것, 방사를 조절하는 것 등

---

6) 夫人之所受于天而得之者, 本有全局, 是則所謂天年也. …… 然則後天之養, 其爲在人.
7) 若以人之作用言, 則先天之强者不可恃, 恃則幷失其强矣. 後天之弱者當知愼, 愼則人定勝天矣.
8) 是故五臟主藏精氣者也, 不可傷, 傷則陰虛而無氣, 無氣則死矣.
9) 腎者主水, 受五臟六腑之精而藏之, 故五臟盛乃能瀉.
10) 善養生者, 必寶其精. …… 老而益壯, 皆本乎精也.

의 부분을 거쳐야 목적에 도달할 수 있다. 『내경(內經)』에는 이에 대해 또한 적지 않은 논술이 있다. 예를 들면, "몸을 춥게 하고 찬 것을 마시면 폐를 상합니다"[11], "두려워하는 것이 풀리지 않으면 정을 상합니다"[12], "음에 해당하는 오관은 오미로 상합니다"[13] 등으로, 비록 병리 각도에 따른 논술이지만 또한 양생 중에 반드시 오장의 정기를 주의해서 보양할 것을 제시한다. 예를 들면, 인체 생식의 정은 신정의 중요한 구성 부분이어서 과도하게 배설할 수 없는데, 만약 방사가 태과(太過)하면 신정을 손상시킬 수 있고 장부는 함께 허하게 되어 경(輕)하게는 신체가 허약해져 쉽게 허로(虛勞)의 질병을 이루고, 중(重)하게는 근본이 동요되어서 늙지 않는 것,[14] 나이 드는 것을 피하기가 어렵다. 『내경(內經)』은 극도로 신정을 보양할 것을 중시하여, "술을 음료수처럼 마시고 망령됨으로 일상을 삼고 취해서 성생활을 하고 기거에 절도가 없다"[15]라고 하는 생활 방식을 명확히 반대하였는데, 이것은 후세에 끼친 영향이 매우 커서 역대 의가들은 음욕을 절제하여 정을 보전하는 것을 중시하지 않음이 없었다. 장중경(張仲景)의 『금궤요략(金匱要略)』은 "성생활을 지나치게 해서는 안 됩니다"[16]라고 하여 정기를 보전할 것을 요구하였고, 손사막의 『비급천금요방(備急千金要方)』은 음욕을 절제하여 정을 보전하는 방법을 구체적으로 소개하였고, 원대(元代) 주진형(朱震亨)의 『격치여론(格致余論)』 중에는 전문적으로 편찬한 「색욕잠(色欲箴)」이 있는데, 세인(世人)이 음욕을 절제하여 신정을 보전할 것을 충고하였다. 그 목적은 모두 신정의 모상을 방지하여 건강 장수의 근본을 고밀하게 하기 위해서이다. 그밖에 기공·도인 양생술 중에 모두 적정보정의 공법(功法)을 언급하고 있는데, 이것은 또한 이 원칙의 구체적인 운용을 나타낸 것이다.

---

11) 形寒飮冷則傷肺.
12) 恐懼不解則傷精.
13) 陰之五官, 傷在五味.
14) 克享 : 克은 '할 수 있다, 잘하다, 극복하다, 소화하다'의 뜻이고, 享은 '누리다'의 뜻으로, 克享은 '잘 누리다'의 뜻이지만, 문맥상 '늙지 않고'라고 해석함.
15) 以酒爲漿, 以妄爲常, 醉以入房, 起居無節.
16) 房室不令乏竭.

2. 청정양신(淸靜養神)

양신(養神)은 조절을 거쳐 뜻과 정서 활동의 정상 상태를 유지하는 것을 가리킨다. 인체의 각종 생리 기능은 모두 신의 지배와 조절 통제를 받는데, 신명(神明)은 항상 '동(動)'의 상태에 처해 있어서 양신을 통하여 신의 과용(過用)을 피해야 한다. 양신은 양생 중 특별히 중요한 방면이기 때문에 "우선은 신을 기르고, 그 다음은 몸을 기른다"[17]는 말이 있다. 『내경(內經)』은 신의 과용을 피하는 관건은 신지(神志)를 고요히 하여 안으로 지키는 것이라고 인식한다. 『소문(素問)·비론(痺論)』의 "고요하면 신이 저장되고, 조동하면 사그라져 망합니다"[18]라고 말한 바가 곧 이 뜻이다. 『유경(類經)·섭생(攝生)』에서는 "신은 밖으로 나와서는 안 되므로 수신(守神)이라 합니다"[19]고 제시하였는데, 양신은 신을 안으로 지키는데 있다는 것을 설명한다. 유완소(劉完素)의 『소문병기기의보명집(素問病機氣宜保命集)』은 또한 "신을 크게 쓰면 수고로운데, 그것은 심에 저장되며 고요히 그것을 기릅니다"[20]라고 인식하였다. 심신(心神)은 마땅히 고요해야 하며, 신을 쓰는 것은 마땅히 적당해야 하며, 더욱이 과용으로 신을 피로하게 해서는 안 된다는 것을 강조하고 있다. 청정양신의 목적은 심신을 안으로 지켜서 기체(機體)를 주재하는 기능을 발휘하고 망용(妄用)하지 않도록 하는 데에 있다는 것을 알 수 있다.

청정양신의 방법은 단지 이하 몇 개 방면일 뿐이다. 하나는 기욕(嗜欲)[21]을 절제하는 것이다. 『소문(素問)·상고천진론(上古天眞論)』은 "담담하고 없는 듯이"[22] "뜻을 한가하고 욕심을 적게"[23] 할 것을 강조하

17) 太上養神, 其次養形.
18) 靜則神藏, 躁則消亡.
19) 神不外弛, 故曰守神.
20) 神太用則勞, 其臟在心, 靜以養之.
21) 嗜欲 : 嗜好와 欲望.(譯註)
22) 恬惔虛無.
23) 志閑而少欲.

였는데, 바로 사람들의 사상이 고요하고 과분한 욕망이 없기를 요구하는 것이다. 만약 시도 때도 없이 신을 부려 가볍게 써서 욕망을 따른다면 정신(精神)은 모산(耗散)되기 쉽고, 그 결과는 왕빙이 "마음의 욕심을 쫓는 것은 양생의 즐거움에 위배되는 것이다"[24]라고 말한 바와 같다. 이런 종류의 기욕을 절제하여 양신하라는 요구는 오늘날에도 여전히 주목할 가치가 있다. 사람의 요구와 희망은 사회 현실과 각 개인의 조건을 벗어날 수 없으나, 마땅히 만족할 줄 알고[25] 과분하게 추구하지 말아야 한다. 조건이 허락하는 범위 내에서 상응하는 향수(享受)를 얻는 것, 이것은 좋은 생활이라고 말해야 할 것인데, 만약 만족을 모르면 사상의 부담을 증가시키고 심신의 건강을 상하게 할 수 있다. 명(明) 고렴(高濂)의 『준생팔전(遵生八箋)』에서는 "사람에게 있어 만족함이란 만족하면 때마다 만족하지 않음이 없고, 만족하지 않으면 때마다 만족하지 못한다"[26]라고 말했다. 관건은 신체 기욕의 다소에 있다. 그러므로 기욕을 절제하는 것이 양신(養神)의 제1의 중요한 일이다. 제2는 과도한 사려(思慮)를 하지 않는 것인데, 『내경(內經)』은 사려 태과, 특히 마음을 졸이면서 고심하는 것은 가장 신을 잘 상하게 할 수 있다라고 인식하였고, 『영추(靈樞)·본신(本神)』의 "마음이 놀라고 두렵고 사려가 과다하면 신을 상한다"[27]고 인식한 것과 같으며, 송대(宋代) 진무택(陳無擇)은 더 나아가서 오장의 신지를 과용하는 것이 오로(五勞)의 중요한 원인이라고 지적하였다. 이것은 비록 모두 병리에 따른 말이지만, 양생이란 것에 대해서 말해도 경계를 야기하기에 족하다. 양생은 마땅히 사려가 적어야 할 것을 바라지만 모든 사람들의 사려가 적을수록 좋다는 것은 아니고, 사람들이 각종 수양을 거쳐서 정확한 사상 방법을 파악하여 이지적으로 사물(事物)에 대처할 수 있기를 요구한다. 이와 같이 신을 손상하는 사려는 자연히 모면하거나 제거할 수 있다. 바로 『손진인위생가(孫眞人衛生歌)』의 "마음이 정성스럽고 뜻이

24) 快于心欲之用, 則逆養生之樂矣.
25) 知所滿足은 '만족하는 바를 알다'로 해석되지만, 문맥상 '만족할 줄 알고'로 해석함.
26) 故足之于人, 足則無時而不足, 不足則無時而能足也.
27) 心怵惕思慮則傷神.

바르고 사려가 없어지고 이치를 따르고 몸을 닦으면 번뇌가 없어진다"[28]고 말한 바와 같고, 『수세청편(壽世青篇)』의 "마음은 원래 맑으면 밖으로 흔들림이 없고 마음이 정해지면 신이 밝아진다"[29]고 말한 바와 같다. 적극적인 사상 수양을 거쳐서 사려에 절도가 있어 심신이 청정할 수 있는 것과 같은 것은, 바로 위의 『내경(內經)』에서 말하는 양생을 잘하는 '지자(智者)'라고 여겨짐을 알 수 있다. 청심(淸心) 양신의 제3의 요구는 정지를 조화하는 것이다. 『내경(內經)』의 총괄적인 요구는 "기쁨과 노여움을 조화시킨다"[30], "마음이 편안하면 두려워하지 않는다"[31], "담담하고 여유롭게 하는 데 힘쓴다"[32]이다. 이른바 '화'에는 제어 조절의 뜻이 있는데, 주관적으로 자신이 낙관·유쾌·안정된 정지 상태를 유지할 것을 요구하며, 피하기 어려운 정신 자극에 대해서는 마땅히 평시의 수양을 거쳐 자신이 정지 반응을 제어 조절할 수 있는 데에 도달해야 한다. 청대 막매사(莫枚士)의 『연경언(研經言)·오지론(五志論)』 중에서도 또한 소극적 정지 인소가 전화(轉化)하여 적극적 인소로 된다고 지적하였는데, 그는 "그러므로 간은 노여워하고, 노여워하면 원통해하고 흥분해 합니다. 원통해 하는 것이 풀리지 않으면 원망하고, 화내게 되고, 노여워합니다. 흥분한 것이 풀리지 않으면 성내고, 발작하고, 스스로 강해진다"[33]고 말하였다. 이것은 깊은 뜻이 있는 견해이다.

3. 조양진기(調養眞氣)

『영추(靈樞)·자절진사론(刺節眞邪論)』에서 진기는 건강의 근본으로 천(天)의 기에서 받아 곡기와 함께 인체를 충만시킨다고 인식하였다. 『소문(素問)·상고천진론(上古天眞論)』에서 양생은 "진기종지(眞氣從之)"

28) 心誠意正思慮除, 順理修身去煩惱.
29) 心源淸則外事不能擾, 心定而神明.
30) 和喜怒.
31) 心安而不惧.
32) 以恬愉爲務.
33) 故肝爲怒, 怒生于恨, 成于憤. 恨而不已爲怨, 爲慍, 爲恚. 憤而不已, 爲奮, 爲發, 爲自强.

하게 해야 된다고 강조하였는데, 이른바 '종지'란 마땅히 충족, 순조(順調)로 이해해야 하는 것으로, 진기가 충족되고 운행이 순조롭게 되어야만 오장을 온후(溫煦)하고, 외사를 막아내고, 병이 발생하지 않게 할 수 있다. 역대 양생가와 의가들은 『내경(內經)』을 종지(宗旨)로 삼아 모두 조양진기를 대단히 중시하여 건강 장수를 구했다. 예를 들면 한대(漢代) 왕충(王充)의 『논형(論衡)』 중에는 "기가 엷어지면 그 몸이 약해지고 몸이 약해지면 단명한다"[34]라고 제시하였다. 『태평어람(太平御覽)』은 사람이 "기로 인해 쇠하고, 기로 인해 번영하며, 기로 인해 죽으며, 기로 인해 산다"[35]라고 인식하였다. 유완소는 『소문원기오행계고(素問元氣五行稽考)』에서 바로 "원기가 단단하게 지켜지면 부귀하고 오래 산다"[36]고 직언(直言)하였다. 이러한 논술은 모두 조양진기의 중요한 의의를 반영한다.

조양진기는 양기(養氣)와 조기(調氣)를 포괄한다. 양기는 바로 진기를 보양하는 것으로 가득 채워서 소모하지 않게 하는 것인데, 구체적인 방법으로는 사시(四時)에 순응하고 기거를 신중히 하여 양기(陽氣)를 튼튼히 하고, 방사를 절제하여 신기(腎氣)를 보존하고[37], 음식을 조리(調理)하여 비위의 기를 보하는 것이다. 이 밖에 많은 양생의 명가(名家)에게는 또한 양기(養氣)하는 학설이라 할 수 있는 정지 조절과 언어 생략이 있는데, 고금(古今)의 장수한 노인의 양생 실천에서 증명되어 확실히 경험에서 나온 말이 된다. 조기(調氣)란 여기에서는 호흡하는 기의 조절을 거쳐서 진기의 운행을 촉진하는 것을 가리키는데, 기공 중에는 또한 조식(調息)이라 일컫는다. 『소문(素問)·상고천진론(上古天眞論)』에는 "호흡정기(呼吸精氣)"의 양생 방법이 기재되어 있는데, 일반적으로 이것은 기공 중의 토납(吐納)에 속한다고 인식한다. 『소문유편(素問遺篇)·자법론(刺法論)』 중에는 또한 일종의 조식을 위주로 한 보건공(保健功)을 기재하였는데, 폐가 일신(一身)의 기를 주관하

34) 氣薄則其體弱, 體弱則命短.
35) 因氣而衰, 因氣而榮, 因氣而死, 因氣而生.
36) 元氣固藏, 富貴壽考.
37) 秘는 '비밀로 하다, 비밀의'란 뜻이지만, 문맥상 '튼튼히 하고'로 해석함.

여 호흡을 맡고, 종기가 흉중에 싸이는 것은 호흡 토납을 거쳐야 하기 때문에 폐기를 조리하여야 기기(氣機)를 협조(協調)하고, 경맥을 잘 통하게 할 수 있으며, 진기가 온 몸을 주류(周流)하여 생리 기능을 발휘할 수 있다. 이 밖에 안마·침구·건강체조[38] 등은 모두 호흡하는 기의 조절로 진기의 유통(流通)에 도달하는 것을 중시하였다.

섭생 과정 중에 보정·전신·양기 조기는 또한 상호 관계되고 상호 촉진하는 것이다. 총괄적으로 말해서 보정은 기를 발생할 수 있고 양기는 전신에 도움이 되는데, 『유경(類經)』에서 "정이 가득 차면 기가 성하고, 기가 성하면 신이 온전해진다"[39]고 말한 바와 같으며, 심신(心神)의 평온은 또한 원기를 보양하고, 정의 화생(化生)과 고장(固藏)을 촉진할 수 있기 때문에 양생은 마땅히 정·기·신 세 가지를 양생하여야 기를 아끼며 아울러 신을 양생하는 것을 달성한다.

역자 문기영 / 교정 표지희

원　저 : 강소중의 1996년 7기(96047043)
『內經』積精全神養氣論

요　점 : 정·기·신은 인체의 '삼보(三寶)'로, 세 가지는 이미 선천(先天)으로부터 받고, 후천(後天)에서 양육(養育)되어 생명 과정 중에 매우 중요한 작용을 야기한다. 본 글은 적정보정(積精保精), 청정양신(清靜養神), 조양진기(調養眞氣) 등의 세 방면에 대해 나누어서 천술(闡述)하고 연구 토론하였다.

주제어 : 적정보정 / 청정양신 / 조양진기 / 내경

38) 健身操 : 健은 '건강한, 건전한, 건강하다'의 뜻이고, 身은 '몸', 操는 '잡다, 체조'라는 뜻이지만, '건강 체조', 혹은 '맨손 체조'라고 해석함.

39) 精盈則氣盛, 氣盛則神全.

제 Ⅱ 편

생리학
양생기공학

장개빈의 "양비유여, 음상부족"에 대한 분석

四川涪陵衛生學校 劉亞

명대(明代)의 저명한 의가(醫家)인 장개빈(張介賓)이 의(醫)를 행함에, 초기에는 단계(丹溪)의 "양은 항상 유여하고, 음은 항상 부족하다"[1]는 이론을 매우 신봉하여 학문에 순응하며 검증도 함께 진행하였다. 그러다가 40년 후에 장원소(張元素)·이동원(李東垣)의 익기보비(益氣補脾)설을 깊이 믿는 쪽으로 바뀌어 "양은 유여하지 않고, 음은 항상 부족하다"[2]고 역설하고, 좌귀음(左歸飮)·좌귀환(左歸丸)과 우귀음(右歸飮)·우귀환(右歸丸)의 유명한 처방을 만들어서 음양(陰陽)을 보하는 거장이 되었다.

1. 『내경(內經)』에 근본하여 음양의 이론을 세웠다

장개빈은 음양의 개념에 대하여 『내경』의 "음이 화평하고 양이 견고하면 정신이 이에 다스려지고, 음양이 끊어지면 정신이 이에 끊어진다"[3]에 의거해서, 인체의 생리 기능의 근본에 따라 음양을 판별했다. 그는 먼저 음양으로써 인체의 형성과 생명활동의 발생을 논했다. 그는 『유경부익(類經附翼)·대보론(大寶論)』에서 "그 생화의 기틀은 즉 양이 먼저고 음이 뒤이다. 양은 베풀고 음은 받는다. 선천의 기로써 형을 이루니 양이 음을 생한다. 후천은 형으로써 기운을 화하니 음이 양을 생한다"[4], "음이라는 것은 후천의 형이고, 양이라는 것은 선천의 기이다.

---

1) 陽常有餘, 陰常不足.
2) 陽非有餘, 陰常不足.
3) 陰平陽秘, 精神乃治, 陰陽離決, 精氣乃絶.

신은 기로부터 화하고 기는 본래 천에서 근본하니, 내 몸이 발생하는 것은 곧 진양의 기 때문이다"[5]라고 제시하였고, 또 "음양의 두 기는 가장 치우치지 않는데, 치우치지 않은 즉 기가 조화롭고 생물을 생하나, 치우치면 기가 어그러지고 생물을 죽인다"[6]라고 했다. 『유경부익(類經附翼)·진음론(眞陰論)』 중에서 장개빈은 또 "대개 음은 양이 없어서는 안 되니 기가 아니고서는 형을 생할 수 없고, 양도 음이 없어서는 안 되니 형이 아니면 기를 담을 수 없다"[7]라고 제시하여 생리 상태에서 음양은 서로 의존적이며 서로 자생적이고, 서로 쓰임이 된다는 것을 강조했다. 음정(陰精)은 양기(陽氣)의 근본이고 기초이며, 양기는 음정 화생(化生)의 동력이며 원천이다. 양기의 계동(啓動)과 격발(激發)은 물(物)을 생발(生發)하게 하고, 음정의 자양(滋養)과 보충(補充)은 물의 성장을 이루게 한다. 양기의 온후기화(溫煦氣化)는 음정을 원만히 화생하게끔 하고, 음정의 자조(滋助)는 양기의 생화를 무궁하게 하며, 장부의 기능을 왕성하게 한다. 음양의 사이는 끊임없이, 서로 소장(消長)의 운동 중에서 동태 평형을 유지한다. 그러므로 인체가 건강한 형체를 유지할 수 있고, 정상적인 생명 활동을 유지(維持)할 수 있는 까닭은 음과 양의 협조 작용에 전적으로 의지하기 때문이다. 따라서 장개빈은 "명이 연계된 것은 오직 음과 양이다"[8]라고 하였다.

2. 생리에 근거하여 양기를 강조하였다

장개빈은 음양이 생명 활동에 관계되는 바를 논술하면서, 특히 양기의 주도적 지위를 강조하였다. 『유경부익(類經附翼)·대보론(大寶論)』에서 장개빈은 자연계의 각종 변화에 대해 주의 깊게 관찰하고, 인체의

4) 若其生化之機, 則陽先陰後, 陽施陰受. 先天因氣以化形, 陽生陰也. 後天因形以化氣, 陰生陽也.
5) 陰者, 後天之形也, 陽者, 先天之氣也. 神由氣化, 而氣本乎于天, 所以發生吾身者, 卽眞陽之氣也. 形以精成, 而精生于氣, 所以成立吾身者, 卽眞陰之氣也.
6) 陰陽二氣, 最不宜偏, 不偏則氣和而生物, 偏則氣乖而殺物.
7) 蓋陰不可以無陽, 非氣無以生形也. 陽不可以無陰, 非形無以載氣也.
8) 命之所系, 惟陰與陽.

생명 활동에 대해 깊이 연구 토론하여 형기(形氣)·한열(寒熱)·수화(水火) 3개 방면에 따라 양기의 중요성을 설명하였다.

(1) 형기지변(形氣之辨)

장개빈은 "형은 본래 음에 속하나 무릇 인체를 따뜻하게 유지하는 것은 양기이다. 일생의 활동도 양기이다. 오관·오장의 신명불측(神命不測)한 기능도 양기이다. 이미 죽게 되면 신랭함이 얼음과 같이 되고 영각은 모두 멸하는데 형은 그대로 존재하나 기는 곧 거하게 된다"[9]고 인식하였는데, 이것이 양기가 지니는 중요성의 첫번째이다.

(2) 한열지변(寒熱之辨)

"열은 양이 되고 한은 음이 된다. 춘하의 따뜻함은 양이 되고, 추동의 차가움은 음이 된다"[10]고 하여, 춘생하장(春生夏長)은 양열(陽熱)의 만물생화를 뚜렷하게 나타내고 있고, 추수동장(秋收冬藏)은 음한(陰寒)의 생의(生意) 결핍을 상징하고 있는데, 이것이 양기가 지니는 중요성의 두번째이다.

(3) 수화지변(水火之辨)

"수는 음이요, 한은 양이다. 조화의 권은 오직 수화에 달려 있다"[11]고 하나, 수(水) 또한 천지일양(天之一陽)으로 말미암아 생긴다. "그러므로 수가 생물함에는 이 하나에 의뢰하며, 수가 화기함에도 역시 이 하나에 의뢰한다"[12]라고 하는데, 이것이 양기가 지니는 중요성의 세번째이다.

장개빈은 여기에서, 음정을 기초로 하고 양기로서 주를 삼아 양기가 사람의 몸에 있어서 중요한 작용을 한다는 것을 집중(集中)적으로 논술하였다. 진양(眞陽)은 인체 생명 활동의 원동력이며, 오장(五臟)의 양

9) 形本屬陽, 而凡痛體溫者, 陽氣也. 一生之活者, 陽氣也. 五官五臟之神明不測者, 陽氣也. 及其旣死, 則身冷如氷, 靈覺盡滅, 形固存而氣則去.

10) 熱爲陽, 寒爲陰. 春夏之暖爲陽, 秋冬之冷爲陰.

11) 水爲陰, 火爲陽, 造化之權, 全在水火.

12) 故水之生物者, 賴此一也. 水之化氣者, 亦賴此一也.

은 이것이 아니면 발생할 수 없다. 사람이 비록 정(精)이 모여 형(形)을 이루나, 인체 체온의 상대적인 항정(恒定), 수곡정미(水穀精微)의 화생전수(化生轉輸), 신진대사, 오장육부의 기능 발휘, 생명에서 생기와 활력의 충만은 양기의 온후(溫煦)·기화(氣化)·추동(推動)·고섭(固攝) 등의 작용에 의지하지 않는 것이 없다. 그러므로 장개빈은 "무릇 음은 양을 주로 삼아 조화의 근원에 관계하고, 성명의 근본이 되는 것은 오직 이 때문이다"13)라고 강조했다.

장개빈은 또 『소문(素問)·생기통천론(生氣通天論)』의 "양기라는 것은 마치 하늘이 태양과 함께 하면서 빛나는 것과 같이, 즉 그 장소를 잃으면 수명을 실절하게 하여 밝게 드러내지 못합니다. 그러므로 천운은 마땅히 태양으로써 광명합니다"14)라는 뜻에 근거해서 "하늘의 큰 보물은 단지 이 하나의 구슬 같은 붉은 해이고, 사람의 큰 보물은 단지 이 하나의 진양이다"15), "무릇 양기가 충분치 않으면 생의가 넓지 못하고, …… 고로 양기는 오직 그 쇠함을 두려워하고, 음기는 오직 그 성함을 두려워하니 양기가 스스로 성해지는 것은 아니다. 양기가 쇠하여져서 음기가 성하게 된다. 무릇 만물의 생함은 양기에서 말미암고, 만물의 죽음 또한 양기에서 말미암지만 양기가 능히 사물을 죽이는 것이 아니다. 양기가 오면 살게 되고, 양기가 없어지면 죽게 된다"16)라고 제시하였다. 장개빈은 이와 같이 양기가 인체에서 갖는 중요성을 반복 논술함으로써, 그의 중요한 논점인 '양비유여(陽非有餘)'를 천명, 강조하고 있다.

3. 수화가 상관(相關)함에 음은 항상 부족하다

『유경부익·진음론』 중에서 장개빈은 진음(眞陰)과 원양(元陽)이 서

13) 夫陰以陽爲主, 所關于造化之原, 而爲性命之本者, 惟斯而已.
14) 陽氣者, 若天與日, 失其所則折壽而不彰, 故天運當以日光明.
15) 天之大寶, 只此一丸紅日, 人之大寶, 只此一息眞陽.
16) 凡陽氣不充, 則生意不廣, …… 故陽惟畏其衰, 陰惟畏其盛. 非陽能自盛也, 陽衰則陰盛矣. 凡萬物之生由乎陽, 萬物之死亦由乎陽. 非陽能死物也, 陽來則生, 陽去則死矣.

로 그 근본이 되어 나눌 수 없고, 사람의 양은 유여(有餘)하지 않을 뿐더러 음 또한 부족하다고 인식하여 진음을 다섯 방면으로 천발(闡發)했다.

(1) 진음지상(眞陰之象)

장개빈은 『영추(靈樞)·본신(本神)』의 "오장이라는 것은 정을 저장하는 것이다. 가히 상하게 해서는 안 되니, 상하면 지킴을 잃어 음이 허하게 되고, 음이 허하면 기가 없어지게 되며, 기가 없어지면 죽게 된다"[17] 및 『소문(素問)·삼부구후론(三部九候論)』의 "형육이 탈하면 구후가 비록 조화로워도 오히려 죽게 된다"[18]는 뜻에 근거하여, 음은 정이고 정은 형(形)을 이루니, 이 정과 형이 진음의 상(象)이라고 인식하였다. 바깥의 형육(形肉)은 곧 바깥의 음정에서 생성되고, 형질(形質)의 좋고 나쁜 것을 관찰함으로써, 곧 그 진음이 상(傷)했는지 상하지 않았는지를 관찰할 수 있다.

(2) 진음지장(眞陰之臟)

『소문(素問)·상고천진론(上古天眞論)』에서 "신은 수를 주관하고, 오장육부의 정을 받아 그것을 저장한다"[19]라고 하였다. 그래서 장개빈은 오장과 오액(五液)은 각자 그 주관하는 바가 있으나, "오액은 다 정에 귀속되고, 오정은 다 신에 통괄된다. 신에는 정실이 있는데, 이것을 명문이라 하니 진음의 부가 되며, 정은 이곳에 저장되니 정은 음 중의 수요, 기는 이곳에서 화하니 기는 곧 음 중의 화이다"[20]라고 생각하였다. 명문(命門)은 양신(兩腎)의 가운데에 위치하고, 수화를 모두 갖추어 성명(性命)의 근본이 된다.

(3) 진음지용(眞陰之用)

장개빈은 "명문화는 원기라 한다. 명문수는 원정이라 한다. 오액이

17) 五臟者, 主藏精者也. 不可傷, 傷則失守而陰虛, 陰虛則无氣, 无氣則死矣.

18) 形肉已脫, 九候雖調猶死.

19) 腎者主水, 受五臟六腑之精而藏之.

20) 五液皆歸乎精, 而五精皆歸乎腎. 腎有精室, 是曰命門, 卽眞陰之府, 精藏于此, 精卽陰中之水也. 氣化于此, 氣卽陰中之火也.

충실하면 형체가 이에 의뢰해서 강장하게 된다. 오기가 다스려지면 영위가 이를 의뢰해서 조화되니 이것이 명문수화이며 곧 12장의 화원이 된다"[21]고 제시하였는데, 진음은 수이고 명문화의 기초로서, 명화(命火)가 음수의 가운데에서 길러져야 그 수화의 기능을 다할 수 있음을 볼 수 있다.

(4) 진음지병(眞陰之病)

병리상에서 장개빈은 "음기는 본래 유여가 없다. 음병은 오직 다 부족하다. 수의 근원이 휴손되면 음허의 병이 거듭 나타난다"[22]고 인식하였는데, 오심번열(五心煩熱)·골증조열(骨蒸潮熱)·유정도한(遺精盜汗)·구조인건(口燥咽乾) 등 양이 표(標)에서 승(勝)한 증상을 볼 수 있는데, 양이 성한 것이 아니라 명문의 수(水)가 부족하여 음 중의 수에 명이 생긴 것이다. 예를 들어 "화쇠기본(火衰其本)"하면 "양허지증질생(陽虛之證迭生)"하는 것과 같다. 원양이 허쇠(虛衰)하여 그 온후·화생·격발·추동의 기능을 잃어 전신 각 장부의 기능이 쇠퇴하여 정신피비(精神疲憊)·요슬냉통(腰膝冷痛)·형한지냉(形寒肢冷)·하리청곡(下痢清穀)·소변청장(小便清長) 등의 음한편성지증(陰寒偏盛之證)이 나타나는데, 음이 성한 것이 아니라 바로 명문의 화가 쇠하여 음 중의 화가 병이 된 것이다. 바로 왕빙(王冰)이 말한 "차게 하나 차지 않는 것은 수기가 없는 것이며, 열하게 하나 더워지지 않는 것은 양기가 없는 것이다"[23]와 같다. 무화무수(無火無水)는 모두 그 원인이 명문에 있는데, 통칭하여 음허지병(陰虛之病)이라 한다.

(5) 진음지치(眞陰之治)

장개빈은 "병은 생기는 바가 있다. 그러므로 병을 치료하는 데는 반드시 그 근본에서 구함이 마땅하다. 대개 오장의 근본은 명문에 근본이 있고, 신기의 근본은 원정에 근본이 있다"[24]고 제시하였다. 그러므

---

21) 命門之火, 謂之元氣. 命門之水, 謂之元精. 五液充, 則形體賴以强壯. 五氣治, 則營衛賴以和調, 此命門之水火, 卽十二臟之化源.

22) 凡陰氣本无有餘, 陰病有皆不足, 水虧其源, 卽陰虛之病疊出.

23) 寒之不寒, 責其無水. 熱之不熱, 責其無火.

로 모든 음양의 병변은 수화를 갖추고 있는 명문에 의한 것이다. 병리상에서 표현되는 음허양승(陰虛陽勝)과 양허음승(陽虛陰勝) 때문에, 장개빈은 먼저 왕태부(王太仆)의 "수의 주를 건장케 하여서 양광을 제어하고, 화의 원을 더해서 음예를 없앤다"[25]를 치본대법(治本大法)으로 삼고, 아울러 허숙미(許叔微)의 "비를 보하는 것은 신을 보하는 것만 같지 않다"[26]를 치료의 근본으로 삼았으며, 또한 설립재(薛立齋)가 쓴 중경팔미환(仲景八味丸)을 익화지제(益火之劑)로, 전씨육미환(錢氏六味丸)을 장수지제(壯水之劑)로 삼아 "매번 사람을 다스림에 많은 기효를 얻었다"[27]는 실제 경험으로 양방(兩方)에 대해 진일보한 가감을 하였다. 장개빈은 진음이 이미 허하면 마땅히 다시 설(泄)하면 안 되니, 두 방〔二方〕에서 같이 쓰인 복령(茯苓)과 택사(澤瀉)의 삼리(滲利)가 태과하면 보력(補力)을 감거(減去)하는 것은 피할 수 없다고 인식하였다. 음기미허(陰氣微虛) 혹은 미(微)에 겸하여 담습수사(痰濕水邪)가 있는 것에 대해 팔미, 육미가 활용된다. 만약 정기대손(精氣大損), 진음내핍(眞陰內乏) 등의 증이라면 순보(純補)하여 부족함이 없도록 하여야 하는데, 이에 삼리제(滲利劑)를 더하면 밑 빠진 항아리와 같다. 그는 "나는 보음의 이치를 깨달음으로써 그 의의를 넓혀서 육미의 뜻을 사용하였지 육미의 방을 쓰지 않았다"[28]고 하였고, 또 좌신(左腎)은 수에 속하여 음을 주관하고, 우신(右腎)은 화에 속하여 양을 주관하므로 독창적으로 '좌귀'로써 "자음보신하여 음정이 근원으로 돌아오게 한다"[29]하고, '우귀'로서 "온양보신하여 원양이 그 근원으로 돌아오게 한다"[30]고 하였다. '좌귀'와 '우귀'로 말미암아 장개빈의 진음·진양을 크게 보하는 의미가 체현되었고, 아울러 전형적으로 그의 "보양을 잘한다는 것은 반드시 음 중에서 양을 구하면 양은 음의 도움을 얻어 생화가 무궁하

24) 病有所生, 故治病必當求本. 蓋五臟之本, 本在命門. 神氣之本, 本在元精.
25) 壯水之主, 以制陽光, 益火之源, 以消陰翳.
26) 補脾不如補腎.
27) 每以濟人, 多收奇效.
28) 余悟補陰之理, 因推廣其義, 用六味之意, 而不用六味之方.
29) 滋陰補腎, 使陰精得歸其原.
30) 溫陽補腎, 使元陽得歸其原.

게 된다. 보음을 잘한다는 것은 반드시 양 중에서 음을 구하면 음은 양의 승거를 얻어 원천이 마르지 않게 된다"[31]의 저명한 치료사상을 반영하였고, '좌귀'와 '우귀'가 지금까지 전해 내려와서 장개빈은 또한 음양양보(陰陽兩補)의 일대 명사(名師)가 되었다.

결어

장개빈은 인체 생리의 각도에서 진음과 진양의 중요한 작용을 논술하였다. 또한 음양호근(陰陽互根)의 사상으로서 "양비유여, 음상부족"이라는 인식에 도달하였다. 아울러 진일보하게 진음과 진양을 신중 명문의 수와 화에 귀속시켰다. 따라서 양비유여, 음상부족의 양 방면을 통일하여 장부허손(臟腑虛損)의 병기와 치료를 천발함에 사람들이 원양과 원음을 중시하고, 인체의 동력(動力)과 근본을 보존할 것을 제시하였다. 임상의 치료 용약(用藥)에서는 수시로 인체의 정기를 검토하여 한량(寒涼)을 조심스럽게 써서 양을 상하는 것을 막고, 공벌(攻伐)을 조심스럽게 써서 음을 상하는 것을 막아 허허실실(虛虛實實)의 잘못을 범하지 않도록 해야 한다.

역자 서지영 / 교정 표지희

원　저 : 사천중의 1993년 제7기(93107010)
張介賓"陽非有餘, 陰常不足"探析

31) 善補陽者, 必于陰中求陽, 則陽得陰助而生化無窮. 善補陰者, 必于陽中求陰, 則陰得陽升而泉源不竭.

'남좌여우설'의 중의학적 의의

福建省立醫院醫科 林朗暉·林桐峰

'남좌여우설(男左女右說)'은 자연계의 많은 비대칭현상을 인체 부분에서 해설하려는 것인데, 인체에는 형태·생리·병리 등의 면에서 모두 비대칭현상이 존재한다는 것이다. 예를 들면 좌우대뇌반구(左右大腦半球)는 형태와 기능면에서 비대칭적이다. 비대칭성 문제의 발견과 연구는 다른 각도에서 인체의 생명 과정과 병리 변화를 탐구하는 데 도움이 된다. 이 글에서는 시험적으로 중의학 관련 이론을 기타 사물과 결합시켜 알아보고자 하는데, 이러한 술어에 내포되어 있는 내용을 알 수 있다면 만족할 따름이다.

1. 좌뇌와 우뇌

좌우학설에 관한 『내경(內經)·음양응상대론(陰陽應象大論)』에서 볼 수 있는 최초의 기록은 다음과 같다. "좌우는 음양간의 도로이다."[1] 당대 왕빙(王冰)의 "음양간의 기는 좌우로 순환하므로 좌우는 음양의 도로이다"[2]라는 주장에 의하면 이 이론은 좌를 양으로 우를 음으로 하는 것이다. 옛날에는 좌우로서 방위를 표시하였는데, 좌는 동으로서 예를 들면 산동(山東)을 '산좌(山左)'라 칭하였으며, 우는 서로서 산서(山西)를 '산우(山右)'라고 하였다. 『내경』에는 또한 다음과 같이 말하고 있다. "하늘은 서북쪽이 부족하므로 서북방은 음이며 사람의 오른쪽

1) 左右者陰陽之道路也.
2) 陰陽間氣, 左右循環, 故左右爲陰陽之道路.

귀와 눈은 왼쪽만큼 밝지 못하다. 땅은 동남쪽이 가득 차지 않았으니 동남방이 양이며 사람의 왼쪽 수족은 오른쪽보다 강하지 않다. 이렇게 천지음양에는 불완전한 바가 있다."[3] 인체를 소천지(小天地)라고 하면 몸과 대뇌 양측 또한 서로 다른 차이점이 존재한다.

현대 의학적 각도에서 볼 때 좌수(左手) 활동(왼쪽 몸을 포괄함)은 우대뇌반구에 의한 기능 작용이며, 우수(右手) 활동(오른쪽 몸을 포괄함)은 좌대뇌반구 작용의 결과이다. 이것을 상세히 말하면 좌반구는 우세한 반구로서 언어 표현 능력, 복잡한 사유와 수학 계산 및 논리·분석·추리 등을 주관하며, 우반구는 간단한 언어를 이해하거나 실물을 식별할 수 있으며, 비교적 발달된 공간, 그림, 감상과 음악적 능력을 지니고 있다. 인체의 비대칭현상에 존재하는 발병 약점은 서로 유관하다. 우뇌는 상대적으로 좌뇌보다 못하며 좌뇌는 우뇌에 비하여 상대적으로 중요하다. 필자는 신경과 병실 진찰 중 뇌혈관에 의외의 병증이 있는 환자를 만나보았는데, 예를 들면 대부분 뇌혈전(腦血栓)·뇌전색(腦栓塞) 환자였다. 그 결과 좌반신불수마비에서는 사유·논리·언어·계산·분석·추리 등에서 많은 장애가 있었다. 이와 반대로 우반신불수마비에서는 언어·식별·감상·운동 등에서 많은 소실(消失)이 있었다. 중요한 좌뇌반구에서의 병변으로 말미암은 우반신불수의 예후(預後)는 좌반신불수보다 좋은 편이다.

『내경』의 "오른쪽 귀와 눈은 왼쪽보다 밝지 못하다"[4]라는 것은 바로 정상적인 상황하에서 좌뇌반구가 우세하기 때문이며, 왼쪽 시력과 청력이 상대적으로 오른쪽보다 좋다.

2. 좌간과 우간

중의학에서 '좌간우폐(左肝右肺)'라고 칭하는 것은 해부학적 각도에서 인식해야 하는 것이 아니라 장부경락(臟腑經絡) 분야 및 그 기능으

---

3) 天不足西北, 故西北方陰也, 而人左耳目不如左耳目明也. 地不滿東南, 故東南方陽也, 而人左手足不如右强也, 此天地陰陽所不能全也.

4) 右耳目不如左耳目明也.

로 판단한 것이다. 좌간우폐는 오늘날에도 특별한 의의를 내포하고 있다. 예를 들면 간이나 소화기계통의 암은 그 전이성(轉移性) 증후가 우선 좌측 경쇄임파결종대(頸鎖淋巴結腫大)로 나타나며, 폐부 및 호흡기계통의 암 전이는 우선 우측 경쇄임파결종대로 나타난다. 이것은 마땅히 경락 분포 기능의 특성으로 이해하여야 한다. 『소문(素問)·자열(刺熱)』의 "폐열 환자는 오른쪽 빰이 먼저 빨개진다"[5]는 말 또한 '좌간우폐'의 임상적인 특수 현상이다. 이러한 좌우이론은 경락 분포 및 장부의 차이를 지적한 것이다.

3. 좌신과 우신

『난경(難經)·삼십육난(三十六難)』에서 "신은 두 개가 있는데 모두 신은 아니다. 그 왼쪽은 신이고 오른쪽은 명문인데, 남자는 정을 저장하고 여자는 포에 연계되어 있다. 그러므로 신은 하나임을 알 수 있다"[6]라고 하였다. "신은 하나이다"[7]는 실제로는 신(腎)·명문(命門)·장정(藏精)·계포(系胞) 모두 인체의 원기(原氣) 중에 통일된 것이라고 말하는 것이다. 이것은 고대 고서에서 처음으로 제기된 '좌신(左腎)', '우명(右命)'의 관점으로, 비교적 오른쪽의 명문을 주관하는 작용을 두드러지게 하며(좌대뇌 부분의 기능은 동맥의 기능 작용과 서로 부합된다는 것을 가리킨다), 정신(精神)과 원기(原氣)를 저장하는 것은 상대적으로 중요하기 때문에 인체 생명의 근본이라고 인식되고 있다. 역수(易水)학파를 사숙(私淑)한 장경악(張景岳)은 이러한 학설이나 명문학설을 특별히 중시하였다. 그는 '좌귀음(左歸飮)'으로 보신익음(補腎益陰)을 강조하여 신수(腎水)가 부족한 것을 치료하고, '우귀음(右歸飮)'으로 보신익양(補腎益陽)하여 신양(腎陽) 부족을 치료하였다.

4. 좌수와 우수

인체 과학연구, 즉 지문학(指紋學)의 임상적 응용에서 손바닥 위에

5) 肺熱病者右頰先赤.

6) 腎兩者, 非皆腎也. 其左爲腎右爲命門, 男子以藏精, 女子以系胞, 故知腎有一也.

7) 知腎有一.

나타난 횡습문(橫褶紋, 속칭 猿紋·通貫紋·橫斷掌)을 예로 들면, 인류학가·유전학가·생물학가·의학가들은 지문의 출현을 건강의 각도에서 인식하지만 그 평가는 높지 않다. 만약 오른쪽 손 위에 나타난 횡습문이 왼쪽에 비하여 더욱 엄밀하다면 그것은 염색체 유전결함이 손바닥에 나타난 것이며, 또한 일정시간 내에 어떠한 기초적 돌변 인소가 존재할 수 있다. 필자는 심혈관(心血管) 연구소 병실과 종양과(腫瘍科) 병실에서 203명의 이미 심혈관병이나 종양환자로 확진받은 환자를 관찰하였는데, 양측의 횡습문 이외에도 우수상에 나타난 것이 그 병정 및 예후 모두 비교적 좌수상보다 심각하였다. 환자 손가락끝의 지문 방면에서 급성골세포성(急性骨細胞性) 백혈병 환자(急粒·急單을 포괄)는 남성이 오른쪽 지문의 횡문이 더 많고 여성은 왼쪽 지문의 횡문이 더 많다. 국내외 다수의 지문 연구자들은 다음과 같이 인식하고 있다. 남녀를 막론하고 지문에 대하여 주의를 기울여야 하는데, 그 이유는 다종의 염색체를 띠고 있는 엄중한 유전 결함이기 때문이다. 이러한 이상한 지문은 남성은 오른쪽에, 여성은 왼쪽에 많이 나타난다. 폐암의 발생은 남녀 모두 우측 폐암이 좌측보다 많이 발생한다. 흡입형 폐농종(肺膿腫)은 우폐에서 많이 볼 수 있고, 기관지 이상도 우측, 폐전색(肺栓塞)·신암(腎癌)·신하수(腎下垂)·선천성복고구사산(先天性腹股溝斜疝) 등은 모두 우측에서 많이 볼 수 있다. 그러나 염증성 기관지 확장은 좌측에서 많이 발생하며, 정삭정맥곡장(精索靜脈曲張)은 좌측이 절대다수를 차지하고 있다. 임상에서 사지골절(四肢骨折)은 항상 왼쪽 몸에 편향된다. 일본의 철도노동과학연구소의 실험 조사에 의하면 갑자기 전방에 위험물이 나타났을 때 왼쪽으로 피하는 자가 오른쪽으로 피하는 자보다 2배 이상 많다 하는데, 이것은 모두 큰 의의가 있다.

혈압의 측량에 관하여는 일률적으로 오른쪽 팔꿈치의 동맥 부분이 기준이 된다. 정상인은 좌우 양수(兩手)상의 혈압차가 1.33~2.66kPa의 차이가 난다. 일반적으로 우측의 혈압이 좌측에 비하여 조금 높은데, 이것은 우측 혈관 내 혈류의 혈관벽에 대한 압력이 좌측보다 크기 때문이다.

『신영격난의학잡지(新英格蘭醫學雜誌)』의 보도에 의하면 왼손잡이의 수명이 오른손잡이보다 짧다. 연구원들이 조사한 캘리포니아의 1000명의 사망자 보고에 의하면, 우력형자(右力型者)의 평균 수명은 75세이며, 좌력형자(左力型者)는 66세였다. 남녀를 막론하고 위와 같은 추세이다. 우력형 여성이 좌력형 여성보다 5년을 더 살며, 우력형 남성은 좌력형 남성보다 10년을 더 산다. 그들은 그 원인을 왼쪽 빰에 의외로 발생하는 사고율이 높으며, 잠재적인 신경계통 혹은 면역 계통 기능의 저하와 유관하다고 추측하고 있다. 각종 연구는 이미 이 점을 왼쪽 빰에서 많이 볼 수 있다고 표명하였다. 연구자료 또한 좌력형자의 수명이 비교적 길지 않다는 것을 제시하고 있다.

5. 좌맥과 우맥

『의종금감(醫宗金鑒)·유과심법(幼科心法)』의 호구삼관부위(虎口三關部位)의 맥문형색(脈紋形色)에서 "남자는 좌수, 여자는 우수로 본다"[8]는 말이 남좌여우의 모호한 함축적 의미를 내포하고 있다.

진맥에 관하여 좌우수 촌구맥(寸口脈)의 분배부위 방면은 『소문(素問)·맥요정미론(脈要精微論)』에 의하여 좌촌구(左寸口) 세 부위를 심(心)·간(肝)·신(腎)에 분배하고, 우촌구(右寸口) 세 부위를 폐(肺)·비(脾)·명문(命門)에 분배하였다. 『난경(難經)』 또한 서로 다른 장부를 좌우수 촌구 각 부에 분배하였는데, 예를 들면 간은 담(膽)과, 비는 위(胃)와 합치시키는 등등 하나씩 분배하였다. 그러나 이러한 양상의 분배 위치는 역대 의가들의 견해와는 서로 다르다. 심은 좌수관전(左手關前)에, 폐를 우수관전(右手關前)에 분배하는 등등은 역대 의가들이 각각 보는 각도가 다른 임상맥진경험(臨床脈診經驗)에 의한 것이다. 이렇게 좌우수맥 위에 장부를 분배한 그 기본 근거는 무엇일까? 전인(前人)들은 아직 설명하지 못했지만 그 가능성을 얻을 수 있는 것은 임상경험에 의하여 확인하는 것인데, 이와 같이 풍화해수천촉(風火咳嗽喘

8) 男從左手女右看.

促)은 우촌폐맥(右寸肺脈)의 부대활삭(浮大滑數)을 더욱 현저하게 하며, 간경습열온울(肝經濕熱蘊鬱)은 좌관맥(左關脈)의 현대활삭(弦大滑數)을 더욱 뚜렷하게 한다. 이는 모두 장기간의 임상 실천의 총결에 의한 것이다. 만약 더 나아가 좌우수 분배 장부의 상세한 기전의 이유를 묻는다면 이것은 곧 반드시 중의맥진(中醫脈診)에 대하여 전문 학술 탐구와 깊은 연구를 하여야 한다. 인체 과학은 또한 허다한 미지수로 말미암아 탐색 발견이 기대된다.

요컨대 남좌여우의 해설은 표면적으로는 남성을 좌측, 여성은 우측이 중요할 뿐만 아니라 남자는 기(氣)를 주(主)로 하고 여자는 혈(血)을 주로 하는데, 이것은 모두 아직 구체적 개념은 없지만 종종 기타 인사 예절과 혼용되어 쓰인다. 만약 남녀쌍방의 인체상의 우열세(右劣勢) 혹은 비대칭성이 낳은 병변과 질병의 편향성을 이해할 수 있다면 더욱 큰 의의가 있으며, 또한 어떤 의미상에서 말한다면 남좌여우설은 반드시 구체적 문제에 대하여 구체적 분석을 하여야 하며 모호하거나 절대적인 기계적 정리가 되어서는 안 되는데, 의학 분야에 있어서는 더욱 그러하다.

역자 전석수 / 교정 박현식

원 저 : 섬서중의 1993년 2기(93462065)
試論"男左女右說"的中醫學意義

요 점 : 이 글은 좌뇌와 우뇌, 좌간과 우간, 좌신과 우신, 좌수와 우수, 좌맥과 우맥 등 다섯 가지 방면으로 분별하여 '남좌여우설(男左女右說)'의 중의학적 내용과 근거를 서술하고 해설의 이론적 가치를 처음으로 긍정하였다. 필자는 이점에 대하여 반드시 계통적으로 깊이 있는 연구와 토론을 하여야 한다고 인식하고 있다.

오행의 '모자보사'에 대한 견해

浙江省玉環縣楚門醫院 梁學琳

오행학설에 "허(虛)하면 그 모(母)를 보(補)하고, 실(實)하면 그 자(子)를 사(瀉)하라"[1]는 표현이 있다. 필자가 임상에 응용해 보니 효과도 물론 있었지만, 효과를 볼 수 없는 것도 또한 그 예가 많이 있어 관련 문헌을 조사해 보니, 오행학설의 "허하면 그 모를 보하고, 실하면 그 자를 사하라"는 틀에 얽매이지 말고, 마땅히 발전시키고 일신(日新)해야 할 바가 있다고 느껴졌다. 필자는 이 이론을 반대로 실행하여, "실하면 그 모를 사하고, 허하면 그 자를 보하라"[2]는 방법을 채용하여 앞의 효과를 볼 수 없는 것에 응용해 보았더니 종종 뜻밖의 효과를 볼 수 있었다. 지금 변변치 못한 의견으로 글을 지어 여러분들의 고견을 기대하는 바이다.[3]

"허하면 그 모를 보하고, 실하면 그 자를 사하라"는 말은 『난경(難經)』으로부터 나왔다. 즉 『황제내경(黃帝內經)』 중의 오운설(五運說)에 대하여 더 밝히고 발전시켜 제기된 것이다. 후세(後世) 의학에 비교적 큰 영향을 미쳤다. 당시의 역사적인 조건에만 국한되는 것에 불과하였기에 이 말은 또한 완전하지 않은 점도 있다. 송대(宋代) 의학가인 허숙미(許叔微)는 이 말에 대하여 자세히 밝히고 보충하였다. 그는 일찍

---

1) 虛則補其母, 實則瀉其子.
2) 實則瀉其母, 虛則補其子.
3) "引玉之磚"의 해석은 '옥을 끌어내기 위한 벽돌'인데 의미상 '고견을 끌어내다'와 相通함.

이 어떤 사람이 상한(傷寒)에 걸려 며칠간 땀이 나고, 갑자기 몸에 열이 나고 식은땀이 나면서, 맥(脈)은 현(弦)하고 삭(數)하며, 마음이 편치 않은 것을 치료하였다. 허숙미가 그를 진단하고 말하기를 "심(心)을 피로하게 하여 생긴 것이다. 신(神)이 머무는 곳이 그 처음으로 회복치 못하니, 또한 피로가 그 신(神)을 상하게 한 것이다. 영(營)이 이미 도(度)를 잃었으므로 마땅히 그 자(子)를 보할 것이니, 비(脾)를 이롭게 하고, 그 피로를 풀어 주면 거의 치료될 것이다"라고 하여 보비탕을 주고, 소시호탕(小柴胡湯)으로 그것을 풀어주니 치유되었다. 어떤 사람이 그에게 "허하면 그 모(母)를 보하는데, 지금은 그 자(子)를 보하였으니, 이것은 어떻게 해석하여야 할 것인가?"라고 물었다. 허숙미가 대답하기를 "당신은 허와 피로의 다름을 모르는가? 『난경』에서 말하기를 "허하면 그 모를 보하고, 실하면 그 자를 사하라"고 하였으므로 이 허는 마땅히 그 모를 보하여야 할 것이니, 이는 사람들이 다 아는 바이다. 『천금(千金)』에서 말하기를 "심(心)의 피로함이 심한 자는 비기(脾氣)를 보함으로써 그것을 이롭게 하니, 비(脾)가 성하면 심(心)이 덜어질 것이다"라고 하였으므로 이 피로는 마땅히 그 자(子)를 보하여야 할 것이니, 이는 사람들이 들어보지 못한 바이다. 대개 모(母)는 나를 생하는 것이고, 자(子)는 나를 이어서 나를 돕는 것이다. 처방으로 그 허를 치료한다면 나를 생하는 것을 보하여야 할 것이니, 비단주머니의 이른바 본해득기(本骸得氣), 유체수음(遺體受蔭)과 같은 뜻이다. 처방으로 그 피로를 치료한다면 나를 돕는 것을 보하여야 할 것이니, 순자(荀子)의 이른바 "자식이 부자이면서 아버지가 가난한 자는 없었다"[4]와 같은 뜻이다. 이것이 허와 피로를 치료하는 다른 까닭이다.

필자는 이것을 받아 깊이 계발해 보니, 옛사람에게 일찍이 "허하면 그 자(子)를 보하라"는 말이 있었다면, "실하면 그 모(母)를 사하라"도 또한 가능하지 않은 것은 아니다. 따라서 이래야 비로소 오행학설이 발전할 수 있다. 대개 모의 응석받이로 키우는 성질을 없앤다면 그 자식의 오만한 기운은 곧 없어질 것이다. 엄한 부(父)에게 불효자가 있다

4) 未有子富而父貧者.

고는 듣지 못했다. 특별히 예를 덧붙여 증명한다.

예1) 진××, 여, 30세, 1984년 8월 12일 진료

환자의 구강과 혀에 궤양이 있었을 때, 초기에 비타민 B_2를 복용하여 잠시 나아 이후로 이 약을 장기간 복용했다. 그러나 구창(口瘡)을 없앨 수 없었다. 반복하여 증세가 나타나는 것이 이미 몇 년이 되었다. 진료를 하니 '재발성 구창'이었다. 현재 맥(脈)은 현(弦)·세(細)·삭(數)하였고, 혀 주위는 뾰족하면서 붉었으며, 혀 밑의 좌우에는 점모양의 궤양이 5군데에 보였으며, 매번 냉열하고 자극성의 음식물을 먹을 때면 혀의 통증은 참기가 어려웠다. 바로 심화(心火)가 위로 타오르는 것으로 치료를 논했다. 도적산가감방(導赤散加減方)을 처방하고, 연속하여 6제를 복용하였으나 구창은 옛날과 같았다. 마침내 "실하면 그 자를 사하라"는 이론으로 사황산(瀉黃散)을 사용하였으나 이 약을 5제 복용하여도 작은 효과도 볼 수 없었다. 그래서 모를 사하는 법을 생각하였다. 시험삼아 간화(肝火)를 식혀 그 모의 응석받이로 키우는 성질을 제거하려 하였으니, 또한 문제를 근본적으로 해결하려는 방법일 따름이다. 결국 용담초(龍膽草) 9g, 목통(木通)·시호(柴胡) 각 6g, 택사(澤瀉)·산치(山梔)·황금(黃芩) 각 10g, 생지황(生地黃) 20g, 차전자(車前子) 12g, 황련(黃連)·감초(甘草) 각 5g이 들어간 용담사간탕방(龍膽瀉肝湯方)을 썼다. 2제를 복용한 후 구창은 곧 없어졌는데, 확실한 치료효과를 위하여 연속하여 5제를 더 복용시켰다. 어디를 가더라도 지금은 구창이 다시 재발하지 않는다.

역자 문기영 장경희 서윤지 / 교정 박현식

원 저 : 절강중의학원학보 1987년 제5기(87235004)
五行'母子補瀉'之我見

생명은 정지에 있고, 정지는 자연에 있다

國際和平婦幼保健院 談飛鳳
上海市司法局研究室 楊以漢

1. 생명은 정지(靜止)에 있다

저자가 생각하기에는, "2천여 년이 지나오면서 정(靜 : 고요함)으로써 양생하는 사상은 후대에 전해져 내려왔을 뿐 아니라, 또한 일련의 계통적인 방법과 이론으로 발전했다. - 전통 기공학인 것이다." 저자가 인용한 고대의 철학적 근거는 『노자도덕경(老子道德經)』의 "대개 만물이 성한 것은 각각 그 근본으로 돌아간다. 근본으로 돌아가는 것은 정이라고 말하는 데, 이것이 복명(復命)하는 것이다"1)에 있다. 노자 철학에서 말하는 만물의 생장은 끊임없이 복명(復命)하는 것에 그 근본에 있는데, 이것이 바로 정(靜)이다. 따라서 노자는 일찍이 "생명은 정지에 있다"는 관점을 제시했었다. 저자는 또한 『소문(素問)·지진요대론(至眞要大論)』을 인용하여, "대저 음양의 기는 정을 맑게 하면 생화를 다스리고, 움직이게 되면 질병을 일으키니, 이것을 말하는 것이다"라고 말했다. 이것 또한 바로 "생명은 정지에 있다"라는 관점이다. 『황제내경(黃帝內經)』 안에서 우리들은 극렬한 운동을 강조하는 말은 한 구도 없음을 보게 된다. 혹자는 운동이 양생의 주요 방법이라고 생각한다. 『소문(素問)·상고천진론(上古天眞論)』에 이르기를 "마음이 편하여

1) 夫物蕓蕓, 各復歸其根, 歸根曰靜, 是曰復命.

허무한 것은 진기가 그것을 따르고, 정신이 안에서 지키니 병이 어찌 오겠는가?"[2]라 했다. 이것은 '정양(靜養)'의 법으로써 병을 내몰고, 신체를 건강히 함을 구하고자 한 것이다. 저자는 또한 불교의 '정학(定學)'을 인용하였는데, '정(定)'의 사상은 마음이 한 곳에 집중되게 하는 것인데(마음에 집중하는 경지) 실제로는 신체와 사상의 정지 상태인 것이다. 이것 또한 '생명은 정지에 있다'의 관점에 따른 것이다.

광범위하게 퍼져 있는 '생명은 정지에 있다'라는 격언에 대해서, 저자는 '운동'은 신체적인 활동을 가리키는 것이며, 이 문장의 전체적인 뜻은 적당하게 신체를 움직이는 것이 신체를 보존하고 건강을 증진시키는 중요한 방법이라고 하였다. 이것은 항상 체력운동에 참가하지 않거나, 건강 상태가 좋지 않은 사람에게는 매우 유익한 것이다. 운동은 신체의 신진대사율을 적절히 높여 주는데, '생명은 움직임에 있다'는 것은 곧 신진대사율을 적당하게 높여 주어 신체의 건강을 보존하고 증진시키려는 것이다. 그런데 신진대사율을 높이게 되면 신체의 소모가 증가되는데, 소모됨이 지나치면 수명에 직접적으로 영향을 받게 된다. 그러므로 전통기공은 정양(靜養)을 위주로 하여 소모됨이 적게 함을 구하고자 하니 특히 원신(元神)의 소모를 적게 하여서 건강장수를 추구한다. 이러한 의의에 따라서 운동은 신체를 활동시키고 운동부족에서 기인한 질병을 제거할 수 있다. 다만 전체적이거나 근본적인 입장에서는 수명을 연장시키려면 소모됨이 적게 하는 가운데 신체를 건전히 하는 것이 긴요한데, 이것이 바로 전통적인 '정지(靜止)'의 방법을 운용한 것이다.

사람들이 널리 알고 있는 바, 생태계는 자연의 평형 가운데서 발전할 수 있고, 생태평형은 대자연의 법칙이다. 만약 생태계의 평형이 파괴된다면, 이는 곧 대자연으로부터 징벌을 받게 될 것이다. 사회는 반드시 안정된 질서와 환경이 있어야 편안한 상태에서 맡은 바 일을 하고 생산·발전할 수 있는 것이다. 만일 사회가 동요하고 세상이 혼란스러우면 생명과 재산이 크게 해를 입게 될 것이다. 그러므로 운동의 목

2) 恬憺虛無, 眞氣從之, 精神內守, 病安從來.

적은 상대적인 정지적 발전을 구하기 위함임을 알 수 있다. 따라서 생명의 존재와 그 연장은 모두 신체의 음양평형과 상대적인 정지상태 사이에서 완전하게 실현된다. 그러므로 "생명은 고요하게 그치는데 있다"[3)]라는 관점이 성립될 수 있었고, 이것에 의하여 철학적인 원리와 전통기공의 원리에 합치되어 옛것을 밀어내고 새로운 관점이 생겨나게 되었다.

2. 정지는 자연에 있다

전통기공의 측면에서 볼 때, 어떻게 생명의 정지와 평형을 만들어 낼 수 있는가? 토납(吐納)·수식(數息)·의수(意守)·선정(禪定) 등등은 모두 기공으로 입정(入靜)하는 좋은 방법이다. 다만 정지의 실제 뜻은 자연계의 평형으로 곧 움직임 가운데 정지로서, 이것은 정중유동(靜中有動)·동중유정(動中有靜)·동정결합(動靜結合)으로 표현되는데, 정으로써 주(主)를 삼는다. 그러므로 몇몇의 기공입정방법으로는 완전히 정지의 내용을 개괄하지는 못한다. 그렇다면 어떻게 진정한 기공의 정지(평형) 상태를 체현할 수 있을까? 노자는 이르기를 "사람은 땅을 본받고, 땅은 하늘을 본받고, 하늘은 도를 본받고, 도는 자연을 본받는다"[4)]라고 했다. '도법자연(道法自然)'은 도(道)가 대자연의 평형운동(平衡運動)과 동태정지(動態靜止)를 따른다는 것이다. 그러므로 기공의 정지상태는 바로 인체가 무의식의 자연평형운동 상태에 있을 때 찾을 수 있고, 또한 무위자연에서 이룰 수 있다.

3. 그렇다면 기공은 어떻게 자연정지평형을 표현할까?

① 기공자연기능태〔功能態〕는 신속하게 입정(入精)하여 정지(精止)에 도달하게 된다. 기공은 '유위(有爲)'를 따라서 '무위(無爲)'에 들어가니 곧 자연기능상태에 있다. 자연기능태 중에 의수(意守)를 사용하지 않

3) 生命在于靜止.
4) 人法地, 地法天, 天法道, 道法自然.

고, 수식(數息 : 호흡에 의식집중)을 사용하지 않고, 자연호흡을 하며 생각과 근심을 없애면 자연히 존재하게 된다. 그러므로 수련자는 신속하게 입정의 상태로 들어가서 자연정지의 생각을 하게 되어 양호한 기공상태에 이른다.

② 기공자연기능태는 무위상태에 처하여 동중결합의 정지에 이르게 된다. 수련자는 유위에서 무위로 들어간 뒤, 정중유동(靜中有動)·동중유정(動中有靜)·동정결합(動靜結合)하여 천변만화의 상태에 있게 된다. 이러한 상태는 신(神)이 알아서 지휘하는 것이 아니라 무의식적인 원신(元神)이 조절한다. 이러한 무위상태에서 비로소 정동의 자연결합정지(自然結合靜止)가 표현되어지는 것이다.

③ 기공자연기능태는 자연히 음양평형에 이르게 하여 신체로 하여금 조화로운 정지에 이르게 한다. 기공상태는 무위자연에 들어간 뒤에 신속하게 체내의 음양 불균형(陰陽不均衡), 즉 음장양소(陰長陽消)·양장음소(陽長陰消)를 조정하여 음양평형에 도달하게 하여 신체가 항상 조화롭고 소통되는 정지(평형)상태에 이르게 한다.

④ 기공자연기능태는 자연히 병을 치료하여 신체를 건강히 함으로써 사기(邪氣)를 몰아내고 정기(正氣)를 북돋우는 정지(靜止)의 상태에 이르게 한다. 기공(氣功)으로 자연기능태에 들어간 후에 수련자는 자신에 대해 안마(按摩)·점혈(點穴)·박타(拍打) 등을 하여 동정(動靜)을 결합시켜 병을 치료한다. 이러한 것이 바로 자연히 병을 치료하여 신체를 건강히 하는 것이며, 신체에서 사기를 몰아내고 정기를 북돋우는 정지(평형)상태를 얻을 수 있다.

⑤ 기공자연기능태는 대자연의 호흡과 보조를 맞추어서 신체와 대자연이 규율성이 있는 정지에 이르게 한다. 자연기능태에서 신체는 대자연의 각종 상태의 호흡에 상응하여 성구(星球)·광능(光能)·운무(雲霧)·수목(樹木)·하수(河水)·대해(大海)·산천(山川)·화초(花草) 등의 호흡과 서로 연결될 수 있으니, 신체와 대자연은 정보를 동시에 서로 교류할 수 있다. 정보가 교류함으로써 대자연의 평형규율이 인체의 불균형을 소통·조정시키고, 신체가 대자연의 평형운동에 보조를 맞추어 신체와

대자연이 규율성이 있는 공동의 정지에 이르게 된다.

생명은 정지에 있고, 정지는 자연에 있는데, 자연이 바로 평형(정지) 운동이다. 기공상태가 만약 이러한 규율의 정신을 체현한다면 인류는 그 천년을 다 누릴 수 있을 것이다.

역자 우현수 / 교정 구용만

원 저 : 상해중의약잡지 1991년 5기(91135035)
生命在于靜止 靜止在于自然

요 점 : 『생명재우정지(生命在于靜止)』 1권으로도 비록 논술이 충분하고, 관점이 새로운 것이라 하더라도, 진일보한 논술을 한 바가 또한 있어야 한다고 생각되기 때문에 우리들은 생명은 정지에 있고 정지는 자연에 있다고 생각한다. 여기에서 '자연'이라는 두 글자는 '정지'라는 두 글자의 상대적인 주설(注說)이다.

'폐주피모'에 대한 소고

山東中醫學院 歐陽兵

폐주피모(폐가 피모를 주관한다)는 『내경(內經)』에 근원을 두는데, 폐와 피모가 관련된다는 고도의 추상이다. 대략적인 계산에 근거하면, 『내경(內經)』 가운데 모두 12편 15곳에서 폐와 피모의 생리·병리 관계에 대해 명확하게 논술했다. 예를 들면 『소문(素問)·위론(痿論)』에 "폐는 신의 피모를 주한다"[1]라 하였고, 『소문(素問)·오장생성(五臟生成)』에 "폐는 피부와 합한다. 그 영화로움이 털이다"[2]라고 말한 등이다. 폐와 피(皮)의 관계에 대한 논술을 『내경(內經)』에서 전체적으로 관찰하면 폐주피모(肺主皮毛), 폐합피모(肺合皮毛), 폐생피모(肺生皮毛), 폐응피모(肺應皮毛) 네 종류로 개괄할 수 있다. 비록 폐와 피모의 관련을 동일하게 말하고 있지만 네 가지가 함축한 의의는 오히려 서로 같지 않다. 후세에 흔히 네 가지가 혼칭되거나 한 가지를 취해서 다른 것들을 대신하지만 『내경』 본래의 취지에 어긋남이 있다.

폐주피모의 한마디 가운데에 폐는 해부학적 의의상 폐장 및 그 기능활동을 주체로 삼고, 피모는 피(皮)부·모(毛)부·현(玄)부 세 종류의 조직 및 그 기능을 포괄한다. 그 가운데 피(皮)는 체표에 덮여 있는 피부를 가리키며, 모(毛)는 피부에 부착된 머리털과 수염, 솜털(毫毛)의 총칭이다. 현(玄)부는 즉 땀구멍이다. 모(毛)부와 현(玄)부가 피(皮)상에 부착되어 있으므로 인해서 또 피(皮)의 자양과 생존에 의존하고 피(皮)

1) 肺主身之皮毛.
2) 肺之合皮也. 其榮毛也.

의 고영(枯榮)에 따라 발하므로 피부(皮膚) 또는 피모(皮毛)라고 전체적으로 말할 수 있는 것이다. 폐합피모, 폐생피모, 폐응피모는 폐와 피모의 '합(合)·생(生)·응(應)'세 종류의 형식을 포함하여, 폐주피모가 다른 세 가지를 통언할 수는 있으나 다른 세 가지가 폐주피모를 대신하여 말할 수는 없다. 구체적으로 논술하면 '주(主)'는 '주지(主持), 장관(掌管), 군장(君長), 주인(主人)'의 뜻을 가지므로 폐주피모는 폐가 피모(皮毛)를 관장함을 말하며, 피모(皮毛)도 폐를 주(主)로 삼는다. 당연히 이것은 단편적인 주(主)와 피주(被主)의 관계는 아니며 피주(被主)라는 것도 또한 주재자에게 반항 작용을 할 수 있다. '주(主)'자는 폐와 피모의 총체적인 관계를 개괄한다. '합(合)'에는 '투계(投契), 융합(融合), 협동(協同)'의 뜻이 있으므로 폐합피모는 생리상에서 폐와 피모의 상호 배합을 중점적으로 표술한 것으로, 인체의 생리기능을 공동 주지한다. '생(生)'은 '생육(生育), 양육(養育)'의 뜻이 있으므로 폐생피모는 폐의 피모에 대한 주재 작용을 나타내었다. 일정한 의의상에서 말해 본다면 폐는 피모의 모가 되며 피모의 영양과 윤택을 주로 맡고 유지하므로 피모는 즉 폐에서 영양을 취한다. 즉 『소문(素問)·경맥별론(經脈別論)』에는 "정을 피모에 보낸다"3)라고 말했다. '응(應)'에는 '응화(應和), 접수(接受)'의 뜻이 있으며 폐응피모는 피모의 입장(측면)에서 중점적으로 양자의 호응관계를 설명했다. 피모는 폐의 응이 되고 피모는 폐의 통령하에서 폐의 기능을 배합하고 아울러 끊임없이 반궤하는 폐의 소식에 호응한다.

폐주피모 게시4) : 폐와 피모는 주로 인체의 호흡을 공동으로 맡고 있으며 체액대사를 조절하고 정상체온을 유지하는데, 서로 불가분할의 관계를 가진다. 필자가 인식하기에 폐와 피모의 관계를 자세히 설명할 때 내용이나 각도의 차이에 의거하여 폐합피모, 폐생피모, 폐응피모 세 종류로 표현하고 있지만 이 세 가지가 폐주피모(肺主皮毛)와 동등하다는 것은 절대 불가하다고 생각하는데, 네 가지가 혼칭된다는 것이다.

3) 輸精于皮毛.
4) 揭示 : 여러 사람에게 알리기 위하여 써서 붙이거나 매어 걸어두고 보게 함.

역자 김혜선 / 교정 박현식

원 저 : 북경중의잡지 1993년 3기(93083015)
肺主皮毛小議

폐와 방광의 상통에 대한 초보적 탐구

北京中醫學院 卞兆祥·張作記

폐와 방광이 상통한다는 것은 명대 이천(李梴)의 『의학입문(醫學入門)·장부총론(臟腑叢論)』에서 나왔는데, 「장부소착론(臟腑疏鑿論)」에서 "폐와 방광은 상통하므로 폐병은 방광수(膀胱水)를 청리(淸利)시켜야 하고 후에 분청리탁(分淸利濁)[1]을 사용하며 방광병은 폐기(肺氣)를 맑게 하는 것을 위주로 하여 토법(吐法)을 겸용한다"[2]라고 말한 것은 『영추(靈樞)·본수(本輸)』의 "폐와 대장은 상합한다"[3]는 이론과는 명확하게 구별된다. 폐와 방광의 상통 이론에 대한 탐구는 임상에 있어서 지도적인 의의가 있다.

1. 생리상 서로 관계가 있다(生理相關)

폐와 방광은 생리상 밀접하게 상관되어 있는데, 그것은 주로 폐와 방광이 상관하여 공동으로 인체의 정상적인 진액 대사를 유지한다는 점에서 나타난다. 『소문(素問)·경맥별론(經脈別論)』에서 이르기를 "음식이 위에 들어가면 정기(精氣)가 넘치게 되고 위로는 비(脾)로 전해져서 비기가 정을 퍼트리고 위로 폐로 귀(歸)하여 수도를 통조하고 아래

1) 分淸利濁 : 분청이란 소장에서의 진일보한 소화를 거쳐 음식의 정미(영양성분)가 소장에서 흡수된 후, 비에 의하여 신체 각부에 전수됨을 뜻하며, 리탁이란 소장에서의 소화를 거친 후의 조박이 대장으로 하주되며 혹은 방광으로 삼입하여 대소변이 되어 체외로 배출함을 뜻한다.(『한의학사전』 성보사 p.125)
2) 肺與膀胱相通, 肺病宜淸利膀胱水, 後用分淸利濁, 膀胱病宜淸肺氣爲主, 兼用吐法.
3) 肺與大腸相合.

로는 방광으로 전해져서 수와 정이 사지로 퍼지며 오경이 아울러 행하게 된다"[4]라고 한 것은, 바로 폐와 방광의 진액 수액 대사에 있어서의 그 중요성을 충분히 설명하는 것이다. 폐는 통조수도(通調水道)를 주관하고 수액은 폐로 인하여 아래 방광으로 전해지며 방광은 기화 작용을 통하여 그 중의 폐기물을 뇨의 형식으로 체외로 배출한다. 방광의 기화 기능의 정상 여부는 폐가 주관하거나 다스리고 조절하는 기능의 정상 여부에 의지한다. 폐는 기를 주관하므로 모든 기를 담당하는 책임관이 되어 인체의 기화 기능을 모두 담당하며 폐가 정상적으로 선발·숙강하면 수액이 비로소 정상적으로 방광으로 내려가서 방광의 기화 기능이 정상적으로 발휘될 수 있다. 이와 마찬가지로 방광의 기화 기능이 정상이면 폐가 방광으로 내려보내는 진액이 정상적으로 도달하게 되므로 수액의 운행이 창통(暢通)하게 되는데, 만약 방광 기능을 잃게 되면 수액이 하초에 정류(停留)되어 수기(水氣)가 위로 역(逆)하여 폐기의 숙강 기능에 영향을 준다. 폐와 방광의 상통은 기를 매개로 하고 삼초를 도로(道路)로 하여 서로 관계되는 것이다. 청의 당용천(唐容川)은 『의경정의(醫經精義)』에서 이르기를 "폐는 통조수도를 주관하여 방광으로 내려보내는데, 그 도로는 모두 삼초의 유막(油膜) 중에 있다"[5]라고 하였다. 여기에서 가리키는 '삼초 유막'은 바로 폐와 방광 기화가 서로 통하는 길이다.

중화민국 초기에 사천(四川)의 하중고(何仲皐)는 『장부통(臟腑通)』에서 "태양은 폐와 합하여 표가 되고 분명하게 수기(水氣)가 천(天)에 이어져서 서로 전하여 주도관(州都官)으로 하달하여 마치 양자강과 황하·회하(淮河)·한하(漢河)와 같다"[6]라고 한 것은 폐와 방광의 상통 관계를 명확하게 지적해 내고 있는 것이다. 태양은 일신의 표를 주관하고 모든 경(經)의 울타리가 되며 방광은 족태양(足太陽)의 부(腑)가 되며 그것은 수장(水臟)이 되며 그에 더하여 폐는 기를 주관하여 위(衛)

---

4) 飮入于胃, 游溢精氣, 上輸于脾, 脾氣散精, 上歸于肺, 通調水道, 下輸膀胱, 水精四布, 五經幷行.

5) 肺主通調水道, 下輸膀胱, 其路道全在三焦油膜之中.

6) 太陽與肺合表, 分明水氣連天, 相傳下達州都官, 儼若江河淮漢.

에 속하고 그것은 또한 표피를 주관하므로 "수기가 천에 이어진다"7) 라고 하였으며, 폐의 선발과 숙강 기능을 통하여 수액이 방광으로 내려가서 "수와 정이 퍼지고 오경이 아울러 행한다"8)는 목적에 도달한다. 그러므로 "서로 전하여 주도관에 하달하여 마치 양자강과 황하·회하·한하와 같다"9)고 하는 것이다.

2. 병리상 서로 원인이 된다(病理相因)

폐와 방광은 생리상 서로 밀접한 관계를 가지고 있을 뿐 아니라 병리상 또한 서로 밀접한 관계가 있다. 예를 들면 폐가 주관하는 치절 기능을 잃게 되면 방광의 기화가 원할하지 못하게 되어 진액의 배설에 이상이 생길 수 있다. 예를 들어 폐기가 선발 혹은 숙강의 기능을 잃어 폐기가 울폐(鬱閉)되면 방광의 기화가 잘 되지 않고 뇨폐(尿閉)·유뇨(遺溺) 혹은 수종(水腫)이 되고, 만약 폐가 사열(邪熱)로 인해 상하게 되면 열이 성하여 진(津)을 상하게 하고 액(液)을 훼손시켜 폐금(肺金)이 조열(燥熱)하게 되어 금이 수(水)를 생하지 못하여 수액을 방광으로 내려보내지 못하게 되므로 방광의 기화는 원천이 없게 되는데, 이렇게 되면 진액 배설의 이상을 초래할 수 있다. 혹은 만약 폐기가 허약하면 모든 기를 다스릴 수 없게 되어 방광의 기화가 무력하게 되어 진액 수포(輸布) 배설의 기능에 이상이 생길 수 있다. 이동원(李東垣)의 이에 대한 인식은 매우 적절한데, "소변유실(小便遺失)과 같은 것은 폐기가 허한 것이므로 마땅히 편안히 누워서 기를 길러야 하며 노역(勞役)을 금하고 황기(黃芪)·인삼(人蔘)의 종류로 이를 보해야 한다"10)고 하였다. 더욱이 경에서도 또한 이와 같이 인식하였는데, 『금궤익(金匱翼)·소변불금(小便不禁)』에서 "폐와 비의 기가 허하여 수도를 약속(約束)할 수 없어서 병이 난 사람을 불금자(不禁者)라고 하는데 마땅히 보중익

---

7) 水氣連天.
8) 水精布, 五經幷行.
9) 相傳下達州都官, 儼若江河淮漢.
10) 如小便遺失者, 肺氣虛也. 宜安臥養氣, 禁勞役. 以黃芪人蔘之類補之.

기탕에 속한다"[11]고 하였다. 폐기허가 오래되면 반드시 폐양을 상하게 되고 폐양은 한번 허해지면 그 병이 매우 심해진다. 『금궤요략(金匱要略)·폐위(肺痿)』의 허한폐위(虛寒肺痿)는 곧 "위가 허하면 아래를 제어할 수 없다"[12]는 소변유실불금증(小便有失不禁證)이다.

방광의 기화가 불리(不利)[13]하면 또한 폐가 주관하는 치절 기능을 잃게 될 수 있다. 방광은 본래 '주도지관(州都之官)'으로서, 기화가 정상이면 수액의 배설이 정상이 되어 하원(下源)이 잘 통하게 되고 하원이 잘 통하면 상원(上源)이 정상이 되며, 방광이 기화 기능을 잃게 되면 하원이 불리하게 되어 폐의 통조수도 기능 또한 이로 인해서 잃게 되며 폐는 치절 기능을 잃게 된다. 근래의 현인 주백미(秦伯未)가 "방광이 불리하면 폐기가 도달하지 않는다"[14]라고 한 것은 바로 방광의 기화가 불리하면 폐에까지 영향을 미친다는 것에 대한 정묘한 개괄이다.

3. 치료가 서로 통한다(治療相通)

폐장과 방광은 생리상 서로 관계가 있으며 병리상 서로 원인이 되므로 치료는 반드시 서로 통하게 된다. 『장부소착론』은 통치(通治)의 일반적인 원칙을 확립하였는데, "폐와 방광은 상통하므로 폐병은 방광수를 청리(淸利)시켜야 하고 후에 분청리탁(分淸利濁)을 사용하며 방광병은 폐기(肺氣)를 맑게 하는 것을 위주로 하여 토법(吐法)을 겸용한다"는 이러한 원칙은 현대 임상에 대하여 여전히 중요한 지도적 의의를 가지고 있다. 폐를 치료할 때는 매번 대부분 방광을 겸하여 치료하며 방광병 또한 대부분 폐를 겸하여 치료한다.

(1) 폐병은 방광을 치료한다 : 폐장의 질환은 폐를 치료하는 동시에 방광도 치료해야 한다는 것은 주로 폐기가 불리하고 수기(水氣)가 정류되어 생기는 질환, 즉 담음(痰飮)·수종 등의 병에 대한 것이다. 치료

---

11) 有肺脾氣虛不能約束水道而病, 爲不禁者, 宜補中益氣湯爲屬.
12) 上虛不能制下.
13) 순조롭지 못하거나 잘 되지 않다.
14) 膀胱不利則肺氣不達.

대부분이 폐를 사(瀉)하여 방광을 청리시키는 법이다. 폐가 통조의 기능을 잃으면 방광으로 내려 보내지 못하여 수가 정류되어 폐에 축적되어 음(飮)이나 수(水)가 된다. 예를 들면 현음증(懸飮症)[15]은 폐기 불리에 속하며 수기가 정류되어 흉협(胸脇)에 쌓이므로 치료는 항상 십조탕(十棗湯)으로 폐를 사하여 이수시키고 소대변으로 나누어 배설시킨다(前後分消). 『금궤요략(金匱要略)·수기병(水氣病)』의 '폐수증(肺水症)' 또한 폐기가 불리하여 수가 정류되어 쌓여서 일어난 질환이다. "폐수자는 몸이 붓고 소변보기가 어렵고 때때로 압당(鴨溏)[16]이 나온다."[17] 책 중에 비록 방약이 나오지는 않았지만 치료 과정 중에 또한 방광을 청리시키거나 수기를 행하게 하는 약을 더하여 넣을 수 있다. 또한 폐기가 불리하여 수가 정류되어 폐를 억눌러서 폐기가 위로 역하는 기침은 임상에서 항상 방광수를 청리시키는 방법으로 기침을 멈추게 한다. 총괄하면 방광수를 청리시킴으로써 폐를 치료하는 것은 주로 폐기가 불리하여 수액이 정류하여 쌓이는 질환에 이용되고 방광을 청리함으로써 수기가 하달하게 하여 폐장의 정상 기능을 회복하게 하는 것이다.

⑵ 방광병은 폐를 치료한다 : 방광이 기화 기능을 잃었을 때, 폐를 주치(主治)하거나 겸치(兼治)하여 조절할 수 있는 것은 주로 아래의 세 가지 방법을 포괄한다.

① 제대게개법(提臺揭盖法) : 폐기가 울폐(鬱閉)되면 방광 기화가 불리하게 되는데, 예를 들면 주단계(朱丹溪)가 말한 것이 있다. "폐는 상초가 되고 방광은 하초가 되는데 상초가 막히면 하초도 막히게 된다." 이것은 폐기를 개선(開宣)시키는 방법으로 치료하는데, "위에 있는 수문을 열어서 폐기를 화하게 하여 선상(宣上)[18]시키는 것이 즉 이하(利下)이다."[19](吳鞠通의 말.) 선상함으로써 이하하는 법은 폐기의 폐색으

15) 懸飮 : 水穀이 脇助部에 停留됨을 말한다.(『한의학사전』 성보사, p.457)

16) 한사(寒瀉)를 말함. 사하하는 대변에 수와 분이 상리되고, 색갈이 청흑색으로 압분과 같음을 형용한 것이며, 소변이 청하고, 맥이 침지(沈遲)하다.(『한의학개론』 p.439)

17) 肺水者, 其身腫, 小便難, 時時鴨溏.

18) 위로 물길을 내다.

로 인한 융폐(癃閉) 등의 증상을 치료할 뿐만 아니라, 또한 폐기의 실선(失宣)으로 인한 유뇨(遺溺)를 치료하고 폐기를 선창(宣暢)시켜 방광의 기화 기능에 대하여 양방향으로 조절하는 작용을 가지고 있다. 정덕방(丁德芳)이 일찍이 마황탕(麻黃湯)을 이용하여 두 가지 사례의 노년의 뇨빈(尿頻)을 치유한 것은 선폐발한(宣肺發汗)을 통하여 방광의 기화 기능을 조절하여 효과를 본 것이다.

② 생금고포법(生金固脬法)[20] : 폐는 치절(治節)을 주관하는데, 폐가 허(虛)하여 치절하지 못함에 따라 방광의 수도를 단속할 수 없게 되면 폐를 보하여 치절의 기능을 도와야 한다. 폐기가 허한 사람은 비를 보함으로써 폐를 유익하게 하는 즉 토를 보하여 금을 생하게 하는 방법을 사용하여 승폐고포(升肺固脬)[21]의 목적에 도달한다. 보중익기탕(補中益氣湯) 종류의 처방을 본보기로 한다. 근대 임상에서 보중익기탕의 종류가 융폐·임증(淋症) 등의 병을 치료하는 사례는 자주 볼 수 있다. 폐기허(肺氣虛)가 오래되어 폐양(肺陽)이 허한 사람일 경우 중경(仲景)은 감초건강탕(甘草乾薑湯)을 사용하였는데, 감초와 건강을 상합함으로써 토를 보하여 금을 생하게 해서 온양고포(溫陽固脬)[22]의 목적에 도달하였다.

③ 윤폐구수법(潤肺救水法)[23] : 폐금(肺金)이 조열(燥熱)하여 열이 성하면 진(津)을 상하게 하고 금이 수를 생하지 못하면 방광의 수원(水原)에 물을 충분히 공급하지 못하게 되는데, 이것은 청열윤조(清熱潤燥)의 방법으로 치료해야 한다. 『겸재의학강고(謙齋醫學講稿)』에는 "옛날 사람들은 폐기불화(肺氣不化)하거나 방광에 열사(熱邪)가 정체되어 소변이 불통하는 사람을 치료하는데 …… 사삼(沙蔘) 한 가지 약물의 대제(양을 많이 하다)를 다려서 먹으면 먹자마자 낫게 되는 것은 폐기가 화해서 소수(小溲)가 통한 것이다"라고 기재되어 있다. 사삼은 감(甘)·한(寒)하여 양음(養陰)·청열(清熱)·윤조(潤燥)·구수(救水)하여 사

19) 啓上閘, 化肺氣, 宣上卽是利下.
20) 금을 생하여 방광(부)을 튼튼하게 한다.
21) 폐를 좋게 하여 방광을 튼튼하게 한다.
22) 양, 즉 폐양을 따듯하게 하고 방광을 튼튼하게 하다.
23) 폐를 윤택하게 하여 수(水)를 구하다.

열(邪熱)이 제거되고 기화가 회복되어 소수를 통하게 한다. 폐열이 진(津)을 상하게 하고 열이 방광으로 전해져 방광의 기화가 잘 되지 않는 사람에 대해서는 폐금의 열을 치〔淸〕는 동시에 방광의 사열을 청리시켜야 한다. 『난실비장(蘭室秘藏)·변림폐문(便淋閉門)』의 청폐음(淸肺飮)은 바로 이러한 종류의 증상에 대하여 치료한 처방이다. 처방 중의 등심초(燈心草)는 폐를 사(瀉)하여 음규불리(陰竅不利)를 치료하며, 호박(琥珀)은 청열시키며, 통초(通草)·택사(澤瀉)·구맥(瞿麥)·편축(萹蓄)·목통(木通)·차전자(車前子)·복령(茯苓)·저령(猪苓) 등의 모든 약은 합해져서 청열이수(淸熱利水)시켜 폐와 방광을 치료하여 폐열(肺熱)이 제거되고 진액이 회복되며 기화가 운행되어 임폐(淋閉)가 통하게 된다. 폐열을 사하는 것은 방광 기화 기능의 회복에 유리하며, 방광수를 청리시키는 것은 폐의 치절 기능의 발휘에 유리하므로 양자를 합하여 치료하면 모든 증상이 나을 수 있다. 이름하여 '청폐음(淸肺飮)'이라는 것은 폐를 주요 수단으로 하여 방광의 기화를 통리시키는 목적에 도달하는 것이다.

4. 결어

인체는 하나의 불가분(不可分)의 정체로서 각 장부는 상호 연관되어 있어 분할(分割)할 수 없으며 장부간에는 표리상합(表裏相合), 기화상통(氣化相通), 경락락속(經絡絡屬) 등의 방식을 통하여 상호 소통되어 있어 공동으로 인체의 정상적인 생리 활동을 유지한다. 폐와 방광이 통한다는 것은 장부간의 기화 상통의 일종의 형식으로 대장간의 표리상합의 관계와는 구별되며, 폐병은 방광을 치료하고 방광병은 폐를 치료하는데, 이러한 치료는 임상에서 중요한 지도적 의의를 가지고 있다.

역자 전석수 / 교정 박현식

원 저 : 상해중의약잡지 1991년 1기(91131007)
肺與膀胱相通初探

『내경』에서 신이 정을 저장하고 주수한다는 작용 원리

中醫基礎教研室 孟令軍

1. 신이 정을 저장한다

『내경』에서는 오장이 모두 정기를 저장한다고 인식한다. 즉, 『영추(靈樞)·본신(本神)』에서는 "그러므로 오장은 정을 저장한다"1)라고 하였다. 『소문(素問)·오장별론(五藏別論)』에서는 또한 "오장이라는 것은 정기를 저장하되 사하지는 않는다"2)라고 하였다. 동시에 『내경』에서는 신이 정을 저장하는 것을 주로 한다고 지적했는데, 『소문(素問)·육절장상론(六節藏象論)』에서는 "신이라는 것은 칩거함을 주관하니 봉장의 근본이며 장이 거하는 곳이다"3)라고 하였다. 『소문(素問)·상고천진론(上古天眞論)』과 『영추(靈樞)·구침론(九針論)』에서는 모두 신이 정을 저장하는 것을 명확히 지적하였다. 『내경(內經)』에서는 이미 오장이 모두 정을 저장한다고 말했는데, 신이 봉장의 근본으로 정이 머무르는 곳이라고 다시 말한 이유는 무엇인가?

오장이 모두 정을 저장하는 것을 주로 한다는 것은 오장 기능 특성의 공통성을 강조한 것으로, 육부의 "물건을 전화하되 저장하지 않는다"4)하는 특성과 서로 구별되는 데 의미가 있다. 신이 정을 저장하여

1) 是故五藏者藏精者也.
2) 所謂五藏者, 藏精氣而不瀉也.
3) 腎者主蟄, 封藏之本, 精之處也.

봉장의 근본이 되는 것은 신이 정을 저장하는 특성과 기능을 설명하는데 의미가 있으며, 다른 네 장과 서로 비교해 볼 때 또한 특수성이 있다. 오장이 모두 정을 저장하는 것을 주로 한다는 것은 간심비폐신 다섯 장이 모두 선천지정과 후천지정을 저장하는 것을 가리킨다. 선천지정은 부모로부터 품수받은 것이며, 태어나면서 구비된 정이다. 오장이 선천지정을 저장하는 것은 다음과 같은 이유 때문이다. ① 오장의 형태와 구조는 부모의 생식지정이 결합함으로부터 발육하여 형성된다. ② 오장의 형태와 구조는 발육과 동시에 부단히 부모의 정기를 받으며, 그것을 저장하고 활력을 생산한다. ③ 오장의 형태와 구조는 발육이 완성되어 감에 따라, 저장된 정기 또한 충만한 상태가 되며, 아울러 각자의 기본 기능을 구비하게 되므로 출생 후에 오장 고유의 형태, 구조와 오장 선천의 기능을 갖게 된다. 이것으로 오장이 모두 선천지정을 저장한다는 것을 설명한다. 후천지정은 수곡의 정이며, 오장이 후천지정을 저장하는데, 이것은 음식과 수곡이 장부의 기화 기능을 통하여 수곡지정으로 화생되어 오장에 분포하고 저장되는 것을 가리킨다. 오장 중의 후천지정은 오장 중의 선천지정을 양성하고 자양하며, 아울러 오장을 통하여 육부·오체·구규 등에 전달되어 주입됨으로써 오장이 핵심되는 정체 구조의 완성과 정체 기능의 부단한 발휘를 유지한다. 『소문(素問)·육절장상론(六節藏象論)』에서는 "오미가 입에 들어오면 위에서 저장하니 오미가 저장됨으로써 오기를 양생한다"[5]라고 하였고, 『소문(素問)·경맥별론(經脈別論)』에서는 "식기가 위에 들어오면 간에서 정기를 발산시키고 기가 간에서 넘친다. 식기가 위에 들어오면 탁기는 심으로 되돌아가고 정은 맥에서 넘치며 …… 폐는 백맥을 조회하고 정은 피모로 보내진다"[6]라고 하였다.

신이 정을 저장하는 특수성은 아래와 같이 세 부분으로 표현된다.

첫째, 신 이외의 기타 네 장에 저장된 선천지정은 후천지정의 양육

---

4) 傳化物而不藏.

5) 五味入口, 藏于胃, 味有所藏, 以養五氣.

6) 食氣入胃, 散精于肝, 淫氣于筋. 食氣入胃, 濁氣歸心, 淫精于脈, …… 肺朝百脈, 輸精于皮毛.

과 자양하에 생산된 각종 기능 활동이 모두 자체 내 생산 활동에 실현되게 한다. 신에 저장된 선천지정은 후천지정의 양육과 자양하에 부단히 원기·신기·신음·신양의 기능으로 변화하여 자체 생명 활동 중에 실현되게 할 뿐만 아니라, 신체의 발육이 일정한 연령 단계에 이르면 '천계'라는 물질을 생산하여 여자의 "임맥이 통하고 태충맥이 왕성해지면 월경이 때에 맞춰서 나온다"[7]와, 남자의 '정기일사(精氣溢瀉)'를 촉진시켜서 신체가 생육 능력을 갖추도록 한다. 음양 화합으로 후대를 번식시킴에 따라 자체의 생명 활동을 연속시켜 새로운 개체에 이르게 하므로, 중의학은 신이 저장한 선천지정을 '생식지정'이라고 일컫는다.

둘째, 신은 기타 네 장의 유여한 정기를 받아들여 저장한다. 『소문(素問)·상고천진론(上古天眞論)』에서는 "신이라는 것은 수를 주관하고 오장육부의 정을 받아서 저장한다"[8]라고 하였다. 인체 발육이 청춘기에 들어서서 여자 14세, 남자 16세가 된 후, 오장이 출생 후의 계속 발육하는 단계로부터 초보적인 성숙의 안정 단계에 진입하면 그 형태와 기능이 미숙하고 연약한 것으로부터 성숙하고 완전해진다. 이때 오장정기가 왕성하여 남기 시작하고, 간심비폐 네 장의 남은 정기는 신으로 보내지고, 신이 그것을 받아 저장하는 것을 주로 한다. 신은 한편으로 계속 후천 수곡지정기를 획득하고, 다른 한편으로는 기타 네 장의 남은 정기를 획득하므로 『소문(素問)·상고천진론(上古天眞論)』에서는 "오장육부의 정을 받아서 저장한다"[9]라고 말했다. 『소문(素問)·육절장상론(六節藏象論)』에서는 그것을 "봉장지본(封藏之本)"이라고 일컬었다. 신의 이러한 정을 저장하는 특성은 신을 기타 네 장과 비교할 때 정기가 충만하기 때문에 결정된 것이다.

세째, 신 중의 정기는 체외로 배설될 수 있다. 여자 14세, 남자 16세 이후 충만한 신 중의 정기는 부단히 '천계(天癸)'라는 물질을 생산하여 생식 기관의 신속한 성숙 발육을 촉진하고, 이 기초 위에서 신은 충만

7) 任脈通, 太衝脈盛, 月事以時下.
8) 腎者主水, 受五藏六腑之精而藏之.
9) 受五藏六腑之精而藏之.

해지기 시작하고 아울러 넘쳐 배출될 수 있게 된다. 예를 들면 남자의 유정·사정 현상과 여자의 주기적인 월경 같은 것인데, 모두 신 중의 정기가 충만하여 넘쳐 배출되는 표현이다.

이상 세 가지 특수성을 기타 네 장은 갖추고 있지 않다. 이 때문에 『내경』에서는 오장이 모두 정을 저장하는 것을 주로 한다고 말하고, 다시 신이 정을 저장하는 것을 주로 한다고 말한 것은 신과 기타 네 장이 정을 저장하는 것이 같으면서도 차이가 있음을 지적한 것이다.

2. 신이 수액을 주관한다

『내경(內經)』에서는 신이 진액 대사를 주관한다고 인식하는데, 『소문(素問)·역조론(逆調論)』에서는 "신이라는 것은 수장이니 진액을 주관한다"[10]라고 하였다. 『소문(素問)·수열혈론(水熱穴論)』과 『영추(靈樞)·본수(本輸)』에서는 같은 형태로 신의 진액 대사에 대한 주도 작용을 강조하여 지적하였다. 진액대사(생성·수포·배설)와 상관 있는 폐·비·신 세 장 중에 『내경(內經)』에서는 왜 신이 주도한다고 강조하는가? 주로 아래와 같은 세 가지에 기초를 두고 있다.

첫째, 신의 기화 기능은 진액 대사 동력의 하나이다. 『소문(素問)·수열혈론(水熱穴論)』에서는 "신이라는 것은 암컷의 장〔牝臟〕이니 토기가 상행하는 것은 신에 속하여 진액을 생성한다"[11]라고 하였다. 신은 오장 중에서 가장 아래에 위치하며, 폐가 수도를 통조함으로부터 수액이 사방에 분포되고, 오장의 경락을 지난 후의 진액을 받아들여 청탁을 분별하는데, 맑은 것은 증등하여 위로 올라가 폐로 수송되어 계속 전신에 분포되어 자윤 유양 작용을 발휘한다. 탁한 것은 기화하여 아래로 내려가 방광에 주입되어 계속 체외로 배설된다. 신의 이러한 맑은 것을 증등시키고 탁한 것을 배출시키는 기능은 진액 대사 과정 중에서 흡수한 진액을 충분히 이용하게 하고, 또한 부단히 기체의 탁하고 쓸

---

10) 腎者水藏, 主津液.
11) 腎者牝藏也, 地氣上者屬于腎, 而生津液也.

모 없는 수액을 배설시킨다.

둘째, 신은 진액 배설량을 조절 제어하고 체내 진액 평형을 유지하는 중요한 장기이다. 정상 상태에서 진액이 체내에서 평형을 유지하는 것은 주로 두 가지 요소의 영향을 받는데, 하나는 수액의 흡수이고, 다른 하나는 진액의 배출이다. 두 가지를 서로 비교하면 진액의 정상적인 배설은 체내 진액이 평형을 유지할 것인지 아닌지를 결정하는 매우 중요한 요소이다. 『소문(素問)·수열혈론(水熱穴論)』에서는 "신이라는 것은 위의 관이다. 관문이 이롭지 못하면 수기를 모아서 그 비슷한 것을 따라간다"[12]라고 하였다. 진액 배출의 주요 경로는 숨·땀·소변 등이며, 폐와 신 두 장의 상관 관계는 폐는 호기(呼氣)를 주로 하고 땀의 배설을 조절하며, 신은 소변의 배설을 조절 규제하는 것이다. 호기를 따라 나오는 진액의 기능은 주로 기도(氣道)를 자윤하는 데 있으며 양은 적다. 비록 호흡 이상이 가속화되어 효천(哮喘) 같은 것이 생기게 되어 폐 중의 진액을 손상시키고 나아가 전체 진액 평형에 대하여 어떤 영향을 나타내더라도 신체 자체의 호흡 규율을 조절하지 않고서도 체내 진액 평형의 생리 기능은 유지된다. 땀은 진액이 기부(肌膚)를 자윤하는 것으로 양기를 싣고 체외로 흩어지는데, 체온 조절 후의 최후 산물이다. 기체가 땀을 내는 의의는 기부와 호모(毫毛)를 자윤하고 일정한 체온을 유지하는 데 있으며, 비록 대량으로 땀이 배출되는 것이 진액을 손상시켜 체내 진액의 평형에 영향을 주더라도 땀을 내는 것이 신체가 체내의 진액 평형을 유지하기 위해서 사용하는 조절 반응은 결코 아니다. 그러므로 출한여부(出汗與否), 출한량의 많고 적음이 체내 진액의 많고 적음에 따라 결정되는 것은 아니다. 예를 들어 신체의 진액이 유여할 때(예를 들어 섭취한 물의 양 증가), 만약 날씨가 상쾌하고 몸이 안정되어 있다면 진액이 유여하더라도 땀이 나지 않는다. 반대로 신체의 진액이 부족할 때(항상 땀을 나게 하는 힘이 있다), 만약 날씨가 무덥거나 인체가 일을 많이 했다면 비록 진액이 부족하더라도 땀이 난다. 숨을 쉴 때 나오는 소량의 진액과 땀이 날 때 나오는 진액

12) 腎者, 胃之關也, 關門不利, 故聚水而從其類也.

은 모두 기체가 진액 평형을 조정하는 기능 표현이 아니다. 이런 이유로 폐가 체내 진액 평형을 유지하는 것에 대한 모든 조절 작용이 있다는 것은 아니다. 오로지 신이 주관하고 조절 제어하는 소변량의 변화가 체내 진액 평형을 유지하는 중요 경로이다. 인체가 소변을 배설하는 것은, 하나는 신체 내의 탁하고 쓸모 없는 수액을 필수적으로 깨끗이 제거하여 배설하는 것이며, 다른 하나는 체내 과잉 수액을 배설하는 것인데, 후자는 바로 신이 체내 진액 평형을 조절 유지하는 기능 표현이다. 신체가 섭취한 수액이 비교적 많거나 날씨가 추워서 땀이 적거나 땀이 없어서 체내에 남은 진액이 증가하게 될 때, 신의 기화 작용을 통해 남은 수액이 방광으로 주입되고 탁하고 쓸모 없는 수액과 함께 체외로 배설되므로 이때의 소변량은 많고 색깔은 묽다. 유기체가 섭취한 수액이 감소하거나 날씨가 더워서 땀이 많이 나와 체내에 남은 진액이 감소하게 될 때 신은 효과적인 제어로 진액의 배설을 이용하므로 이때의 소변량은 적고 색깔은 진하다. 신의 이런 조절 기능은 정상적인 상태에서는 체내 진액 평형을 유지하고, 어느 정도까지 땀이 많이 나거나 토하거나 설사하는 것으로 인한 진액 평형에 대한 나쁜 영향을 효과적으로 완해시킨다. 같은 형태로 신의 조절 기능에 장애가 생기거나 문란할 때의 신체의 진액 평형 파괴는 직접적이고 엄중하므로 『소문(素問)·수열혈론(水熱穴論)』에서 수종병(水腫病)의 발생 근본은 신에 있으며, 그 말단은 폐에 있다고 강조 지적하였다.

셋째, 신은 폐와 비 두 장의 진액을 기화하는 동력의 근본이다. 신이 정을 저장하므로 원기가 화생되는 근본이 되며, 원기는 각 장부 기능을 격발 촉진시키는 작용이 있는데, 비록 폐비신 세 장이 모두 진액 대사에 참가하더라도 그 중 폐가 진액을 선발 숙강하는 작용이나 비가 진액을 전운 수포하는 기능에 대한 동력은 모두 신에 근원한다.

상술한 것을 분석하여 밝히면 신은 진액 대사 과정 중의 진액을 수포하는 동력의 하나이며, 또한 체내 진액의 평형량을 직접 조절 유지하고, 폐와 비가 진액을 기화하는 동력의 근원이 된다. 이 때문에 『내경』에서는 신이 수액을 주관한다고 지적하였다.

역자 이태봉 / 교정 서정민

원　저 : 산동중의학원학보 1996년 2기(95122086)
『內經』腎藏精主水的機理

요　점 : 오장장정(五藏藏精)과 신장정(腎藏精), 그리고 신(腎)과 폐(肺)의 진액대사 작용에 대한 다른 관계를 분석하고, 『내경(內經)』에서 제시한 신장정(腎藏精)하는 작용의 원리를 아래와 같이 인식한다. ① 신에 저장된 선천지정은 후천 수곡지정의 양성과 자양하에 생산된 기능이 자체에 실현되게 할 뿐 아니라 자체의 생명 활력을 연속하여 한 새로운 세대에 넘겨준다. ② 신은 간심비폐(肝心脾肺) 네 장을 충만시키고 남은 정을 받아들여 저장하므로, 봉장의 근본을 이룬다. ③ 신정(腎精)은 생식기에서 남자의 유정 사정, 여자의 주기적인 월경 형식으로써 체외로 배설되므로 인류 생식 번영의 기초가 된다. 『내경』에서 제시한 신주수(腎主水)의 작용 원리는 신의 기화 작용인데, 수액 대사 동력의 하나가 될 뿐 아니라 신체의 수액 평형을 유지하는 가장 주요한 기능이며, 또한 폐가 진액을 선발 숙강하고, 비가 진액을 전운 수포하는 동력의 근본이다.

주제어 : 신장정(腎藏精) / 오장장정(五臟藏精) / 신주수(腎主水) / 내경(內經)

범십일장취결우전

四川省開縣中醫函授站[1] 張毓漢

『소문(素問)·육절장상론(六節藏象論)』에 "무릇 십일장은 담에서 모인다"[2]라고 하였다. 비록 역대 의가들의 저서에 분명히 밝혀 놓아서 옛 사람들의 학설을 그럴 듯하게 둘러놓은 것이 많지만 필자는 경문(經文)에 사로 잡혀서 "취결우담(取決于膽)"이라는 관점에 맞장구치는 것을 원하지 않는다. 필자는 "결우담(決于膽)"의 '담(膽)'은 바로 '전(膻)'의 오기(誤記)라고 생각하는데, 아래와 같이 판별하여 분석한다.

1. '담'과 '전'이 서로 바뀐 것은 근원이 있다

'담'은 dǎn으로 읽고 '전'도 dán으로 읽는데 '담'과 '전'의 두 글자는 성운이 서로 같아서 기록할 때에 '전'이 잘못 쓰여져서 '담'이 되었으니 실제로 이상한 것이 아니다. 옛날 책들 가운데에 음이 비슷하여 혼동된 것은 또한 드물지 않게 보인다. 글자 형태에 따라 보면 번체자의 '담(膽)'과 '전중(膻中)'의 '전'은 얼핏 서로 비슷하여 다시 베껴 씀이 정교하지 않아 연대가 오래 되면서 본뜬 글자가 서로 전하게 되니 잘못된 것을 바로 된 것으로 여기었다. 이 또한 기이한 흔적이 아니다.

2. "범십일장취결우전"은 의학 이론이 서로 통한다

『내경(內經)』은 일관되게 심장의 주재 작용을 강조한다. 『소문(素問)』

1) 函授站 : 통신교육원.
2) 凡十一臟取決于膽.

의 「영란비전론(靈蘭秘典論)」·「육절장상론(六節藏象論)」·「본신(本神)」은 이러한 논술에 대해 보다 자세한데, '심(心)'은 '군주지관(君主之官)', '생지본(生之本)', '사신(舍神)', '임물(任物)'이라고 하여 아침저녁으로 폐(廢)할 수 없는데, 그렇지 않다면 "십이관이 위태롭다"고 말했다. 그러나 심은 안에 칩장(蟄藏)되어 군왕이 왕궁에 깊이 위치하는 것과 같아서 천하를 주재하는 데 형체를 드러내지 않는다. 때문에 '전중'이 "심(心)을 대신하여 명령을 수행한다"와, "심을 대신하여 사기를 받는다"는 설이 있다. 예를 들어 『소문(素問)·영란비전론(靈蘭秘典論)』에 "전중이라는 것은 신하의 기관이다. 희락이 거기에서 나온다"[3]라 한 것과, 『영추(靈樞)·맥론(脈論)』의 "전중이라는 것은 심주의 궁성이다"[4]라 이른 것이다. 장지총이 거듭 명확히 지적하여 나타내기를 "심주의 포락은 전중에 위치하여 군(君)을 대신하여 명령을 수행한다"[5]라고 했다. 이로부터 전중은 심주(心主)의 희락을 나타내고 심주(心主)의 정령(政令)을 행함을 알 수 있으니, 이와 같은즉 백관(百官)의 진퇴동정(進退動靜)은 모두 전중에서 결정된다. 이로 인해 "십일장은 전중에서 취결된다"[6]는 것과 "심은 오장육부의 큰 주인이다"[7]는 경문의 뜻에 어그러지지 않게 된다.

3. "취결우담"은 『내경』의 종지(宗旨)에 어긋남이 있다

"범십일장취결우담"은 담을 모든 장을 주재하는 핵심 지위에 놓아서 심군(心君)과 서로 거스르게 되어 잘못이다. 또한 "한 나라에 두 임금은 불가하다"[8]는 봉건적 예의에도 거스른다. 『내경(內經)』 전서를 통람해보면 심군(心君)이라 말한 것은 많으나 담군(膽君)이라 말한 것은 없다. "취결우담"은 다만 「육절장상론(六節藏象論)」 1절에서만 나타나

3) 膻中者, 臣使之官, 喜樂出焉.
4) 膻中者, 心主之宮城也.
5) 心主之包絡, 位居膻中, 代君行令.
6) 十一臟取決于膻.
7) 心爲五臟六腑之大主.
8) 一國不可二君.

고, 기타 각 편에서는 다시 그와 대응되는 논술이 드러나지 않는다. 그러므로 "취결우담"은 실제로는 '고증불립(孤證不立)'의 현안이다.

4. "범십일장취결우전"과 "심자생지본(心者生之本)"은 수미 호응의 논증 수법이다

「육절장상론(六節藏象論)」의 머리말에는 "심자, 생지본"의 논점이 나타나고, 맺음말에는 "취결우전"의 결론을 드러냈다. '전중'이 바로 "심이 거처"하는 '신사지관(臣使之官)'이라는 데에 말미암아 머리말에는 '심'이 '전'의 본원이라고 논술하고, 맺음말에는 '전'이 '심'의 증상이라 논술했다. '전'을 말하면 곧 '심'을 얘기하는데, 수미호응으로 "심은 오장육부의 큰 주인이다"[9]라는 논점에 대해 전후가 이어지고 강화홍탁(强化烘托)의 뜻이 있다.

위에서 논술한 것을 종합하면 "무릇 십일장은 담에서 취결된다"[10]는 것은 마땅히 "무릇 십일장은 전중에서 취결된다"[11]가 되어야 한다.

역자 우현수 / 교정 서정민

원 저 : 요녕중의잡지 1994년 제4기(94204157)
凡十一臟取決于膻

9) 心爲五臟六腑之大主.
10) 凡十一臟取決于膽.
11) 凡十一臟取決于膻.

『내경』과 『난경』에서 말하는 '명문'개념의 차이에 대한 분석

徐湘亭

'명문(命門)'이라는 이 명사는 먼저 『내경(內經)』에서 보이고 다음으로 『난경(難經)』에서 보인다. 그러나 두 곳에서 함축하고 있는 뜻은 성질에 있어서 약간의 차이가 있으니 우리들은 마땅히 분석을 하여 미혹되지 말아야 한다. 아래와 같이 구별하여 설명한다.

1. 『내경』의 '명문'은 눈 내자(內眥)의 정명혈(睛明穴)을 가리킨다

『영추(靈樞)·근결(根結)』에서 "태양이라는 것은 지음에 근본하고, 명문에서 결하니 명문이라는 것은 눈이다"[1]라고 하였다. 『소문(素問)·음양이합론(陰陽離合論)』과 『태소(太素)·경맥근결(經脈根結)』에는 앞 두 구절은 『영추(靈樞)』와 같으나 "명문이라는 것은 눈이다"[2]라는 구절은 없다. 태양(太陽)이 명문(命門)에서 맺어진다는 것으로 인해 눈 내자 정명혈을 가리키게 되었으므로 왕빙(王冰)은 주(注)를 달면서 "명문이라는 것은 정을 저장하는 밝은 곳이니 곧 양 눈이다"[3]라고 하였다. 이것은 결코 『난경(難經)』에서 말하는 명문이 아니다. 이로 인해 "명문에서 취결한다"[4]라는 구(句) 아래에 다시 "명문이라는 것은 눈이다"[5]라는

1) 太陽根于至陰, 結于命門, 命門者, 目也.
2) 命門者, 目也.
3) 命門者, 藏精光照之所, 則兩目也.

한 마디를 보충하여 구별하였다. 그러나 나는 이 명문이 이미 정명혈에 속한다고 간주하여, 마땅히 '명문'이라고 말한다. 이것은 밝게 빛나는 문이고, 정명혈은 침구(鍼灸)에서 안질환을 치료하는 데 이용할 수 있으므로, 그것을 '명문(明門)'이라고 말하는 것이 마땅하다. 그러나 『내경(內經)』 각편을 고찰해 보면, 명(命)과 명(名) 두 글자는 통용되나 명(命)과 명(明) 두 글자는 통용되지 않는데, 만약 명(命)을 명(明)으로 고친다면 무슨 이유에서인가? 옛날에 경(經)을 전할 때는 모두 구전(口傳)하였는데, 명(命)과 명(明) 두 글자는 음(音)이 같아서 경(經)을 전하는 사람은 명문(明門)이라고 말하였으나 기록하는 사람은 잘못 적어 명문(命門)이 되었으니, 후인(後人)들이 고치지 않아 와전(訛傳)되었다.[6)]

모든 음(音)이 같은 글자는 착오(錯誤)가 생길 수 있는데, 『내경(內經)』 중에 단지 한 곳만 있겠는가?[7)] 예를 들면 다음과 같다. 『소문(素問)·위론(痿論)』에서 "물 속에서 일을 하여 수습이 체내에 스며들거나 습한 곳에 기거하여 기육이 적셔지면 저리고 불인하여 육위가 된다"[8)] 라고 하였는데, 본문의 "상습에 거처한다"[9)]는 구(句)의 상(相)은 잘못되어 『갑을경(甲乙經)』에는 상(傷)이라고 되었다. 상(相)과 상(傷)은 첩운(疊韻)이어서 잘못된 것이다. 『소문(素問)·장기법시론(藏氣法時論)』에서 "비병이라는 것은 몸이 무겁고 기육이 위궐하기 쉽다[10)]"라고 하였는데, 명(明) 초본(抄本)에는 기(肌)가 기(饑)라고 되었고, 「기교변대론(氣交變大論)」에서는 기(飢)라고 되었는데, 기(饑)와 기(飢)는 같고, 기(肌)는 기(飢)가 되므로, 소리와 글자 형태가 서로 비슷하여 잘못되었다. 『영추(靈樞)·근결(根結)』에서는 "진사상박(眞邪相搏)"이라고 하였는데, 『태소(太素)』와 『갑을경(甲乙經)』에서 박(搏)은 모두 박(薄)이라고

---

4) 結于命門.
5) 命門者, 目也.
6) '以訛傳訛'의 뜻은 '헛소문이 꼬리를 몰고 번져가다'인데 의미상 '訛傳되었다'와 相通함.
7) '何祇一處'의 '何'는 반문을 나타내는 말이고, '祇'는 '只'와 相通하므로, 이 말의 뜻은 '단지 한 곳만 있겠는가'이다.
8) 有漸于濕, 以水爲事, 若有所留, 居處相濕, 肌肉濡漬, 痹而不仁, 發爲肉痿.
9) 居處相濕.
10) 脾病者, 身重, 善肌肉痿.

되었다. 박(搏)과 박(薄)은 음(音)이 같아 통용될 수 있는 것이다. 이런 종류의 글자 형태가 다른 것은 종종 소리가 같아 바뀔 수 있기 때문에 '명문(命門)'과 '명문(明門)' 또한 같은 예로 볼 수 있다. 모든 경혈(經穴)에서 명문(名門)이라는 글자를 취한 것은 열고 닫음이 막힘이 없다는 뜻이 있어서이다. 『난경(難經)·44난(四十四難)』은 '칠충문(七衝門)'이 말하는 바를 기재하였는데, "입술은 비문이고 치아는 호문이며 회염은 흡문이고 위는 분문이며 태창 아래구멍은 유문이며 대장·소장은 난문이고 하극은 백문이다"[11]라고 하였다. 이 '칠충문(七衝門)'은 모두 인체 소화도(消化道)의 장기(臟器)이나, 유독 양 눈에 명문(明門)이라 기재하지 않은 것은 그것이 소화도(消化道)에 속하는지 아닌지를 모르는 까닭에 제외시켰는가, 아니면 옛 경(經)에서 빠져서인가? 단정하기는 어렵지만 우리들은 "명문이라는 것은 눈이다"[12]라는 말에 따라 추측하건대, 옛 사람들이 명문(明門)을 정명(睛明)의 대명사로 간주하였다는 것이 가능하나, 『영추(靈樞)』에 기재된 명문(命門)은 『난경(難經)』에 혼란을 발생시켰으니, 이것은 직접 명문(明門)이라 고쳐서 말의 의미가 비교적 확실한 것만 못하다.

2. 『난경』의 '명문(命門)'은 신간동기(腎間動氣), 호흡지문(呼吸之門), 삼초지원(三焦之原)을 말한다

『난경(難經)』에서 말하는 '명문(命門)'은 모두 3곳에서 보이는데, 즉 8난(難)·36난(難)·66난(難)이다. 이 세 절은 서로 천명(闡明)하는 바가 있어 참고할 만한 가치가 있다. 예를 들면 8난(難)에서 "십일경맥은 모두 생기의 근원으로 이어지니 소위 생기의 근원이라는 것은 십이경의 근원과 호흡의 문을 일컬으며 삼초의 근원이란 이름하여 사기를 지키는 신이라 한다"[13]라 하였다. 이는 12경맥(經脈)의 원기(原氣)가 명문

---

11) 唇爲飛門, 齒爲戶門, 會厭爲吸門, 胃爲賁門, 太倉下口爲幽門, 大腸小腸爲闌門, 下極爲魄門.

12) 命門者, 目也.

13) 諸十二經脈者, 皆系于生氣之原, 所謂生氣之原者, 謂十二經之根, 呼吸之門, 三焦之原,

(命門)에서 발생하므로 이것은 호흡(呼吸)의 문이며, 삼초(三焦)의 근원이 됨을 말한 것이다. 그러므로 36난(難)에서는 곧 "명문이라는 것은 신정이 거하는 곳이며 원기가 이어진 것이며 남자의 정을 저장하고 여자의 자궁을 잇는 곳이다"14)라고 하였다. 이는 명문(命門)이 단지 원기(原氣)가 발생하는 곳일 뿐만 아니라 또한 내분비작용이 있으며, 남자의 정실(精室)과 여자의 포궁(胞宮)이 다 관계가 있음을 말한 것이다. 66난(難)에서는 또 "배꼽 아래의 신간동기는 사람의 생명이며 십이경의 근본이다. 그러므로 이름하여 근원이라 한다"15)라 하였다. 양현조(楊玄操)는 "배꼽아래의 신간동기는 단전이다. 단전이란 인간의 근본이다"16)라고 하고, 또 "단전이란 생명의 근본이다"17)라고 하였다. 왕앙(汪昻)은 『소영류찬(素靈類纂)』의 "칠절의 곁은 중간에 소심이 있다"18)라는 구(句) 아래에 주(注)를 달면서 "신이란 생명의 근원이며 양 신의 중간에 있어 그 한 점이 진양이 된다. 이에 몸의 근원을 생기게 하며 의가 명문에 모인다는 것은 대개 이것인 것이다"19)라고 하였다. 배꼽 밑 3촌(寸)은 단전혈(丹田穴)이 되는데, 원기(原氣)의 바다이고, 성명(性命)의 근본이므로, 명문(命門)이라 일컫는다. 도가(道家)의 연습기공(煉習氣功)·의수단전(意守丹田)은 곧 이것을 가리킨다.

사실은 신간동기로써 명문(命門)이라 하였는데, 결코 『난경(難經)』에서부터 시작되지는 않았다. 『노자(老子)』에서 "곡신은 죽지 않는다는 것은 현빈이라 일컬으니 현빈의 문은 천지의 근원을 일컫는다"20)라 하였는데, 그것은 신(神)을 기르고 죽지 않는 술수는 반드시 먼저 단전기공(丹田氣功)을 연습(煉習)하는 것을 요구함을 말한다. 신색(腎色)은 현(玄)이어서 빈장(牝臟)이 되니, 현빈(玄牝)의 문은 곧 신간동기(腎間動

一名守邪之神.

14) 命門者, 諸神精之所舍, 原氣之所系也, 男子以藏精, 女子以系胞.
15) 臍下腎間動氣者, 人之生命也, 十二經之根本也, 故名曰原.
16) 臍下腎間動氣者, 丹田也. 丹田者, 人之根本也.
17) 丹田者, 性命之本也.
18) 七節之旁, 中有小心.
19) 腎者命之根, 兩腎中間, 一點眞陽, 乃生身之根蒂, 義取命門, 蓋以此也.
20) 谷神不死, 是謂玄牝, 玄牝之門, 是謂天地根.

氣)이고, 천지(天地) 음양(陰陽)의 근본과 사람 생명의 원천이 되니, 그것을 명문(命門)이라고 일컫는 것은 매우 적절하다. 만약 정명혈로써 명문(命門)이라고 부른다면 비슷하지만 적합하지는 않다. 맹인(盲人)이 실명(失明)하더라도 결코 생명을 잃지는 않기 때문이다. 예를 들면, 복부(腹部)에 기혈(氣血)이 정체(停滯)되면 호흡의 출납(出納)을 할 수 없으므로 곧 생명의 위험이 있다. 따라서 『영추(靈樞)·근결(根結)』에서 말하는 명문(命門)과 『난경』에서 제시한 명문(命門)은 2종류의 함축된 뜻이 있고, 처(處)하는 위치 또한 같지 않으므로 조금이라도 차이가 없을 수 없다. 그러므로 역대로 『내경(內經)』·『난경(難經)』을 연구한 사람은 대부분 그 다름을 알았다. 우리들은 의학 명사(名詞)의 정확성을 요구하는데, 특히 이상(以上)의 의견을 제시하였으니 여러분들은 비평(批評)하여 정확성을 지적해 주기 바란다.

역자 문기영 / 교정 서정민

원 저 : 상해중의약잡지 1985년 9기(85139039)
辨『內經』和『難經』所稱"命門"的差別

상화에 대한 현대 의학적 인식

義馬市中醫院 宋大橋

주단계(朱丹溪)는 『상화론(相火論)』을 지음으로써 그의 학술 관점을 분명히 드러내었는데, 그는 상화를 "위치로서 말하자면 허무한 데서 생하여 위치를 지키면서 명을 받았으니 그 움직임으로 인하여 볼 수 있으므로 이름하여 상이라 한다"[1]라고 인식하였다. 군화(君火)는 인화(人火)가 되고 상화는 천화(天火)가 되는데, 이것은 "군화의 기는 『경(經)』에 서와 습으로써 말했고 상화의 기는 『경』에 화로써 말하니 대개 폭한작열함이 군화보다 심함을 표현한 것이다"[2]는 점 때문이다. 그는 상화의 본질을 '동(動)'에 귀집(歸集)시켰고, 상화에 '온성염열(溫性炎熱)'의 특징이 있다고 여겼을 뿐만 아니라 또한 '향상승등(向上升騰)'의 특징이 있음을 강조했다. 그는 "화는 안에서는 음이고 밖에서는 양으로 움직임을 주하므로 무릇 움직임은 모두 화에 속한다"[3]라고 말했는데, 확실하고 적절하여 단계의 상화는 실제에서 '육음지사(六淫之邪)'가 화(火)로 화(化)하는 내용을 포괄한다. 그는 단순히 상화를 간신(肝腎) 양장에 위치를 정하지 않았고, 오장육부(五臟六腑)와 상화의 내재 관계를 강조하였다. 상화의 본질이 결국 무엇인가에 대해 이 글은 현대 의학의 생리와 병리적 각도에 따라 담담하게 인식될 수 있도록 시도했으나 부당한 점이 있을 수 있으니 여러분들이 고쳐주기를 바란다.

---

1) 以位而言, 生于虛無, 守位稟命, 因其動而可見, 故謂之相.
2) 君火之氣, 經以暑與濕言之, 相火之氣, 經以火言之, 蓋表其暴悍酷烈, 有甚于君火者也.
3) 火內陰而外陽, 主乎動者也, 故凡動皆屬火.

1. 상화의 현대적 개념

역대 의가들은 상화를 말할 때, 모두 생명에 대한 상화의 중요성을 밝힌 "사람은 이 화가 아니면 생함이 있을 수 없다"[4]는 것을 강조했는데, 단계는 또한 창조적으로 상화의 특성을 '동'이라고 귀납하였다. 그러므로 이러한 양 방면으로부터 우리들은 상화를 기체(機體) 생리 기능의 범위 내의 개념으로 이해할 수 있다. 다시 정확히 말한다면 상화는 인체 각 계통·기관·조직·세포·생리 기능의 구체적인 표현이다. 그래서 현대 의학은 생명의 정상 운행의 관건(關鍵)은 정체(整體) 기능의 협조에 있고, 정체 기능의 문란 등은 '상화지변(相火之變)'에 의한 것이라 생각한다. 광의(廣義)의 상화는 인체 내부의 각종 생리 기능의 실질과 상통하는데, 상화의 중요 기능은 바로 체내에서 한 계열의 생리 운동 과정 중에 나타난다. 상화는 또한 협의(狹義)의 내용이 있는데, 단계는 협의의 상화의 논술 중에서 정욕·정신 방면의 내용을 강조하여, 각종 욕망의 절도가 없음은 모두 상화의 활동으로 인한 것이라고 생각하였다. 고대 양생학(養生學)에서도 모두 정신 조섭(調攝)을 강조하고 근본으로 삼았다. 『내경(內經)』에서는 "적정전신(積精全神)", "정신내수(精神內守)"하여 "형체불폐(形體不蔽)", "정신불산(精神不散)"하게 한다고 인식하였다. 정지(情志) 활동의 특성은 움직임인데, 보이지 않으나 지나치면 질병이 생기기 때문에 상화의 기본 특성을 함유하며 활동 형식 또한 치병기전(致病機轉)이 되므로 상화와 정지는 불가분의 관계를 이룬다. 협의의 상화로 말하면 정지 활동과 상화는 서로 호환적인 두 개념이라 할 수 있다.

2. 상화 치병(致病)의 실질

오십 년대 이래 사람들의 건강에 대한 개념이 바뀌었는데, 인체의 건강은 심리와 생리 양 방면의 내용을 포괄하는 동시에 질병의 모식

---

4) 人非此火不能有生.

(模式)에 대해서도 생물 인소(因素)에서 점차 생물 - 심리 - 사회적 의학 모식으로 바뀌기 시작하였다. 사람들은 전통적인 심신 질병(예를 들면 고혈압·궤양병)의 발생, 발전, 전귀(轉歸)가 심리 사회적 인소와 상당한 연계를 갖고 있다고 생각하였을 뿐만 아니라 또한 이른바 '순생물성질병(純生物性疾病)'인 악성 종류(腫瘤) 등의 병들도 그들의 발생과 발전은 심리 사회적 요소와 상당한 연계를 갖고 있다고 인식하였다. 실제로 대부분의 질병은 심리 사회적 인소와 관계가 있고, 심리 사회적 인소의 저변에는 인간의 정지·욕망이 그 심리 사회적 요소의 생산에 대해 적극 혹은 소극적인 영향을 미친 것이다. 우리들은 단계가 상화지병(相火之病)의 논술 중에서 이미 생물 - 심리 - 사회의 이런 하나의 모식을 포괄하고 있어, 상화의 본질이 구체화되게 한 것이 많다고 생각할 수 있다. 심신 질병은 생물 - 심리 - 사회적 의학 모식과의 연계가 가장 직접적이어서 그 발병 기제는 신경 생리 기제, 신경 내분비 기제 및 면역 기제 방면까지도 포괄하고 있다. 현대의 연구는 많은 정서 반응 중에 교감 신경 계통의 강렬한 흥분이 발생하는, 예를 들면 분노 상태에는 (주로 시상하부에서 야기되는) 망상 구조와 척수를 통과하여 아래로 전달되어 이어지는 총체적인 교감 신경의 흥분을 불러 일으켜, 동맥 혈압이 높아지고 전신 대사가 활발해지며, 근육 수축 역량의 증강과 위장관 운동 억제 등을 불러일으킨다고 하였다. 모종의 정황하에서는 또한 반대로 부교감 신경 계통이 항진되는 현상이 나타나는데, 예를 들면 소화액 분비 증가, 위장도 운동 강화와 심포(心包) 감만 등이다. 그러므로 지속적인 정서 자극은 식물성 기능의 평형을 깨뜨리고 식물 신경 기능을 문란하게 하여 기체 심리와 생리의 양쪽에 심한 손상을 촉진한다. 또 어떤 연구는 정신 자극은 체내의 호르몬 수준을 변화시켜 대사 과정에 영향을 준다고 표명하였다. 예를 들어 과도한 긴장과 흥분은 혈중 아드레날린 수준을 증가시켜 중추 신경 계통(주로 대뇌피질)의 흥분을 제고(提高)하여 기체가 체내 안정성에 변화를 일으켜서 심혈관 등의 질병을 야기할 수 있다. 임상에서 흔히 볼 수 있는 고혈압, 관심병(冠心病), 소화성 궤

양, 기관지 천식, 갑상선 기능 항진, 부과(婦科), 피부과 질병 등의 심신 질병은 병인학, 발병기전 면에서 한의학이 일찍이 명확하게 인식하여 '오지화화(五志化火)', '칠정내상(七情內傷)' 등의 학설을 제시하였고, '화'에 대하여는 '화사(火邪)'라고 간단하게 이해하지 않고 '상화'라고 이해하였기 때문에 '오지화화', '칠정내상'은 상화의 병리학 방면에서의 구체적 표현이며 신경 내분비 물질 기초에 존재한다. 이외에 신경증 중의 각종 질병, 신경 쇠약, 신경 관능증(官能症), 억울증(抑鬱症) 등의 경우는 모두 '정지과극(情志過極)'을 병리 기초로 삼은 것이며 칠정내상의 범위에 속하는데, 단계는 '인지정욕무애(人之情欲無涯)'라 인식하여, 상화를 불러 일으켜 상화가 망동하게 되면 진음(眞陰)을 고갈시킨다고 생각하였다. 그러므로 이러한 측면에서 말하면, 정신 치병은 상화의 변화가 병이 되는 것과 같다고 생각하는 것이 합리적이라고 생각할 수 있어, 우리는 단계가 파악한 삼음삼양(三陰三陽)의 병변도 모두 상화의 문제가 질환이 된다는 원리를 어렵지 않게 이해할 수 있다.

3. 광의의 상화와 협의의 상화의 관계

위에서 서술한 것을 종합하면, 광의의 상화에 함축된 뜻은 신체 각 계통 조직 기관 등의 정상적인 생리 기능이며, 협의의 상화는 사람의 정신 의식·정서 반응, 즉 칠정을 가리킨다. 광의와 협의의 관계는 대뇌 중추 계통과 각 계통 조직 기관의 관계이고, 생리상에서 그들 사이에는 상호 촉진과 상호 제약의 변증 관계가 존재한다. 건강한 심리 소질, 양호한 정서 반응, 사람의 정지 활동이 정상이라면 체내 신경 내분비 기능이 평형 상태에 있게 되고, 신체는 양호한 내환경을 가지고 있으며, 조직 세포 기능도 모두 정상이 된다. 병리상에서 그들은 또한 상호 영향적이어서 정신 정서의 장기간에 걸친 자극은 신체 내환경의 문란을 초래하여 각종 대사의 이상이 나타나는데, 예를 들면 산·염기가 균형을 잃고 내분비가 문란해지고 따라서 생리 기능의 손해를 초래한다.

협의와 광의의 상화 사이의 관계는 신경, 체액 및 내분비 계통과 결부된다. 구체적으로 말하면 그들 사이의 관계는 많은 '축(軸)'으로 진행되는데, 예를 들면 시상하부 - 뇌하수체 계통은 각종 파선(靶腺)에 대해 정부반궤(正負反饋)를 조절하며 대뇌는 식물성 기능을 제어한다. 이와 같은 유기적 관계는 우리의 질병의 발생·발전·전귀의 인식에 대해 중요한 의의를 구비하고 있다.

총괄해서 말한다면, 상화지상(相火之常)은 신체 내환경의 상대적 안정으로 체현되고, 상화지변(相火之變)은 신체 내환경의 평형 상실로 나타난다. '상화망동(相火妄動)'의 함의는 불량한 정서 반응 및 기체 조직 기관 그 자체의 기능 장애를 포괄한다. 단계 『상화론』의 성취는 인체의 국부와 정체의 상호 관계를 제시하였고, 생물 - 의학 - 사회적 모식이 질병 중에 상당한 위치를 차지한다는 소박한 인식에 도달했으며, 또한 구체적으로 한의학 정체 관념과 변증논치의 정신을 체현했다. 오늘날 물질 생활이 날로 풍요해지는 객관적 환경하에서 심신 건강을 강조한 것은 현대 의학과 유관한 지식을 응용해서 상화의 본질을 밝혀 필요성이 매우 크다고 말할 수 있으며, 유사한 방법론으로 운용해서 한의학의 기본 이론과 임상을 연구해 나간다면 장차 사람들이 주목하리라는 것은 의심할 여지가 없다.

역자 고희정 황종국 최주호 / 교정 서정민

원 저 : 절강중의잡지 1993년 1기(93221005)
淺談現代醫學對相火本質的認識

중의약학 발전의 관건이 기초 이론 연구의 극복에 달려 있음을 논하다

北京中醫藥大學內經敎硏室 烟建華

1. 중의학 기초 이론 연구는 중의학 생존과 발전의 대세에 관련된 대과제이다

1) 역사 경험

중의학의 어떠한 큰 발전이라도 결국 기초 이론 연구와 그 성과의 확대에 근원을 두고 있다. 예컨대 장중경의 『상한론(傷寒論)』의 외감질병 치료의 경우, 후세의 깊은 연구를 통해 그 중 육경변증논치체계(六經辨證論治體系)를 총괄해 내게 되자 비로소 점차 확대 응용되어 거대한 작용을 발휘하게 되었다.

2) 현실 정황

1세기 남짓한 기간 동안 중의학과 서양 의학이 병존함으로써 풍부한 임상 경험을 축적하였고, 또한 근래에 현대 과학 연구 방법과 높은 과학 기술을 도입함으로써 중의학은 당연히 장족의 진전을 이루었어야 함에도 불구하고, 기초 이론 연구의 정체와 낙후로 인하여 그 발전이 더디었고 중의학 발전 국면에는 제약이 가해졌다. 그 중 주요한 교훈으로는 서양 의학 연구와 발전 유형 및 방법에 대한 기계적인 모방을 들 수 있다. 이처럼 중의학과 서양 의학을 동일시하는 연구로는 중의학 이론의 본질을 진실로 드러내 보일 수 없다. 이러한 예로 장부(臟

腑)·경락(經絡)의 본질에 대한 연구나 한약[1] 작용의 메카니즘과 신약(新藥) 개발 연구 등을 들 수 있다.

3) 좋은 기회와 도전

세계 과학 기술의 변증 종합적인 발전 추세는 저지할 수 없는 것이며, 이것은 바로 중의 기초 이론 연구로써 극복할 수 있는 거대한 학술 환경이다. 중의 기초 이론 연구의 정반(正反) 양 방면의 실천은 중의 기초 이론 연구의 난관을 극복할 수 있음을 보증하고 있다. 의학적 임무, 의학 유형의 변화, 의약 위생 산업의 전세계적 경쟁은 중의 기초 이론 연구의 심화를 통해 중의학이 큰 발전을 이룰 것을 절실히 요구하고 있는데, 이러한 도전은 민족과 국가의 이익에 연관된 것이다.

2. 중의학술의 기본 내포와 특징

중의학술의 기본 내포와 특징을 깊이 이해하고 정확하게 파악하는 것이야말로 중의 기초 이론 연구가 나아갈 방향을 정확히 선택하고, 사고의 맥락을 바로 잡고, 새로운 방법학 체계를 세우고, 아울러 그 성과를 확실히 보존할 수 있게 하는 전제이다.

(1) 세계 양대 의학 체계

문화적 배경, 철학적 기초, 실천적 환경, 발전적 과정의 차이로 동방과 서방은 제각기 다른 의학 체계를 형성해 왔다. 중의학과 서양 의학은 비록 둘 다 인체 생명 활동 규율 및 그 의학적 응용을 연구하긴 하지만 양자의 연구 각도, 방면 및 연구의 방향, 방법과 가치관이 다르며, 의학 개념, 학술 규범과 임상 원칙, 방법에 근본적인 차이가 존재한다. 서양 의학은 주로 형질적인 관점으로 인체 조직, 기관, 체계의 물질, 에너지 대사 및 그 관계와 제어를 연구하는 반면, 중의학은 주로 생명 운동 과정의 방면에서 인체와 그 생존 환경, 인체 내부 각종 생명 기능간의 관계를 연구하기 때문에 중의학과 서양 의학은 각자의 특

---

1) 원문에는 중약(中藥)으로 되어 있다.

색과 우위를 가지게 되었다.

(2) 중의학술(中醫學術)의 기본 내포와 특징

① 정체관(整體觀)이 중의학술의 이론 기초를 세우고 구성한다 : 천인일체관(天人一體觀), 형신일체관(形身一體觀), 심신일체관(心身一體觀).

② 기능협조관(機能協調觀)은 중의학술의 기본 특징이다 : 기능주체론(機能主體論), 유기화해론(有機和諧論).

③ 생체동태관(生體動態觀)[2]은 중의학술의 주요 원칙이다 : 생체(生體)[3]의 관찰과 실험, 적합한 생명 활동 동태, 종합적 변증 발전 규율.

이상 세 개 방면 중 한 항목만으로는 중의학술의 기본 특징을 나타낼 수 없다. 중의학술은 기능협조관을 중심으로 하는데, 그것은 정체관·생체 동태관과 상호 의존, 상호 제약하는 관계에 있다. 그것은 하나의 의학 유형으로서, 자연·사회, 그리고 인간의 생명 활동을 일체(一體)로 합하여 심신(心身)이 상호 작용하게 한다. 하나의 의학 이론 체계로서, 서양 의학이 중국 옛사람들의 사유 방식, 방법 및 과학관을 심각하게 구현해 놓은 것과는 다르다.

중의학술과 그 특징을 어떻게 평가할 것인가는 자신을 정확히 아는 것으로서, 중의 기초 이론 연구의 발전 방향, 발전 유형과 연구 방법의 커다란 문제를 결정하는 것이므로 반드시 공통된 인식을 갖고 있어야만 한다. 중의학술과 그 특징의 평가에 대해 말한다면, 높은 곳에 서면 먼 곳이 보인다[4]고 할 수 있다. ① 과학기술 발전 과정과 사유 논리의 변증 과정으로부터 중의학의 과학 형태 및 과학기술 발전 과정의 단계와 지위를 본다. ② 의학 과학(醫學科學)의 발전으로부터 서양 의학을 함께 참조 비교하여 중의학술의 장점과 부족한 점을 본다. ③ 중의학은 발전해야 하며, 발전할 수 있고, 또한 그 발전 궤적을 구상해 보아야 한다.

---

2) 원문에는 활체동태관(活體動態觀)으로 되어 있다.

3) 원문에는 활체인(活體人)으로 되어 있다.

4) 站得高, 看得遠 : 높은 곳에 서면 먼 곳이 보인다. 식견이 있어야 앞을 내다볼 수 있다.

3. 중의 기초 이론의 연구 방향, 연구 목표, 연구 내용과 방법

과학 기술의 발전과 체계적인 과학 방법의 영향으로 서양 의학 또한 스스로를 변화시키며 발전하였다. 따라서 중의학술의 장점은 상대적이다. 그렇지만 사유 방식, 연구 방법과 관습적인 힘의 범위에 한정하여 서양 의학은 형태-기능 연구에 한층 더 집착하여 달려왔고, 아울러 사람의 어떠한 내장이라도 복제해내는 것과 같은 눈부신 성취를 이루게 되었다. 그러나 변증 종합(辨證綜合)적인 방면에서 비록 전진하였다 하지만 그 발전은 비교적 완만하였으며, 특히 의학 유형과 임상 응용상의 철저한 변화에는 오랜 기간이 필요하였는데, 이것이 곧 중의학이 발전할 수 있는 좋은 기회를 가져다주게 되었다.

(1) 연구 방향

중의학의 과학성을 논증하는 단계는 이미 거의 종결되었지만, 이제부터 중의학이 세계를 향해 나아가고 자신을 발전시키는 데 지장을 주는 주된 문제점은 중의 이론의 기본 내용에 대한 현대 과학적 개념이 아직 명확하지 않아 현대 과학과 교차할 길이 없는 까닭에 세계가 이해하고 이용할 수 없어서 중의학의 특색과 장점이 발휘되지 못하고, 중의학이 현대 과학 기술을 운용하여 스스로를 발전시키는 것 또한 방해를 받고 있는 데 있으므로 중의 기초 이론의 연구 방향은 마땅히 "중의 기초 이론에 대한 과학 개념이 체계적으로 탐색·정리(整理)되고 제고(提高)되어야 한다"는 것으로 정해져야 한다. 여기에서 설명한 '과학'이 가리키는 것은 구체적인 과학 기술이다.

(2) 연구 목표

① 총목표

현대 과학(자연 과학, 인문과학을 포괄한다)으로 중의 기초 이론의 기본 내용을 체계적으로 논술하는 것은 또한 핵심 이론(예 : 장상이론)이나 세계적으로 중대한 난치병에 대한 기초 이론의 제고(提高)에 가치가 있다.

② 단계적 목표

제1단계 : 중의 기초 이론 중 핵심 이론(장상이론을 들 수 있다)에 대한 연구를 돌파구와 진입점으로 하여 현대 과학 이론(자연과학, 인문과학을 포괄한다)과 높은 기술을 운용하며, 과학 개념을 밝히고, 아울러 이러한 성과를 이용하여 그 기본 내용을 명백히 논술한다.

제2단계 : 제1단계의 연구 성과와 연구 방향, 방법으로 중의 기초 이론의 기타 내용에 대한 연구를 이끌어나가며 중의 기초 이론의 과학적 개념을 전반적으로 설명하고, 아울러 그 기본 내용을 명백히 논술한다.

제3단계 : 장상이론(臟象理論), 장부병기론(臟腑病機論) 또는 세계적으로 중대한 난치병에 대한 기초 이론을 택하여 중점적으로 연구하여 제고(提高)시킨다.

(3) 연구 내용과 방법

① 연구 내용

㉠ 중의 철학 : 정기학설(精氣學說), 음양학설(陰陽學說) 등.

㉡ 중의 기본 이론 : 장상(臟象 : 臟腑·精氣神을 포괄한다), 경락(經絡), 병기(病機 : 病因·發病·病理·傳變·診法·辨證을 포괄한다), 치칙(治則), 치법(治法), 요법(療法), 양생(養生), 건강 회복에 대한 모든 이론(학설).

㉢ 전문 항목 연구 : 오운육기학설(五運六氣學說) 등.

② 연구 방향과 방법

㉠ 중의 기초 이론의 기본 내포에 대해 한층 더 체계적으로 연구 토론하여 전체적인 정리 작업을 완성한다.

㉡ 중의 기초 이론의 내포에 따라 기초 이론 연구 방향과 방법(자연과학·인문과학, 또는 문헌·실험·임상을 포괄한다)에 대한 탐색을 전개해 나간다.

㉢ 연구 방향과 방법상의 실험 방법은 마땅히 중의학의 천인(天人),

형신(形神), 심신정체(心身整體) 원칙, 기능협조(機能協調) 원칙, 생체[5] 동태(生體動態) 원칙을 따르며 가능한한 고도의 과학 기술을 채택하여 외상(外傷)이 남지 않도록 한다.

㉣ 자연과학·인문과학 양 방면에서 실험 방법, 문헌 방법을 운용하여 임상 방법을 보완하며 중의 기초 이론 연구의 체계적인 단계를 조직하여 중의 기초 이론의 기본 과학 개념을 탐색한다. 예를 들어 장부 본질(과학 개념)의 연구를 위해서는 마땅히 중의 원본(原本) 이론을 참고하여 오종(五種)의 상호 촉진, 상호 제약의 생리 기능으로부터 유형을 정리하고 체계적인 다단계, 다방향의 연구를 전개시키고 공동 연구하는 유기적인 조직을 만들어야지, 단순히 기계적으로 서양 의학 연구 유형이 특이한 지표를 찾는 방식을 모방해서는 안 된다. 경락의 본질(과학 개념)에 대한 연구는 당연히 사고를 바꾸고 연구 방법을 바꾸어 진행시켜 나가야 하는 것이므로 온갖 방법을 동원해서 아직 발견하지 못한 특이한 조직 및 형태 구조를 찾기 위한 노력을 기울이는 것이 헛수고가 될 수도 있지만, 이것은 또한 정보와 에너지 운동, 전환, 작용하는 방식, 방법 및 그 유형의 기능 구조 방면에서 이해를 구해야 할 문제이다.

㉤ 인문과학 방면의 연구는 대단히 중요하므로 경시해서는 안 된다. 사람은 자연 속성을 가지는 동시에 또한 사회 속성을 가지고 있기 때문에 심신(心身)이 상호 작용하는 통일체로서 정치적 지위, 경제 상황, 문화 소양(素養), 종교 신앙, 풍속 습관, 심리 소질(心理素質) 등이 '심(心)'에서 작용하는데, 이것은 인류의 개체 및 인간 집단의 생리 활동과 병리 변화의 생명 내부의 매개변수에 영향을 미치므로 질병의 진단과 예방 치료시에 필수적으로 고려해야 하는 것이므로 중의 인문학과(中醫人文學科) 방면의 연구에 더욱 힘써야 하며, 인문과학자(人文科學者)와 중의학자(中醫學者)가 공동 연구조를 구성하여 함께 연구 토론을 벌이는 것이 마땅하다.

㉥ 연구 성과에 대하여 국내외의 실험 연구 문헌을 포괄하고 정리하

5) 원문에는 활체(活體)로 되어 있다.

여 이론을 더 높은 수준으로 발전시키고 완성하여 현대 과학(자연과학, 인문과학을 포괄한다)으로 중의 기초 이론의 기본 내용에 대한 작업을 체계적으로 명확히 논술한다.

4. 중의 기초 이론 연구의 계승과 창조에 관해서

나의 의견은 다음과 같다. 중의 기초 이론을 체계적으로 명백하게 드러내는 기본 내포는 계승(繼承)이다. 중의 기초 이론의 과학 개념을 밝히고 논술하는 것에 대해서는 이전 사람들의 작업이 없었으며, 또한 이러한 작업은 의학의 수준을 향상시키기 때문에 한 걸음 더 나아가 새롭게 만들어진 기초, 그 자체는 곧 창조[6]라고 할 수 있다.

5. 중의 기초 이론 연구와 서양 의학 발전에 관해서

서양 의학은 과학 기술의 분석 단계(사유 논리에 의한 知性 분석)로부터 발전한 것이며 그 발전 방향은 변증 종합적인 것으로서, 전반적인 과학 기술이 지향하는 변증 종합적인 발전대로 그 변증 종합 발전의 상황 또한 드러나게 되었다. 그러나 지성(知性) 분석의 관성(慣性) 운동으로 인하여 현대 의학은 분석 단계로부터 종합 단계로 진입하기까지 상당히 오랜 시기를 거치게 되는데, 특히 사람의 생명 활동은 우주 자연 사이에서 가장 복잡한 사물(事物)이기 때문에 이러한 과도기가 대단히 완만하다. 중의학이 비록 종합적인 성질을 가지고 있긴 하지만, 위에서 언급한 지성 분석의 과제를 보충해야만 중의학 스스로를 변증 종합적인 과학 형태로 완성할 수 있다. 그러므로 나아갈 방향을 정확히 보고 좋은 기회를 놓치지 않고 잡는 것이야말로 우리의 유일한 선택이라고 할 수 있다.

6. 중의 기초 이론 연구의 학과 건설에 대하여

① 과학적으로 학과의 전공을 확정한다. 중의 기초 이론학과에서

6) 원문에는 창신(創新)으로 되어 있다.

정한 작업을 한층 더 보강하여 될 수 있는 대로 빨리 학과의 범주를 과학적으로 확정하고, 학과의 연구 목표와 방향에 따라 그 작업을 평가한다.

② 유효한 시책을 택하여 중의 기초 이론학과(中醫基礎理論學科)의 연구를 보증한다. 높은 수준의 중의 기초(中醫基礎)를 전공한 기술 인재를 힘써 길러내고 모으기 위해서 연구에 필요한 물력(物力)·재력(財力)과 연구 인원 자체의 대우를 보증한다. 개혁과 완벽한 모집 방법은 중대한 중의 기초 이론과학(中醫基礎理論科學)에 대한 연구 항목의 진행을 보증한다. 신속히 연구 토론하여 중의 기초 이론학과(中醫基礎理論學科) 연구의 정확한 방향을 확보한다.

③ 통일된 인식으로 기초 이론 과목의 연구 성과에 대한 평가 및 평가의 방향과 방법을 바꿈으로써, 중의 기초 이론 연구가 바른 방향으로 차근차근 전진하리라는 것을 보증한다.

역자 표지회 / 교정 서정민

원 저 : 북경중의약대학학보 1997년 6기(97506021)
論中醫藥學發展的關鍵在于基礎理論研究的突破
주제어 : 기초 이론 / 연구 방법 / 목표

정과 기에 대한 연구와 변별

山東中醫藥大學 孫廣仁

정기학설은 중의학의 철학 기초의 하나로서, 전국 종합대학 의학 전문 국정 교재인 『중의기초이론(中醫基礎理論)』 중에 쓰여져 있으며, 또한 중의학의 이론 체계 중에 정기학설이 있다. 두 종류의 정기에 대한 확실한 내포를 판별하고 두 종류의 정기학설 중의 정기, 정, 기의 기본 개념 및 그것들 사이의 관계와 차이를 확정하고 특별히 관련 있는 문헌 자료에 대한 한 차례의 고증과 연구를 통해 약간의 초보적인 인식을 획득하였다.

1. 정기의 내포에 대한 고찰과 연구

정기는 먼저 『주역(周易)』과 『관자(管子)』라는 두 책에 보인다. 『역전(易傳)·계사상(繫辭上)』에서 "정기가 사물이 되고, 떠도는 혼이 변화를 일으킨다. 이런 이유로 귀신의 정황과 상태가 천지와 비슷하므로 어긋나지 않음을 알 수 있다"[1]라고 하였다. 우주 만물은 정기로부터 구성되어 심지어 '유혼(游魂)', '귀신(鬼神)'에 이르기까지도 정기로부터 생긴다. 따라서 우주 만물은 '정기(精氣)'로 통일되고 정기는 우주 만물을 구성하는 본원이 된다.

『관자(管子)·심술하(心術下)』에서 "하나의 기(氣)가 능히 변한 것을 정(精)이라고 한다"[2]라고 하였다. 『관자(管子)·내업(內業)』에서는 "정이

1) 精氣爲物, 游魂爲變, 是故知鬼神之情狀, 與天地相似, 故不違.
2) 一氣能變曰精.

라는 것은 기의 정미한 것이다"[3)]라고 하였다. 정은 곧 정미로운 것으로 운동 변화할 수 있는 기인데, 또한 정기라고 부른다. 그것은 천지 만물과 인류를 형성하는 정미롭고 미세한 물질로 비록 그것이 무형적이지만 사람들은 그것의 존재를 인식할 수 있다. 예를 들어 『관자(管子)·내업(內業)』에서 "무릇 사물의 정미한 것, 이것이 생성을 하게 하니 아래로는 오곡을 생기게 하고 위로는 별을 생하게 하고 천지의 사이에 흐르는 것을 귀신이라고 하며, 가슴속에 간직하고 있는 사람을 성인이라고 한다. 이런 이유로 이러한 기는 높은 것이 하늘을 오르는 것과 같고, 깊은 것이 연못과 같고 보드라운 것이 바다와 같고, 마치는 것이 내 자신에게 있는 것과 같다"[4)]라고 한 것과 같다. 또한 "무릇 사람이 태어남에 하늘이 그 정을 내고 땅이 그 형태를 내니 이를 합하여 사람이 된다"[5)]라고 하였다. 정기는 우주 만물을 생산한다. 하늘 위의 여러 별들, 땅위의 다섯 가지 곡식, 인류의 형체와 지혜는 모두 정기가 화생한 것이다. 『관자(管子)』에서 설명하는 정기는 운동 변화의 특성을 가진다. 정기가 움직이고 나뉘어서 음양의 두 가지 기가 되고 음양의 두 가지 기가 대립하고 교감함으로써 만물을 화생하며 생명과 지혜를 갖춘 인류를 포괄한다. 음양의 두 가지 기는 구체적인 사물이 화생될 때 그 자체에 포함되며 사물을 변화시키고 생명을 운동시키는 동력을 형성한다. 예를 들어 『관자(管子)·형세해(形勢解)』에서 "봄은 양기가 처음 생기므로 만물이 생기고, 여름은 양기가 상승하는 것이 다하여 만물이 자라고, 가을은 음기가 비로소 하강하여 만물이 수렴하고, 겨울은 음기가 모두 하강하여 만물이 저장되니, 사시(四時)의 마디이다"[6)]라고 한 것과 같다. 만물이 사시의 변화를 따라서 생장수장(生長收藏)의 변화를 나타내는데, 이것은 음양의 두 가지 기가 대립하여 운동한

3) 精也者, 氣之精者也.

4) 凡物之精, 此則爲生, 下生五穀, 上爲列星. 流于天地之間, 謂之鬼神, 臟于胸中, 謂之聖人. 是故此氣, 果乎如登于天, 杳乎如入于淵, 淖乎如在于海, 卒乎如在于己.

5) 凡人之生也, 天出其精, 地出其形, 合此以爲人.

6) 春者, 陽氣始上, 故萬物生. 夏者, 陽氣畢上, 故萬物長. 秋者, 陰氣始下, 故萬物收. 冬者, 陰氣畢下, 故萬物藏. 四時之節也.

결과이다. 『관자(管子)』에서 또한 정기를 수·화·목·금·토의 오행지기(五行之氣)로 나누어 『관자(管子)·치미(侈靡)』에서 "천지의 정기에는 다섯 가지가 있다"[7]라고 제기함으로써 정기의 운동 변화 특성을 설명했다. 오행지기가 상생 상극으로 순환 운동하는 것이 천변만화하여 영원토록 쉬지 않음으로써 복잡하고 다채로운 세계를 형성한다. 오행지기는 정기가 만물을 화생하는 과정 중 하나의 중간 부분이다.

『회남자(淮南子)』에서 또한 정은 세계 만물을 구성하는 정미로운 원시물질이며, 나뉘면 음양의 두 가지 기가 된다고 인식한다. 음양의 두 가지 기가 서로 합하여 왕성하게 교감하여 만물을 화생한다. 동시에 정기를 나누면 '정기(精氣)'와 '번기(煩氣)'의 두 가지 기가 되는데, 『회남자(淮南子)·정신훈(精神訓)』에서 "번기(煩氣)는 벌레가 되고 정기(精氣)는 사람이 된다"[8]라고 하였다. 인류는 정기를 품수받아서 태어나며 동물은 번기를 품수받아 생긴다. 그러므로 사람과 동물은 형체가 다를 뿐만 아니라 사람의 정신과 지혜는 또한 동물이 미치지 못하는 바이다.

『회남자(淮南子)』에서는 비록 정(기)가 만물을 구성하는 공통적인 물질적 기초라고 하였지만 만물의 최종 본원은 아니라고 인식하였다. 정은 단지 천지인을 구성하는 직접적인 물질 재료이나 우주 만물의 본원은 "도(道)"이다. 먼저 도가 있고, 도는 허확(虛霩)과 우주를 만들고, 우주는 정기를 만들고 정기는 만물을 만들었다. 예를 들어 『회남자(淮南子)·원도훈(原道訓)』에서 "도가 한번 서면 만물이 생한다"[9]라고 한 것과 같다. 『회남자(淮南子)』의 이런 종류의 우주 생성 모식은 선진(先秦) 도가의 "도(道)-기(氣)-물(物)"이라는 모식을 계승한 기초에 발전이 더해져 형성되었다.

『황제내경(黃帝內經)』에서 논한 정기는 대부분 인체의 정기를 가리키는데, 또한 '정(精)'이라고 부른다. 정은 생명의 기초로서 태아를 형성하는 본원이 되며 모든 태어나면서부터 갖추어진 생명 물질과 후천

---

7) 天地精氣有五.
8) 煩氣爲蟲, 精氣爲人.
9) 道者, 一立而萬物生矣.

적으로 획득한 인체에 대해 유용한 정화 물질을 광범위하게 가리킨다. 예를 들어 『소문(素問)·금궤진언론(金匱眞言論)』에서 "무릇 정이라는 것은 신체의 근본이다"[10]라고 하였고, 『영추(靈樞)·본신(本神)』에서 "생명이 오는 곳을 정이라고 한다"[11]라고 하였는데, 정은 신체보다 먼저 생기고 부모의 생식지정에서 근원하는 유전 특성을 갖추게 된다. 아울러 인체의 생장 발육과 후세를 번식하는 물질 기초를 형성한다. 예를 들어 『영추(靈樞)·경맥(經脈)』에서 "사람이 처음 생길 때 먼저 정이 이루어지고, 정이 이루어지면 뇌와 골수가 생기고, 뼈가 근간이 되고, 맥이 영양을 공급하고 근이 힘을 쓰고, 육이 보호를 하고, 피부는 견고하게 하고 모발이 자라게 한다"[12]라고 한 것과 같다. 정은 또한 각 장부에 영양을 충족시키며, 아울러 그 기능 활동을 유지시키는 정미로운 물질이므로 『소문(素問)·오장별론(五藏別論)』에서 "오장은 정기를 저장하되 빼내지는 않는다"[13]라고 하였다. 장부에 저장된 정기는 『소문(素問)·상고천진론(上古天眞論)』에서 "오장육부지정(五臟六腑之精)"이라고 부른다. 정이 장부 안에 저장되어 있으면 기로 변화할 수 있다. 기는 활력이 있으며 끊임없이 운동하여 장부의 기능 활동을 유도하고 추동하며 정신 정지 활동을 일으키므로 인체 생명 활동의 동력이라 부른다.

2. 정과 기의 개념 분석

(1) 고대 철학에서의 정과 기에 대한 개념의 동일성

이상의 정기의 내포에 대한 분석을 근거로 고대 철학에서 정기, 또는 정이라고 부르는 것은 일종의 형은 없으나 볼 수 있으며 끊임없이 운동하는 아주 작고 정미로운 물질로서, 우주 만물의 구성 본원이라고 인식할 수 있다. 때때로 기 중의 정미롭고 순수한 부분이라고 전적으

10) 夫精者, 身之本也.
11) 生之來爲之精.
12) 人始生, 先成精, 精成而腦髓生, 骨爲干, 脈爲營, 筋爲剛, 肉爲墻, 皮膚堅而毛髮長.
13) 五臟者, 藏精氣而不瀉也.

로 가리키는데, 인류를 화생하는 정미로운 물질이다. 일반적으로 말하면 정과 기의 개념은 동일하다. 선진(先秦)에서 서한(西漢) 시기에 이르기까지 정은 실제상 기의 별칭으로 쓰였지만, 정기라는 말은 또한 기학의 범주 중 이 시기가 가지는 특징적인 일종의 철학 사상이기도 하다. 기는 하나의 추상적 개념으로 고대 철학가들은 그것을 우주 만물의 공통적인 구성 본원이라고 인식하는데, 당대의 저명한 철학가인 장대년(張岱年)은 그것을 "가장 미세하고 가장 유동적인 물질"[14] 또는 "공간을 점유하면서 운동할 수 있는 객관적 존재"[15]라고 인식하였다.

(2) 중의학에서의 정의 개념과 고대 철학의 차이점

중의학에서의 정은 실재적이며 유동적이고 항상 액체 상태로 나타나고 장부 조직 기관 중에 저장되는 정화로운 물질을 가리켜 고대 철학에서의 정이 하나의 무형적인 추상 개념이라고 본 것과는 차이가 있다. 중의학에서 정, 또는 정기라고 부르는 것은 실제상 모든 인체에 대해 유용한 정화 물질을 광범위하게 가리키는 바, 그것은 항상 액체 상태로 체내에 존재하며 장부 조직 기관에 저장된다. 예를 들면 생식지정, 수곡지정, 혈액, 진액 등이다. 때때로 신장 중에 저장된 정기, 즉 신정을 전적으로 가리키기도 한다. 정은 생명을 번영시키는 기초이며 인체를 구성하고 인체 생명 활동을 유지케 하는 근본 물질이다. 이것과 고대 철학에서 정이 무형이고 동적이며 아울러 우주 만물을 구성하는 본원이 된다라는 것은 같지 않다고 인식한다.

(3) 중의학에서의 정과 기의 개념에 대한 차이점

위에서 서술한 것과 같이 중의학에서의 정의 기본 개념은 체내의 모든 유용한 액체 상태의 정화 물질을 가리킨다. 기의 기본 개념은 체내에서 활동이 매우 강하며 끊임없이 운동하며 또한 형은 없으나 볼 수 있는 아주 미세한 물질을 가리키고 인체의 중요한 조성 부분이며 또한 유기체 생명 활동의 동력이다.

---

14) 是最細微最流動的物質.
15) 是指占空間, 能運動的客觀存在.

인체 내의 정은 출생하면서부터 생긴 것이지만 또한 후천적으로도 획득이 가능하다. 그러므로 『영추(靈樞)·본신(本神)』에서 "生之來爲之精"이라고 하였다. 『소문(素問)·상고천진론(上古天眞論)』에서 "신은 수를 주관하는데, 오장육부의 정을 받아서 저장한다. 따라서 오장이 성하면 이에 사할 수 있다"16)라고 하였다. 기는 정으로부터 화생하는데, 『소문(素問)·음양응상대론(陰陽應象大論)』에서 "정이 변화하여 기가 된다"17)라고 한 것과 같이 정과 기의 근원으로 말하면 정은 기보다 먼저 있으며 기는 정으로부터 변화한다는 것을 볼 수 있다. 그 중에서 선천지정이 변한 기가 선천지기, 즉 원기이다. 후천적으로 획득한 수곡지정이 변화한 기는 후천지기(後天之氣)가 되어 폐로 들어가 흡입된 자연계의 청기와 합해져서 종기(宗氣)를 형성한다. 종기가 흉중에 쌓이면 기해라고 부른다. 선천의 원기는 아래로부터 위로 흉중의 기해로 들어가 종기와 서로 합하여 일신의 기를 이룬다. 일신의 기는 인체 내에 있는 기의 최고 단계를 이루며 그 다음은 원기·종기·영기·위기가 되며, 그 다음은 장부지기·경락지기가 된다. 인체의 장부·경락·형체·관규는 정으로부터 화생되나, 이것으로부터 일신지기가 생기는 것은 아니다. 중의학에서 기는 형을 충만시키고 형은 기에 머문다라고 설명한다. 이 기는 인체 내에서 일종의 형은 없으나 볼 수 있는 아주 미세한 물질인데, 이것의 끊임없는 운동이 인체의 생명과정을 추동시킨다. 기의 운동이 정지한다는 것은 생명이 끝난다는 것을 의미한다.

인체 내의 정은 장부 내에 저장되는 것이 중요하며, 함부로 빠져나가서는 안 되고, 인체 내의 기는 끊임없이 운행하는 것이 중요하며 질서가 있되 문란해서는 안 된다. 정이 저장되면 기로 변할 수 있는데, 이른바 유형이 변화하면 무형이 되고 정화 물질이 끊임없이 전화하면 에너지가 될 수 있다. 기가 움직이면 정을 만들 수 있으므로 이른바 무형이 변화하면 유형이 되므로 에너지의 소모가 정화 물질의 생산을 일으킨다. 인체의 정상적인 생명 활동은 바로 정과 기의 상호 전화에

16) 腎者主水, 受五臟六腑之精而藏之, 故五臟盛乃能瀉.
17) 精化爲氣.

있으며 서로간의 협조하에 진행된다. 정은 기가 화생되는 근원이며 기는 정의 기능 표현이므로 두 가지는 연관이 있으면서 또한 구별이 된다. 음양을 사용하여 정과 기의 속성을 개괄하면 정은 폐장(閉藏)을 주로 하며 음에 속하고, 기는 운동을 주로 하며 양에 속한다. 정과 기의 관계는 바로 『소문(素問)·음양응상대론(陰陽應象大論)』에서 "음은 안에 있어 양을 지키고, 양은 밖에 있어 음의 신하가 된다"[18]라고 한 것과 같다.

(4) 중의학의 기와 고대 철학의 기에 대한 개념 차이

중의학의 기는 인체 내에서 끊임없이 승강출입 운동을 하는 아주 미세한 물질을 가리키며 그 기본 개념은 이미 상술한 바와 같다. 고대 철학에서 기와 정의 개념은 동일한데, 그것은 우주 안의 가장 미세하고 가장 유동적인 물질을 가리키며 우주 만물을 구성하는 본질 혹은 본체이다. 인류는 우주 만물의 하나이며 또한 기로부터 화생되는데, 예를 들어 『논형(論衡)·논사(論死)』에서 "기가 감응하여 사람이 된다"[19]라고 한 것과 같다. 인류의 형체를 구성하는 본원은 고대 철학의 기이며 인류의 형체는 장부·조직·기관을 포괄하는데, 인신지기로부터 구성되는 것을 설명하지는 못한다. 인신지기(人身之氣)는 인체 내에서 끊임없이 운동하는 것을 충실하게 하는 것으로써 생명과정의 극히 미세한 물질을 유지하게 하므로 응집될 수는 없으나 인체의 각개 장부 조직 기관을 형성한다. 고대 철학에서 기는 일반적으로 두 종류의 존재 형식이 있다. 하나는 무형이면서 운동하는 상태이고 다른 하나는 응집하여 형질을 이루는 것이다. 인신지기는 일반적으로 일종의 존재 형식이 있는데 무형의 운동상태로써 인체 내에 존재한다. 인체 내의 각종 장부, 조직, 기관 등의 유형지물은 비록 고대 철학에서는 기로부터 구성된다고 인식하였으나 중의학에서는 부모의 생식지정이 결합해서 잉태된 후에 화생한 것이며 정으로 말미암은 것이지 기로 말미암아 화생된

---

18) 陰在內, 陽之守也. 陽在外, 陰之使也.
19) 氣應爲人.

것은 아니라고 생각한다.

고대 철학의 기와 중의학의 기는 그 소속 학문 분야의 범주가 같지 않기 때문에 그 내포가 그다지 일치하지는 않는다. 중국 고대 철학 도식에서는 기로써 우주의 근본을 나타내며 우주 만물은 모두 기로부터 화생한다고 인식한다. 중의학에서 기는 자체의 방향을 따라 발전하여 기로써 유기체의 생명 본질을 상세히 해석하고 생명은 기가 운동한 결과라고 인식한다. 두 종류의 학문적 기의 개념이 같지 않으나 그 생겨난 연대가 서로 비슷하므로 또한 일정한 연관이 있다. 고대 철학에서 기에 대한 개념의 성립이 중의학의 기에 대한 개념에 모종의 영향을 주었다. 고인이 "가까이는 몸에서 취하고, 멀리는 사물에서 취한다"[20] 라는 관물취상(觀物取象)하는 사유방법으로써 인체 자체와 세계를 인식하는 과정에서 우선 사람의 호흡, 심박동, 배설 등의 현상에서 기의 존재를 체현하게 된다. 예를 들면 호흡시에 기의 존재를 감각할 수 있는데 날씨가 추울 때 숨을 내쉬면 부드러우면서 약하게 빙빙 돌며 올라가는 호흡지기를 볼 수 있다. 사람이 땀을 낼 때 열기가 왕성하게 일어나는 것을 볼 수 있으며, 날씨가 추울 때 배출되는 소변에는 열기가 수반되나, 사람이 죽은 후에는 호흡, 심박동이 정지한다. 이러한 고찰을 통해 '기'를 순수화하고 이념화하여 기가 아주 미세한 물질이고 체내에 존재하며 형은 없으나 볼 수 있는 것으로 끊임없이 운동하여 생명 활동에 필요한 물질을 유지한다고 추측하게 되었다. 이러한 개념은 다시 계속 다듬어지고 아울러 고인이 자연계의 구름과 바람, 비 등의 현상에 대한 관찰, 추측을 서로 융합하여 점점 기는 우주 만물의 공통적인 구성 본원이라고 추상하게 되었다. 단 고인의 인체 자체에 대한 관찰, 추측은 기의 개념으로부터 나온 것이며 완전히 철학 범주 안에 들어간 것은 아니지만 의학 자체의 방향에 따라 발전하여 점점 고대 철학과는 같지 않으나 의학 특색을 갖춘 기학 이론 즉 중의학의 기학설을 형성하였다. 다른 한 방면으로 중의학에서 기의 내포에 대한 어떤 방면은 형성 과정에서 고대 철학의 기에 대한 개념의 영향을 받

---

20) 近取諸身, 遠取諸物.

게 되었다. 예를 들어 인체에서 기의 승강출입 운동이 비록 고대 기공학가의 자체 체험에 기원을 두고 있으나 천지 음양 두 가지 기운의 승강, 교감 이론이 의학에 스며든 것에 대해서는 관계가 없는 것이 아닌 것 같아 보인다. 이것으로 보면 중의학의 기뿐만 아니라 고대 철학의 기는 그 기본 개념의 발생은 모두 고인의 '관물취상(觀物取象)'이라는 사유 방법에 근원한다. 두 종류의 기에 대한 개념은 형성 과정에서 상호 영향을 받고 스며들었다. 이러한 종류는 "중의학의 기는 철학의 기에 근원한다"라는 설명은 부적절하며 근거가 없으며 또한 구체적인 것에서 추상적인 것에 이른다는 인식 규율에 부합하지 않는다고 인식된다.

중의학의 정은 고대 철학의 정과 같지 않으며 중의학의 기 역시 고대 철학의 기와 구별된다. 고대 철학에서 기와 정의 개념은 동일하나 중의학에서 정과 기의 개념은 상이하다. 정과 기의 같지 않은 내포를 명확히 하는 것은 중의학의 정기 이론의 발전에 대해 중요한 의의가 있다. 당연히 중의학의 어떤 개념은 철학적으로 표현될 수 있지만 그것들은 의학적인 범주에 속하는데, 예를 들면 기·혈 등이 모두 이것이다. 중국 고대 철학의 어떤 이론은 중의학에 스며들어 일찍이 중의학 이론 체계의 건립에 대해 매우 중요한 작용을 야기시켰지만 철학으로 의학을 대체할 수는 없다. 따라서 중의학의 정·기에 대한 개념을 또한 고대 철학의 정·기에 대한 개념으로 대체할 수는 없다.

역자 이태봉 / 교정 서정민

원 저 : 북경중의약대학학보 1997년 4기(97504014)
精氣考辨

요 점 : 정기(精氣)의 내포에 대한 문헌적 연구와 고찰을 해보면 고대 철학에서 정기는 광범위하게 기를 가리키는데, 이것은 우주 만물을 구성하는 본원(本源)이라고 인식한다. 때때로 기의 정미롭고 순순한 부분을 전적으로 가리키기도 하여, 이것은 인류를 구성하는 본원이다. 중의학에서 정기는 곧 정인데, 이것은 태어나면서부터 갖추어진 생명물질과 후천적으로 획득한 인체에 대해 유용한 모든 정화로운 물질을 가리키는 것으로서, 기는

일종의 부단히 운동하는 정미로운 물질이라는 개념과는 차이가 있다. 정은 기를 화생하는 본원이며 기는 정의 기능을 체현한다. 중의학에서의 정·기의 개념과 고대 철학에서의 정·기의 개념은 차이가 있지만 또한 관련이 있다.

주제어 : 정기(精氣) / 정(精) / 기(氣) / 고대철학 / 중의학 / 오장정기음양설(五臟精氣陰陽說)

'비주신지기육'의 함의와 증치 탐구

福建中醫學院中醫系 魏貽光

"비는 몸의 기육을 주관한다"[1]는 것은 비위학설(脾胃學說)의 주요 내용 중의 하나이다. 근래 비위학설 연구가 심화됨에 따라 각각의 구성방면으로부터의 비위생리·병리 및 그 증치규율에 대한 탐구가 비교적 큰 진전을 이루었다. 지금부터 "비주신지기육(脾主身之肌肉)"의 함축적 의미와 그 증치에 대하여 요점을 제시하여 다음과 같이 논술해 보기로 한다.

1. "비주신지기육"의 함축적 의미

"비주신지기육"은 『소문(素問) · 위론(痿論)』에서 가장 먼저 나타난다. 『내경(內經)』에서 지적한 비계(脾系)는 위(胃)를 포함해서 말하는 것이다. 「영란비전론(靈蘭秘典論)」에서는 각 장부(臟腑)의 기능에 대하여 논술하고 있는데 각 장부의 직능을 밝히면서 유독 "비위는 곡식을 저장하는 기관으로 오미가 나온다"[2]라고 하여 비위를 통칭하고 있다. 현대에 비위를 연구하는 대부분의 학자들은 중의(中醫)에서 말하는 비위를 췌장·간·소장 등을 포괄하는 모든 '소화계통' 및 에너지대사전화나 수액대사와 유관한 모든 기관이나 계통의 종합적 기능단위로 인식하고 있다.

'신(身)'은 모든 인체의 기육(肌肉)조직이며 각각의 조직부분을 유지

---

1) 脾主身之肌肉.
2) 脾胃者, 倉廩之官, 五味出焉.

시켜 하나의 유기적 정체(整體)를 구성하게 하는 장간막·지방·종근(宗筋) 등이 속하는 것이다. 그러므로 『내경(內經)』에서는 "비는 인체에 있어서 육(肉)이 된다"[3], "양명은 종근의 자윤을 주관하고, 종근은 골을 고정하고 관절을 잘 움직이도록 하는 것을 주관한다"[4]라 하였다. 근대의 정통한 중서의가(中西醫家) 당용천(唐容川)은 "육(肉)은 인체의 음질(陰質)이다. 비는 태음(太陰)으로 수곡(水穀)을 주화(主化)하여 기육을 생한다. 기(肌)는 비육(肥肉)이며, 육은 수육(瘦肉)이다. 비육은 기(氣)가 생한 것이다. 수육은 혈(血)이 생한 것이다. 비기(脾氣)가 충족하면 유다(油多)하여 비(肥)하고 막상(膜上)의 유(油)는 즉 비(脾)의 물(物)로서 안에서는 고유(膏油)가 되고 밖에서는 비육이 된다. 즉 양물(兩物)이 아니다. 유막(油膜)에는 적맥(赤脈)이 있으며 비의 혈분(血分)에 속한다. 비의 혈이 충족하면 이 적맥은 내에서 외로 통하여 적육(赤肉)을 생한다. 토(土)는 천지의 육(肉)으로 비 또한 이에 응하여 기육을 생한다"고 하였다. 당용천의 "비주신지기육"에 대한 설명은 매우 독창적이며 새로운 국면을 연 것이다. 그 대의를 밝히면 두 가지로 개괄할 수 있다. ① 기육은 인체의 음질이며 비는 태음에 속한다. 비는 오행(五行)에서 토에 속하고 토는 천지의 육이 되며 비 또한 이에 응하여 기육을 생한다. ② "비는 유막 위에서 생하고 막 위의 유는 즉 비의 물이다(脾生油膜之上, 膜上之油卽脾之物也)"라는 말은 곧 중의에서 말하는 비가 실제로는 체강 내의 대망막·장간막 및 막상지방 등의 물질을 포괄하며, 몸의 비육과 강내(腔內)의 지방 및 수육과 막상의 적맥(즉 혈관)은 양물일체(兩物一體)라는 것이다. 체강 내의 지방은 비의 기분(氣分)에 속하며 주로 비육을 생한다. 망막·장간막상의 혈관은 비의 혈분에 속하며 주로 수육을 생한다. 비장의 기혈의 영휴(盈虧)는 신체기육의 성쇠와 실질적인 관계가 있다.

상술한 것을 기초로 "비주신지기육(脾主身之肌肉)"의 함축적 의미는 비가 인체 기육의 장양(長養)을 주재하여 밖으로는 두면·사지·신체, 안

3) 脾在體爲肉.

4) 陽明者, 主潤宗筋, 宗筋主束骨而利機關.

으로는 오장육부 및 내외 각 조직을 유지시켜 하나의 기능적 정체를 구성하거나, 기능적 정체 각 부분의 위치가 상대적 안정을 유지하도록 하는 횡격막·망막·장간막 등에 있는 육질기관조직은 모두 "비주신지기육"의 범주에 속한다는 것을 알 수 있다. 기육의 성상·색택·탄력·장력·감각전도·운동상황 및 내력 등의 형태와 기능, 감각수용 방면의 변화는 모두 비위와 유관하다.

2. 비주기육의 실질과 병리

문제의 실질은 『내경』의 주가(注家)들이 모두 비위를 수곡지해(水穀之海), 기혈생화지원(氣血生化之源)으로 주(注)하는 것에 있다. 기육의 장양으로 말하면 단지 수곡정기가 화생된 기혈에 의하여 장양되는 것이 당연하지만 다시 한번 더 깊게 생각해보면 기육의 장양은 당연히 비위에 의한 것이다. 그러면 기육은 어떻게 산생되는 것일까? 또한 그 산생과 비위는 어떤 관계가 있을까? 즉 비위주기육(脾胃主肌肉)에 대한 실질을 말하기 위해서는 기육의 장양 문제를 설명해야 할 뿐만 아니라 더욱 주요한 것은 기육이 어떻게 산생되는가를 제시하여야 한다. 이것이 진정한 문제의 실질이다. 『비위론(脾胃論)』은 '원기(元氣)'를 입론하면서 비위와 원기의 관계에서 시작하여 기육의 생(生)·장(長)·양(養)의 문제를 심도 있게 제시하였다. 이고(李杲)는 "원기는 이에 먼저 몸의 정기를 생하는데, 위가가 아니면 그것을 자양할 수 없다"[5]라고 하였는데, "선신생(先身生)"이라고 말한 것은 곧 인체의 배태(胚胎)이다. 이고(李杲)는 "배태는 원기가 일정한 운동형식을 통하여 형성되는 것이며 이미 형성된 배태가 만약 위기(胃氣)의 유양(濡養)을 받지 못하면 변화되어 태아가 되지 못한다"고 하였다. 그렇다면 원기와 위기(胃氣)는 어떤 관계가 있을까? "원기·곡기(穀氣)·영기(營氣)·청기(淸氣)·위기(衛氣)·생발제양상승지기(生發諸陽上升之氣) 이 여섯 가지는 모두 음식이 위로 들어가서 곡기가 상행하는 즉 위기의 이명으로서 실제로는

5) 元氣, 乃先身生之精氣, 非胃氣不能滋之.

하나이다." 상술한 여섯 가지의 생발지기는 위기 하나의 여섯 가지 이름으로서 이름이 여섯 가지로 나뉘어진 것이다. 그 변화과정에는 선후의 차이가 있기 때문에 각각 위치하는 장부의 부위에 차이가 있으며, 그 기능과 용도 또한 같지 않다. 다시 말하면 원기는 정실(精室), 포궁(胞宮)에 위치하며 생식기능을 가지고 있는 위기이다. 인체의 발생·발육 및 그 활동을 유지시키는 물질의 근원과 비위의 관계는 매우 밀접하며 기육은 형체를 구성하는 중요한 조성부분이며 비위와의 관계 또한 생각해 보면 알 수 있다. 그러므로 이고는 간곡하게 이르기를 "비위의 기가 이미 상했으면 원기 또한 충만할 수 없어서 모든 병이 생기는 원인이 된다"[6]라고 하였는데, 모든 병의 발생은 기육의 병변을 수반하기 마련이다. 동원(東垣)의 관점을 기초로 하면 다음과 같은 점을 어렵지 않게 알 수 있다. 즉 비주기육의 실질은 비위와 원기의 관계 문제이며 선천적 원기 쇠약과 품부부족(禀賦不足) 이것이 비위와 기육에 병증이 발생하는 선천적 원인이며, 후천적으로 실양(失養)하고 선천이 부족하면 결손이 있을 때 보충을 받지 못할 뿐만 아니라 더욱 손상을 입어서 화원(化源)이 결핍되고 기혈은 날로 쇠하여 외사(外邪)의 침범을 받아 기육동통불인(肌肉疼痛不仁)과 옹양(癰瘍) 등의 증상이 생기며 만약 오래된 손상이 중첩되면 기의 추동(推動) 작용이 무력해지고 혈의 유양이 부족하여 기육의 생장이상을 초래하거나 점점 소수(消瘦)해져서 불용하거나 종창허반(腫脹虛胖), 나태핍력(懶怠乏力) 등의 제손병증(諸損病症)이 발생하게 되는데 여기에 병기(病機)의 관건이 있다.

3. 변증치법 요점

비위기능장애로 기육에 발생한 병증은 임상에서 내과·외과·부인과·소아과·오관과·골상과 등의 모든 과에 영향을 미칠 수 있다. 비교적 상견되는 중서의 병종을 예로 들면 비반(肥胖)·수종(水腫)·소수(消瘦)·중증근무력(重症筋無力)·장기하수(臟器下垂)·탈항(脫肛)·호산(狐疝)·양위

6) 脾胃之氣旣傷, 而元氣亦不能充, 而諸病之所由生也.

(陽痿)·풍습병(風濕病)·비증(痹證)·위증(痿症)·감염성 다발성 신경염·근염·관절형 과민성 자반·자궁하수·습관성유산·태위부정(胎位不正)·태동하타(胎動下墮) 및 소아영양 불량증·외과옹절농양(外科癰癤膿瘍) 혹은 농양이 궤파(潰破)되어 오래되어 생기유합(生肌愈合)이 불가능하거나 상과(傷科)의 기육손상 등의 병증이다. 병종은 비록 많지만 그 증형을 연구해보면 허실 양단을 벗어나지 못한다. 그 증상이 번잡하지만 기육과 유관한 증후와 체징이 그 주증이다. 그 증치의 개요를 아래와 같이 개술하기로 한다.

(1) 실증(實證) 치법 : 실증은 대부분 육음(六淫)으로 인한 손상이다. 한습(寒濕) 혹은 습열(濕熱)이 구비(口鼻)를 통하여 비위로 침입하여 중초(中焦)의 기기(氣機)가 온울(蘊鬱)되고 수습운화(水濕運化)가 조체(阻滯)되면 외로는 사지가 곤권(困倦)하여 무거워진다. 외사가 기표(肌表)를 손상시켜 기육관절의 기혈진액(氣血津液)의 운영이 고르지 못하면 동통·마목(麻木)·연비불인(攣痹不仁) 혹은 관절활동장애 등의 증상이 나타난다. 이것이 『내경』에서 말한 "풍한습 삼기가 섞여 비증이 된다"[7]이다. 육음의 손상에는 비록 표리의 구별이 있고 증상이 각각 다르지만 사기가 기주(肌腠)의 체표에 있을 때의 치법은 『내경』의 육기(六氣)의 음(淫)을 승(勝)하는 기미(氣味)로 치료하는 것을 총칙으로 하여 입방용약(立方用藥)해야 한다. 예를 들면 사물소풍산(四物消風散)·마황연교적소두탕(麻黃蓮翹赤小豆湯)·생혈윤부음(生血潤膚飮)·오미소독음(五味消毒飮) 등을 증에 따라 가감하여 사용한다. 사기가 중초(中焦) 장위(腸胃)에 온울(蘊鬱)된 이증(裏症)은 방향화습(芳香化濕)·담삼(淡滲)·고설(苦泄)하여 치료한다. 예를 들면 감로소독단(甘露消毒丹)·뇌씨방향화탁법(雷氏芳香化濁法)·왕씨연박음(王氏連朴飮)·곽박하령탕(藿朴夏苓湯)·증액승기탕(增液承氣湯) 등을 수증선용(隨證選用)한다.

(2) 허증(虛證) 치법 : 허증의 병인은 복잡하다. 외사가 온구(蘊久)하여 모기상진(耗氣傷津)하거나 내상노권정지(內傷勞倦情志)가 위진비기

---

7) 風寒濕三氣雜以爲痹.

(胃津脾氣)에 영향을 주어서 비위가 허손되어 기혈의 기육 유양 부족을 초래한다. 병종이 비록 많지만 변증은 기허와 액휴(液虧) 혹은 기액양휴(氣液兩虧)로 구별해야 하며 증상은 모두 기육비반 혹은 소수무력을 위주로 한다. 비반무력자는 대부분 비기허함(脾氣虛陷)에 속하고 소수무력자는 대부분 위진비액(胃津脾液)부족이다. 치료는 보기승함(補氣升陷), 유윤익음(濡潤益陰) 혹은 기액쌍보(氣液雙補) 등 크게 3가지 방법으로 나뉜다. ① 중기허함(中氣虛陷) : 증상은 허반(虛胖) 혹은 기부종창(肌膚腫脹)이 나타나는데 비록 반(胖)하지만 사지는 권태무력하고 면색은 위황무화(萎黃無華)·소기나언(少氣懶言)·식소완복창만(食少脘腹脹滿)하다. 혹은 복부중타(腹部重墮), 탈항(脫肛), 장기하수(臟器下垂), 설담태백(舌淡苔白), 맥완무력(脈緩無力) 등의 중허기함의 증상이 나타난다. 익기승함(益氣升陷)으로 주치하는데 보중익기탕가감(補中益氣湯加減)을 이용한다. ② 위음허(胃陰虛)와 비음허(脾陰虛) : 공통 증상 - 양자 모두 형체소수와 음허내열(陰虛內熱)의 증상이 나타난다. 예를 들면 구인건조(口咽乾燥)·변비(便秘)·수족심열(手足心熱)·맥세삭(脈細數) 등이다.

위음허 : 음허내열하는 동시에 수납화강(受納和降) 기능장애, 예를 들면 지기불식(知飢不食)·애기(噫氣)·건구범오(乾嘔泛惡)가 나타나는 것은 대부분 위음허이다.

비음허 : 음허내열하는 동시에 운화승청(運化升淸) 기능장애, 예를 들면 식소납매(食少納呆)·식후복창(食後腹脹)·구건불욕음(口乾不欲飮)·권태핍력(倦怠乏力)이 나타나는 것은 대부분 비음허이다.

비음허와 위음허의 감별 : 장부증후에는 일장일부(一臟一腑), 일승일강(一升一降), 일운일납(一運一納)하는 기능속성의 차이가 있다. 그러나 비위는 막으로 서로 연접하여 표리가 되어 그 증상이 임상에서 종종 서로 복잡하게 얽혀서 나타난다. 즉 위음허는 아직 나타나지 않았는데 비음허의 증후가 보이기도 한다. 그러므로 어떤 학자는 발병과 치료과정으로 감별해야 한다고 주장한다. 즉 외감(外感) 열병으로 상진(傷津)하면서 병정(病程)이 짧은 것은 대부분 위음허에 속하고, 내상잡병으로 병정이 긴 것은 대부분 비음허라고 인식한다. 그러므로 감한(甘寒)한 약물을 이용하여 양진(養津)의 효과가 적은 경우에는 비음허를 고려해야 한다. 원씨(袁氏)가 비음허를 가리켜 "손바닥 발바닥에 열이 나고, 손의 열이 발의 열보다 심하며, 손바닥의 피부색이 희고 건조하고, 손발가락의 외연이 건조하고 흰 것이 새로 뜬 달과 같다"[8]라고 한 것은 경험에 의한 말로서 임상적 참고가 된다. 필자는 위음허와 비음허에는 일정한 내재적 관계가 있으며 또한 일정한 구별이 있고 그 발전변화는 비위음양기혈 호근소장(互根消長)의 두 가지 병리단계라고 생각한다. 일반적으로 말해서 위음허는 비음허의 초기단계이며, 비음허는 대부분 위음허가 발전 변화된 것이며, 위음허에 음허양항(陰虛陽亢) 혹은 화왕(火旺)의 병리과정, 예를 들면 완중작열조잡(脘中灼熱嘈雜), 구설기미생감(口舌起糜生疳) 등이 나타날 수 있다. 비음허는 대부분 위음허의 후기 단계로서 음손일구(陰損日久)하여 양기(陽氣) 또한 허한 것으로 음손급양(陰損及陽)의 병리과정이 나타날 수도 있다. 그러므로 비음허는 실제로 기음양허(氣陰兩虛)로서 형체소수 음허내열하는 동시에 권태핍력(기허)하게 된다. 원씨가 "손바닥의 피부색이 희고 건조하다"라고 한 것도 기액양허(氣液兩虛)로 나타나는 증상이지 위음허의 음허양항하여 장심부색(掌心膚色)이 증가 일로에 있는 것과는 유사하지 않다. 그러므로 임상에서 위음허와 비음허를 분별하기 위해서는 상술한 증후를 정확하게 감별하는 것을 기초로 하여 위음허에서 많이 나타나는 음허양항의 병리와 비음허에서 많이 나타나는 음손급양 기액양허의 증상을 확실하게 파악해야 한다. 치법에 있어서 오당(吳瑭)은 "위음을 회복시키는 데는 달고 찬 약만한 것이 없다"[9]라고 주장하였다. 감로음(甘露飮)·청조양영탕(淸燥養營湯)·섭씨양위탕(葉氏養胃湯)·증액탕(增液湯)·오즙음(五汁飮)·맥문동탕(麥門冬湯) 등을 선용할 수 있다. 오징(吳澄)은 비음(脾陰)을 보하되 위양(胃陽)에 지장을 주어서는 안 되며 중궁(中宮)을 북돋우되 진액(津液)을 마르게 해서는 안 되며 감평(甘平)·감담

---

8) 手足心熱, 且手心熱甚于足心, 掌心膚色白而乾燥, 指(趾)外緣燥白, 如新月樣.
9) 復胃陰者莫若甘寒.

(甘淡)한 약물을 이용해야 함을 강조하였다. 방으로는 자생환(資生丸)·신유양진탕(愼柔養眞湯)·육신산(六神散)·이비음정방(理脾陰正方)·경악보음익기전(景岳補陰益氣煎)·경악리음전(景岳理陰煎) 등이 있다.

이상의 "비주신지기육"과 유관한 몇 가지 문제는 그 요점만을 선택하여 논한 것이다. 더욱이 치료부분에서는 방약방면의 한계로 그 대략적인 것만을 논했으며 침구(針灸) 및 기타 치료방법에 대해서는 언급하지 못하였다. 병발증과 합병증 또는 위증(危症)의 처리는 복잡다변하므로 임상가들이 가늠하여 적당히 처리하기 바란다.

역자 전석수 / 교정 서정민

원 저 : 복건중의학원학보 1998년 2기(98632036)
"脾主身之肌肉"的含意及證治探討

보신에 활혈이 필요하다는 것에 대한 탐구와 분석

成都中醫藥大學 李永蓮

보신(補腎)은 중의의 큰 치법 중 하나이다. 신(腎)은 선천지본(先天之本)으로 안으로는 원음원양(元陰元陽)을 장(藏)하고 인체의 생장발육과 체액유지의 평형 등에 대해서 중요한 작용을 한다. 신허(腎虛)는 인체의 정상 생장발육과 지력(智力)의 개발에 영향을 줄 뿐만 아니라 임상에서 또한 많은 병변을 일으킨다. 이로 인하여 어떻게 하면 보신(補腎)의 치료 효과를 높일 수 있는가 하는 것은 중의의 신병(腎病) 예방치료연구에 중요한 연구가치가 있다. 필자는 교학(敎學)과 임상 작업에 주의를 기울이고 활혈약(活血藥)의 보신방(補腎方) 중에 있는 배오응용(配伍應用)과 현대 임상 연구의 상황을 아울러 인식하여 임상상 응용을 더하여 증명함으로써 활혈약이 자못 보신방제(補腎方劑)의 치료효과 상승에 도움이 있음을 나타내어 보였다. 따라서 "보신수활혈(補腎需活血)"이라는 인식을 제시하여 아래와 같이 나누어 설명한다.

1. 신허(腎虛)에는 반드시 어혈(瘀血)이 생기고 보신에는 활혈이 필요하다

신허병증(腎虛病證)의 발생과 병변과정 발전에 따라서 신허하면 쉽게 어혈이 생기고 신허에 어혈이 많이 생긴다. 신병(腎病)이 오래 되어도 낫지 않으면 반드시 어혈이 생긴다. 중의이론은 인체의 진혈(津血)이 동원(同源)이라고 인식한다. 생리상 진액은 혈의 중요한 조성부분이다. 병리상에서는 양자가 상호영향을 미쳐서 음진(陰津)이 대량으로 손상되면 맥중으로 들어가서 진액이 부족할 뿐만 아니라 심하면 맥내의 진액이 장차 맥외로 스며 나오게 되며 혈맥(血脈)을 공허하게 만들므로 진액이 마르면 혈도 마른다. 신은 원음원양의 근본이 되어 신허음휴(腎虛陰虧)하면 진액이 부족하게 되고 맥락(脈絡)이 공허해지며 맥내에 유효한 혈용량(血用量)이 감소하여 혈의 점도가 증가되고 혈류 속도가 느려져 혈이 맥락에서 막힌다. 혈액의 유속은 맥내의 혈용량과 유관할 뿐만 아니라 또한 양기(陽氣)의 추동과도 밀접한 관계가 있으며 신허하여 양기가 부족하면 온후(溫煦)작용과 혈행(血行)을 추동하는 힘이 약해져서 혈류가 느려져 어혈이 맥락에서 막힌다. 신 중의 진양(眞陽)이 쇠갈되면 양허(陽虛)가 내한(內寒)을 이루어 한(寒)하면 혈이 응체되고 또한 어혈이 맥락에 조체하게 될 것이다. 신허가 병이 되어 신음허(腎陰虛) 또는 신양허(腎陽虛)가 되는 것에 관계없이 모두 장차 허증으로 인하여 어혈을 이루게 되는 병리변화가 생긴다. 맥락에 어혈이 조체되어 혈행이 불창하면 신정(腎精)의 충양(充養)과 신기(腎氣)의 화생(化生)에 장애가 생기므로 전인(前人)은 "어불거즉신불생(瘀不去則新不生)"이라 하여 오직 어혈이 사라져야 새로운 정기가 생긴다고 보았다. 그러므로 활혈은 신음(腎陰) 신양(腎陽)의 화생에 도움이 되며 신의 기능회복을 촉진하는 것이다.

신허로 어혈에 이르는 경중(輕重)의 정도는 그 허손 정도와 병정(病程)의 장단과 비교적 관계가 있다. 일반적으로 신허는 비교적 중(重)하고 병정은 비교적 길어 그 어체(瘀滯)도 중(重)하여 임상에서 어체증상이 뚜렷하게 나타난다. 그와 반대라면 증상은 뚜렷하지 않다. 그런데 임상에서 신허병증의 치료에 있어서 어체증상의 유무를 막론하고 치료는 당연히 보신에 활혈을 보조하는 것이 중요하다.

2. 활혈약의 보신고방(補腎古方) 중에서의 응용

활혈의 보신방 중 배오응용(配伍應用)은 일찍이 한대 장중경(張仲景)이 창제한 신기환(腎氣丸)에 나타난다. 그 후 역대 의가(醫家)도 적지 않은 보신방제(補腎方劑)를 창제하였다. 이처럼 많은 보신방 중에서 필자는 대체로 지금까지 전해오며 빈도 높게 사용되어 온 명방(名方)이 대체로 활혈약을 배용(配用)하였음을 파악하였다. 예를 들어 신장허랭(腎臟虛冷), 방광허랭(膀胱虛冷), 신음부족(腎陰不足) 및 간신음허(肝腎陰虛)를 치료하는 대표방인 『성혜방(聖惠方)』의 구자산(韭子散), 『경악전서(景岳全書)』의 좌귀환(左歸丸)·우귀환(右歸丸)이 있다. 신허와 주수(主水)의 기능실조를 겸하면 택사(澤瀉)·복령(茯苓)·차전인(車前仁) 등과 같은 이수삼습약(利水滲濕藥)을 배합하여 방을 조합하였는데 대표방으로는 『금궤요략(金匱要略)』의 신기환(腎氣丸), 『소아약증직결(小兒藥證直訣)』의 육미지황환(六味地黃丸)이 있다. 신허화왕(腎虛火旺)에는 또한 보통 황백(黃柏)·지모(知母) 등과 같은 청열강화약(淸熱降火藥)을 더하여 방을 조합하였는데, 대표방으로는 『증인맥치(症因脈治)』의 지백지황환(知柏地黃丸), 『단계심법(丹溪心法)』의 호잠환(虎潛丸)이 있다. 기기불창(氣機不暢)을 겸하면 보통 청피(靑皮)·향부(香附)·지실(枳實)·침향(沈香) 등과 같은 행기약(行氣藥)을 선용(選用)하였는데, 대표방으로는 『성혜방(聖惠方)』의 육종용산(肉蓯蓉散)·두중산(杜仲散), 『상과보요(傷科補要)』의 보신장근탕(補腎壯筋湯) 등이 있다.

상술한 바 역대 의가들이 임상실천 중에 일찍이 보신과 활혈의 배오응용에 주의했다는 것을 볼 수 있는데 단지 이론상 강조를 더한 것이 없을 뿐이다. 확실히 조국의학의 보고(寶庫)는 넓고 크고 정미롭고 깊으나 후인이 한 때 확실히 이해하기 어려웠다. 인식이 다르고 해석이 달라 청대 오의락(吳儀洛)은 『성방절요(成方切要)』에 있어서 활혈약인 목단피(牧丹皮)의 육미지황환 중 배오분석에 대해서 "목단은 군화와 상화가 숨은 것을 빼주고, 혈을 차게 하고 골증열을 없앤다"[1]라 말하였으나 목단피의 신기환(腎氣丸) 중 배오의의에 대해서는 구체적인 천술(闡述)을 하지 않았다. 현행 교재인 『방제학(方劑學)』에는 목단피의 신기환 중 방해(方解)를 "간화를 식혀서 빼고, 신양을 온보하는 약과 배오하여 의미가 보하는 중에 덧붙여 사하는 데 있어, 보하되 체하지 않는 것이

1) 牧丹瀉君相之伏火, 凉血退蒸.

다"[2]라 하였다. 또한 예를 들어 석곡야광환(石斛夜光丸)에 들어 있는 천궁(川芎), 좌귀환(左歸丸)에 들어 있는 천우슬(川牛膝) 등과 관계 있는 방제 중의 활혈약에는 배합방제 중의 분석에 있어서 모두 활혈작용을 한다고는 할 수 없다. 필자는 앞에서 말한 신허가 어혈을 발생시키는 병기분석에 말미암아, 보신방(補腎方) 중에 배합한 활혈약의 주된 반응은 그것의 활혈작용이며 활혈산어(活血散瘀)를 거치고 혈행을 촉진함으로써 온양보신(溫陽補腎)과 자음보신(滋陰補腎) 기능의 충분한 발휘를 돕는다고 인식하였다. 예를 들어 신기환(腎氣丸)에 단피(丹皮)를 배합하여 그 활혈산어(活血散瘀)를 취하고 택사(澤瀉)를 배합하여 "통혈맥(通血脈)"한다(『本草述鉤元』). 이 두 가지 약과 계지(桂枝)는 상반(相反) 상성(相成)하여 행혈통맥(行血通脈)으로써 신기(腎氣)를 생(生)한다. 방중(方中)의 단피(丹皮)는 택사뿐만 아니라 계지(桂枝)·복령(茯苓)과 배합함으로써 진액을 소통시키고, 혈행(血行)을 왕성케 하고 혈(血)과 진(津)이 옹체된 병리상태를 개선한다. 또한 혈맥을 선통(宣通)하는 데는 숙지황(熟地黃)·산수유(山茱萸)·산약(山藥)·부자(附子) 등이 보신(補腎) 효능을 돕는다. 활혈약인 목단피가 신기환(腎氣丸) 중에서 가지는 분명한 배오효용은 산어통맥(散瘀通脈)이며 위(腎)의 기능을 개선시킴으로써 보신의 작용을 돕는 것이지 "청사간화(淸瀉肝火)"를 위해서 사용되는 것은 아니다. 후세에서 신양부족(腎陽不足), 주수(主水)기능 상실의 병증을 보고 본방을 선용하여 모두 치료효과가 있었다.

3. 활혈보신의 현대응용과 연구

활혈약의 보신방(補腎方) 중 배오응용은 점차 요즘 중의 임상이 중시하는 바가 되고 있다. 근래 임상에서 일부 신허병증의 치료에서 보신과 활혈배용을 취하여 현저한 치료효과를 거두고 있다. 노인성 치매의 치료에서 두효천(杜曉泉)은 여러 치법 중에 활혈보신이 아주 중요하며 가능한한 빠른 회복을 하도록 할 수 있다고 생각하였다. 황갈반(黃褐斑)의 치료에 대해서는 막태안(莫太安)이 본증(本證)을 청춘기·임

2) 淸瀉肝火, 與溫補腎陽藥相配, 意在補中寓瀉, 以使補而不膩.

신기 및 폐경기 전후의 여자에게 잘 나타나는 병으로 여겨 그 병의 발생이 신기부족, 맥락어조(脈絡瘀阻), 두면기부(頭面肌膚) 영양상실과 유관하다고 생각하여 육미지황환에 홍화(紅花)·단삼(丹蔘)·토사자(菟絲子)·육종용(肉蓯蓉)·강잠(僵蠶)을 가미하여 조성된 익신화어탕(益腎化瘀湯)을 사용하여 34례를 치료하였는데, 그 유효율(有效率)이 91.18%에 달하였다. (여성) 불임증에 대해서 왕연용(王連容)은 보신활혈조경방(補腎活血調經方)을 사용하여 원발성불임(原發性不姙) 62례, 계발성불임(繼發性不姙) 25례를 치료하여 3~6개월 임신 58례, 6~12개월 임신 21례를 보았다고 한다. 전립선비대증에 대해서 진지강(陳志强)은 그 병의 주요 병기는 신허어조(腎虛瘀阻)의 소치라고 생각하여 보신거어치법(補腎祛瘀治法)을 사용하여 비교적 좋은 치료효과를 얻었다. 신허로 인한 (남성) 불임증에 대해서 방보진(龐保珍) 등은 또한 보신활혈과 보신 단용(單用) 치료의 임상실험비교연구를 행하여서 바로 134례의 정자감소성 불임증을 작용분류에 따라 보신활혈조(補腎活血組)(68례)와 보신생정조(補腎生精組)(66례)로 하여 보신활혈조는 보신생정조와 비교하여 단삼(丹蔘)·도인(桃仁)·홍화(紅花)·천궁(川芎)·왕불류행(王不留行)을 많이 가미하여 약을 사용하였는데, 그 치료결과는 보신활혈조는 총유효율이 94.12%이고 보신생정조의 총 유효율은 83.33%였으며 양쪽의 총 유효율이 현저한 차이(X2=3.91, P〈0.05)가 있다는 것을 볼 수 있었는데, 이는 보신활혈조의 치료효과가 단순 보신생정조보다 뛰어나다는 것을 설명하였다.

외국에도 유사한 정보가 있는데, 예를 들어 일본의 임상연구에서 제생신기환(濟生腎氣丸)을 사용하여 정자결핍증을 치료해본 결과 팔미신기환(八味腎氣丸)보다 정자 농도가 강하게 증가했다는 것을 보여주었다. 그 원리는 제생신기환(濟生腎氣丸)의 활혈작용이 팔미신기환(八味腎氣丸)보다 강한 것에 있다.

임상에서 또한 신허요통(腎虛腰痛)에 대해서 갑추미순환(甲皺微循環)실험[3]의 비교관찰을 시행한 것이 알려졌다. 21례의 요통환자에 대하여

---

3) 각질부분의 말초순환실험.

보신활혈(약은 續斷·寄生·菟絲子·熟地黃·當歸·川芎·桃仁·丹蔘을 사용하였다)법을 사용하여 임상치료를 시행하였는데 결과는 총 유효율이 90.48%였다. 실험관찰 결과 치료 전 갑추미순환은 총 적분값이 최고였고 미순환(微循環) 장애가 현저하게 개선되었고 적분값은 가벼운 정도의 이상범주(異常範疇)에 속한다는 것을 보여준다. 치료과정 중에 있어서 미순환장애의 개선에 따라 요통증상도 현저하게 경감되었고 총적분값도 바로 떨어졌다. 이 항목의 연구는 신허와 미순환장애가 밀접한 관계가 있다는 것을 증명하였고 동시에 보신활혈의 배합을 사용하여 신체 혈행을 증강시키고 혈액순환장애의 개선도 촉진시킬 수 있으며, 따라서 허리를 튼튼히 하고 지통(止痛)시키는 임상치료 효과를 높일 수 있다는 것을 설명하였다.

상술한 바와 같이 임상응용 연구는 활혈보신이 중의 남과(男科)의 양위(陽痿)·불임뿐만 아니라 여과(女科)의 불임·월경부조·통경(痛經)·황갈반(黃褐斑), 소아오지오연(小兒五遲五軟), 소갈병(消渴病), 만성기관지효천(慢性氣管支哮喘), 요통 등의 신허병증의 치료에 대해서 현저한 치료효과가 있다는 것을 표명하고 있다. 또한 현대의학 중 노인성 백내장, 중심성시망막염(中心性視網膜炎), 만성신염, 만성신기능쇠갈, 만성간염, 신상선피질기능감퇴(腎上腺皮質機能減退), 갱년기(更年期) 증후군, 압축성골절(壓縮性骨折)을 수반한 골다공증(骨多孔症) 등의 병증 치료에 대해서도 역시 밝은 전망을 보여준다.

위에서 말한 것을 종합해볼 때 활혈이 보신 중의 배오응용에 있어서 충분히 중요시되어야 함을 알 수 있다. 이 글은 활혈보신법이 중의(中醫) 보신을 하나의 기본치법으로 하여 중의 임상의 보신신약(補腎新藥)에 대한 연구 및 제작과 개발을 이끄는 것을 수월케 하여 중의의 신병(腎病) 예방치료 효과를 높일 수 있을 것임을 제시하였다.

역자 김영준 / 교정 서정민

원 저 : 중의잡지 1996년 10기(9639A584)
補腎需活血探析
주제어 : 보신 / 활혈

제 Ⅲ 편

병리학
진단학

침구임상 중의 촌구 인영 맥진법에 대한 탐구

北京中醫藥大學鍼推系
朱文宏·馬文珠·鄔繼紅·唐紹華·越陽

맥진은 중의의 '절진(切診)'법의 하나로 중의 임상 변증 중에서 지극히 중요한 작용을 이끌어 냈다. 촌구 인영 맥진법은 고대 맥진의 일부분으로 일찍이 『내경(內經)』에서 상세히 서술하고 있다. 침구 임상에서는 촌구·인영의 맥상 비교를 통하여 경맥 변증에 도움이 될 뿐 아니라 침구 치료에도 도움을 줄 수 있다.

1. 정상인의 촌구·인영 맥상(脈象)

경맥은 기혈운행(氣血運行)의 통로인데 인체에는 12경맥(十二經脈)이 있고 12경맥 모두 동맥(動脈)이 있다. 『영추(靈樞)·동수(動輸)』에서는 촌구·인영맥에 관하여 어떠한 박동도 쉴 틈이 없다고 해석하고 있는데, "위는 오장육부의 바다로, 그 맑은 기는 폐로 가고 폐기는 태음을 따라 그것을 행하니, 기가 흐르는 것이 호흡을 따라 왕래하는 고로 사람이 한번 내쉬면 맥이 두 번 뛰고, 한번 들이쉬면 맥 또한 두 번 뛰니, 호흡이 그치지 않으면 맥동 또한 그치지 않는다. …… 위기는 그 사나운 것은 머리로 상충하고 …… 양명과 합하여 인영으로 함께 내려오니 이는 위기가 양명으로 갈라져 흐르는 것이다"[1]라고 하였다. 촌구맥은 수

1) 胃爲五臟六腑之海, 其清氣上注于肺, 肺氣從太陰而行之, 其行也, 以息往來, 故人一呼脈再動, 一吸脈亦再動, 呼吸不已, 故動而不止. …… 胃氣上注于肺, 其悍氣上衝頭者, …… 合陽明并下人迎, 此胃氣別走陽明也.

태음맥(手太陰脈)이 되고 청기(淸氣)는 음(陰)에 속하므로 촌구의 맥동은 내장(內臟) 및 12경맥의 음의 정황(情況)을 반영한다고 할 수 있다. 한기(悍氣)[2]는 양(陽)에 속하고 인영맥은 양명(陽明)의 맥이므로, 인영의 맥동은 체표(體表) 및 12경맥의 양의 정황을 반영한다고 할 수 있다. 즉 "기구맥은 음을 드러내고 인영맥은 양을 드러낸다"[3]는 것이다.

인체의 기혈은 경맥 순환을 따르고, 고리 같아서 끝이 없고 끝나면서 다시 시작하고 그 음양 상하의 기가 서로 관통하므로 정상 상황에서는 인영과 촌구의 박동이 일치하는 것도 당연하다. 예로 『영추(靈樞)·동수(動輸)』에서는 "음양상하, 그 박동은 또한 하나와 같다"[4]라고 이른다. 그러나 춘하(春夏)의 계절은 양기가 편성(偏盛)하고 추동(秋冬)의 계절은 음기가 편성하므로 인영과 촌구맥의 크기도 대략 같지 않다. 즉 "소위 평인이라는 것은 병이 없고, 병이 없다는 것은 촌구와 인영맥이 사시에 응하는 것이다"[5](『靈樞·終始』)이다. "촌구는 안을 주관하고 인영은 밖을 주관하여 양자가 서로 상응하여 함께 왕래하는 것이 마치 대소가 가지런한 줄을 당기는 것과 같다. 봄과 여름에는 인영이 약간 크고, 가을과 겨울에는 촌구가 약간 크니, 이와 같은 자를 평인이라고 한다"[6](『靈樞·禁服』)라고 이르고 있다.

2. 경맥 변증 중 촌구·인영 맥진의 작용

경맥(經脈)은 안으로 장부와 잇닿아 있고 밖으로는 지절(肢節)과 연락하고 있어 기혈의 운행과 음양의 협조(協調) 작용을 갖추고 있다. 경맥은 모두 분육(分肉)의 사이로 숨어 지나가고 아울러 위치 또한 비교적 깊어 그 허실(虛實)의 변화는 체표로부터 볼 수 없다. 이러한 이유로 인체의 경맥이 병리변화(病理變化)를 나타냈을 때 촌구 맥상을 빌

---

2) 위기(衛氣)를 말한다. 위기는 영기보다 빠르고 날래다는 뜻에서 붙인 이름이다.
3) 氣口候陰, 人迎候陽也.
4) 陰陽上下, 其動也若一.
5) 所謂平人者不病, 不病者, 脈口人迎應四時也.
6) 寸口主中, 人迎主外, 兩者相應, 俱往俱來, 若引繩大小齊等. 春夏人迎微大, 秋冬寸口微大, 如是者名曰平人.

어 기혈 음양의 성쇠변화(盛衰變化)를 이해하고 이로부터 병위(病位) 병성(病性) 등을 판단한다. 예로 『영추(靈樞)·종시(終始)』에는 "종시라는 것은 경맥이 강기가 되는데, 촌구와 인영을 잡아서 음양의 유여와 부족으로 평한 것과 불평한 것을 안다. …… 반드시 십이경맥의 소생병을 통하고 나서야 이후에 종시를 전할 수 있는 것이다"7)라고 이르고 있다.

(1) 경맥의 병 및 그 허실의 판단

인체의 경맥은 내외로 서로 통하고 서로 잇닿아 있으며 장부 기관에 허다한데 더욱이 두(頭)·흉(胸)·복(腹)·배(背) 부위에 있어서는 여러 개의 경맥이 통해 있으므로 임상에서는 동일 병증(病症)이 왕왕 각기 다른 경맥의 병후(病候)로 보이는데, 어떤 경에 해당하는 병인지 판단하려면 촌구와 인영의 맥상을 비교함으로써 근거할 수 있다. 예로 『영추(靈樞)·금복(禁服)』에는 "인영의 크기가 촌구의 한 배이면 병이 족소양경에 있는 것이다. 한 배이면서 빠르고 거칠면 수소양경에 있는 것이다. …… 촌구가 세 배이면 병이 족태음경에 있는 것이다. 세 배이면서 빠르고 거칠면 수태음경에 있는 것이다"8)라고 하였다.

예1) 수양명대장경(手陽明大腸經), 족양명위경(足陽明胃經), 족태양방광경(足太陽膀胱經)은 모두 비부(鼻部)에 통해 있는데, 이 세 경의 병후에는 같은 비뉵(鼻衄)이란 증이 있어 촌구와 인영의 맥상 비교를 근거로 하여 어느 경에 병이 생겼는지 판단할 수 있다. 인영맥의 맥폭(脈幅) 및 강도(强度)가 촌구맥과 비교하여 세 배가 성대(盛大)하고 아울러 삭(數)하면 병은 수양명경에 있는 것이다. 인영맥의 맥폭 및 강도가 촌구맥과 비교하여 세 배가 성대하고 삭하지 않으면 병은 족양명경에 있는 것이다. 인영맥이 촌구맥과 비교하여 세 배가 성대하면 병은 족태양경에 있는 것이다.

---

7) 終始者, 經脈爲紀, 持其脈口人迎, 以知陰陽有餘不足, 平與不平, …… 必先通十二經脈之所生病, 以後可得傳于終始者也.

8) 人迎大一倍于寸口, 病在足少陽, 一倍而躁, 在手少陽. …… 寸口三倍, 病在足太陰, 三倍而躁, 在手太陰.

인영과 촌구 맥상의 비교는 병이 발생한 곳이 어느 경인지 판단할 수 있을 뿐 아니라 또한 경맥의 허실을 판단할 수 있다. 즉 환자가 어느 한 경맥에 질병의 증후를 나타내었을 때 촌구와 인영 맥상의 비교를 근거로 하여 해당 경맥의 성(盛)함과 허(虛)함을 판단할 수 있다. 예로 『영추(靈樞)·경맥(經脈)』에는 "수태음폐의 맥은 …… 맥이 성하면 촌구가 인영보다 3배 크고, 허하면 촌구가 오히려 인영보다 작다"[9]라고 하였다.

(2) 질병 성질(性質)의 판단

촌구 인영맥은 어느 경에 병이 있는지 및 그 허실을 판단할 수 있는 동시에 질병의 성질도 판단할 수 있다. 인영맥은 밖, 후양(候陽)[10]을 주관하는데 인영맥이 성대하면 양기의 편성을 나타내어 실열증(實熱證)이 되고 인영맥이 허소(虛少)하면 양기의 편허(偏虛)를 나타내어 허한증(虛寒證)이 된다. 촌구맥은 안, 후음(候陰)[11]을 주관하는데 촌구맥이 성대하면 음기의 편승을 나타내어 내한증(內寒證)이 되고 촌구맥이 허소하면 음기의 편허를 나타내어 내열증(內熱證)이 된다. 그러므로 『영추(靈樞)·금복(禁服)』에는 인영맥은 "성하면 열이 되고 허하면 한이 되고 긴장되면 통증이나 비증이고, 크면 때로는 심하고 때로는 덜하다"[12]라고 하였고, 촌구맥은 "성하면 창만·한중·식불화하고, 허하면 열중·출미·소기·요색변 등이 나타나고, 긴장되면 통증과 비증이고, 중간이 한번씩 쉬면 때로는 아프고 때로는 그친다"[13]라고 하였다.

(3) 병정의 경중 및 그 예후의 판단

『영추(靈樞)·종시(終始)』『영추(靈樞)·금복(禁服)』『영추(靈樞)·맥도(脈度)』 중에는 촌구 인영맥의 성대함이 네 배 이상이었을 때 모두 위중한 병증을 나타내어 "인영이 4배라는 것은 크고 빠른 것으로 일양이

9) 肺手太陰之脈, …… 盛者寸口大三倍于人迎, 虛者則寸口反小于人迎也.
10) 양의 증후(證候).
11) 음의 증후(證候).
12) 盛則爲熱, 虛則爲寒, 緊則爲痛痺, 大則乍甚乍間.
13) 盛則脹滿, 寒中, 食不化, 虛則熱中, 出糜, 少氣, 溺色變, 緊則痛痺, 代則乍痛乍止.

라고 한다. 일양은 외격이 되어 죽지 치료할 수 없다. …… 촌구가 4배라는 것은 내관이라고 한다. 내관이라는 것은 크고 빠른 것이니 죽지 치료할 수 없다. 인영과 태음맥(촌구맥)이 모두 4배 이상 성하면 관격이다. 관격이 되면 (생의) 시간이 짧다"[14]라고 하였다. 필자는 일찍이 여러 명의 병이 위급한 환자 중에서 이러한 맥상을 진단했었다. 이외에 『영추(靈樞)·논질진척(論疾診尺)』과 『영추(靈樞)·오색(五色)』 중에 모두 "사람의 병은 그 촌구맥과 인영맥의 대소가 같은 것과 부침이 같은 것은 병이 낫기 어렵다"[15]라고 제시되어 있고, 『영추(靈樞)·동수(動輸)』에는 "따라서 양병에 양맥이 작은 것은 역이요, 음병에 음맥이 큰 것도 역이다"[16]라고 이른다.

(4) 병세(病勢)의 진퇴(進退) 판단

『영추(靈樞)·오색(五色)』에는 인영·촌구맥을 짚어 병세의 진퇴를 판단한다고 제시되어 있는데, "그 맥을 잡아서 매끄럽고, 작고 긴장되면서 가라앉는 것은 병이 더 심해지고 있는 것으로 병이 안에 있다. 인영의 기가 크고 긴장되면서 뜨는 것은 그 병이 더 심해지고 있고, 밖에 있는 것으로, 그 맥이 뜨고 매끄러우면 병이 매일 진행되는 것이다. 인영이 가라앉고 매끄러운 것은 병이 매일 감소되는 것이다. 촌구가 매끄러우면서 가라앉으면 병이 매일 진행되는 것으로 안에 있다. 인영맥이 매끄럽고 성하면서 뜨는 것은 그 병이 매일 진행되는 것으로 밖에 있다"[17]라고 하였다.

3. 침구 치료 중 촌구·인영맥의 지도(指導)작용

촌구·인영맥의 진단으로 경맥의 병변, 경맥의 허실, 질병의 성질 및

---

14) 人迎四倍者, 且大且數, 名曰溢陽, 溢陽爲外格, 死不治. …… 寸口四倍者, 名曰內關, 內關者, 且大且數, 死不治. / 人迎與太陰脈口俱盛四倍以上, 名曰關格, 關格者與之短期.

15) 人病, 其寸口之脈與人迎之脈大小等及其浮沈等者, 病難已也.

16) 故陽病而陽脈小者爲逆, 陰病而陰脈大者爲逆.

17) 切其脈口, 滑小緊以沈者, 病益甚, 在中. 人迎氣大緊以浮者, 其病益甚, 在外. 其脈口浮滑者, 病日進. 人迎沈而滑者, 病日損. 其脈口滑以沈者, 病日進, 在內. 其人迎脈滑盛以浮者, 其病日進, 在外.

병의 경중을 판단할 수 있기 때문에 임상에서는 맥진의 결과를 근거로 하여 침구 치료 원칙을 확정하고, 아울러 침구 치료도 직접 이끌어 낼 수 있다. 동시에 맥상의 변화를 통해 치료 효과도 검증(檢證)할 수 있다.

(1) 침구 치료 원칙의 확정 및 침구 방법의 지도

임상에서 의사가 환자를 치료할 때 촌구·인영맥의 맥상을 비교하여 병위 및 경맥의 "성(盛)·허(虛)·한(寒)·열(熱)"을 판단한다. 그 후에 "성하면 사하고 허하면 보하고 열증이면 빨리 발침하고 한증이면 유침하고 혈이 꺼져 있으면 뜸을 뜨고 허하지도 실하지도 않으면 그 경락을 취한다"[18]라는 『영추(靈樞)·경맥(經脈)』의 치료 원칙을 근거로 하여 치료를 진행시킨다. 그 구체적인 보사(補瀉) 방법 역시 촌구·인영맥의 비교에 의해서 정한다. 예로 『영추(靈樞)·종시(終始)』에는 "인영이 한 배 성하면 족소양을 사하고 족궐음을 보하되 두 번 사하고 한 번 보하는데, 하루에 한 번 취한다. 반드시 문질러서 반응을 살피고 취할 곳을 소통시키면 기가 조화되어 이에 그치게 된다. …… 촌구가 한 배 성하면 족궐음을 사하고 족소양을 보하는데 두 번 보하고 한 번 사하되 이틀에 한 번 취한다. 반드시 문질러서 반응을 살피고, 취하는 곳을 소통시키면 기가 조화되어 그치게 된다. ……"[19], "음이 성하고 양이 허하면 먼저 그 양을 보하고 뒤에 그 음을 사하여 그것을 조화시킨다. 음이 허하고 양이 성하면 먼저 그 음을 보하고 이후에 그 양을 사하여 조화시킨다"[20], "음양은 서로 이동하지 않고, 허실은 서로 뒤집어지지 않으니 그 경락을 취한다"[21]라고 이른다. 문(文) 중의 '음(陰)'·'양(陽)'은 모두 촌구·인영맥을 가리켜 말한 것이다. 그 중의 '성'·'허'는 일반적으로 '실증(實證)'·'허증(虛證)'을 가리키는 것이 아니라 촌구·인영 맥상

18) 盛則瀉之, 虛則補之, 熱則疾之, 寒則留之, 陷下則灸之, 不盛不虛以經取之.
19) 人迎一盛, 瀉足少陽而補足厥陰, 二瀉一補, 日一取之, 必切而驗之, 踈取之上, 氣和乃止. …… 脈口一盛, 瀉足厥陰而補足少陽, 二補一瀉, 二日一取之, 必切而驗之, 踈而取之上, 氣和乃止. ……
20) 陰盛而陽虛, 先補其陽, 後瀉其陰而和之. 陰虛而陽盛, 先補其陰, 後瀉其陽而和之.
21) 陰陽不相移, 虛實不相傾, 取之其經.

의 비교를 가리켜 말한 것이다. 예로 『영추(靈樞)·종시(終始)』에는 "소기라는 것은 촌구와 인영이 모두 적은 것이지, 척촌을 가르킨 것이 아니다. 이와 같은 자는 음양이 모두 부족하여 양을 보하면 음이 고갈되고, 음을 사하면 양이 이탈된다. 이와 같으면 맛이 단 약으로 치료하되 한 제에 이르도록 마시지 않는다. 이와 같은 자는 뜸을 뜰 수 없는데, 낫지 않는다고 사하게 되면 오장의 기가 허물어지게 된다"22)라고 이르는데, 소기(少氣)는 단지 허증에 속하지만 침이나 뜸을 사용하여 보사해서는 안 되고 반드시 감약(甘藥)으로 조화시켜야 한다.

족소양담경(足少陽膽經)을 예로 들면 환자가 병이 담경에 나타났을 때 촌구·인영 두 맥을 짚을 수 있다. 인영맥이 촌구맥보다 한 배가 크면 '성'이 되는데 마땅히 먼저 표리(表裏)가 되는 간경(肝經)을 보하여 음경의 정기(正氣)는 보하고 이후에 담경을 사하여 양경의 사기(邪氣)를 제거함으로써 조화시킨다. 아울러 "열즉질지(熱則疾之)"23)의 법을 운용하여 얕게 찌르고 유침(留鍼)시간을 적게 한다. 인영맥이 촌구맥보다 한 배 작으면 즉 '허'가 되는데 마땅히 먼저 담경을 보하고 이후에 간경을 사한다. 아울러 "한즉유지(寒則留之)"24)의 법을 운용하여 오래 유침시켜서 양기를 회복시킨다. 인영과 촌구맥을 비교했으나 '성'·'허'의 기준을 확정하지 못하면 즉 "불성불허(不盛不虛)"가 되는데, 그 병변의 설명은 표리경 혹은 타경맥과 연관시킬 수 없으므로 단지 본경(本經)을 보사하면 된다.

(2) 치료 효과의 검증

『영추(靈樞)·구침십이원(九鍼十二原)』에는 "자침의 요점은 기가 이르러야 효과가 있는데, 효과에 대한 믿음이 바람이 구름에 부는 것과 같

---

22) 少氣者, 脈口, 人迎俱少而不稱尺寸也. 如是者, 則陰陽俱不足, 補陽則陰竭, 瀉陰則陽脫. 如是者, 可將以甘藥, 不可飮以至劑. 如此者弗灸, 不已者因而瀉之, 則五臟氣壞矣.

23) 침 치료 원칙의 하나. 열사(熱邪)가 왕성한 실열증(實熱證)의 경우 열사를 몰아내는 것이 원칙인데, 호침을 얕게 찔렀다가 빨리 빼는 수법을 쓰며 간혹 삼릉침을 써서 피를 빼기도 한다.

24) 침 치료 원칙의 하나. 한사(寒邪)가 있는 내한증(內寒證)의 경우 양기(陽氣)를 돋우게 하는 것이 원칙인데, 깊게 찔러 유침시키는 수법을 쓴다.

고, 밝기가 푸른 하늘과 같다"[25]라고 이르는데, 그 중 "기지(氣至)"는 맥상의 변화를 가리키는 것이다. 『영추(靈樞)·종시(終始)』에는 이러한 해석이 있다. "소위 기가 이르러야 효과가 있다는 것은 사하면 더 허해지고 허하다는 것은 맥의 크기는 그전과 같으나 견고하지 못한 것이다. 견고함이 전과 같은 것은 효과가 그 전을 말할 수 있으되 병이 아직 제거되지 않은 것이다. …… 따라서 보하면 실해지고 사하면 허해지며 통증이 비록 침을 따르지는 않지만 병은 반드시 쇠퇴하여 제거된다."[26] 이는 맥상의 변화를 통해야 치료 효과를 이해할 수 있다는 것을 설명한 것인데, 단지 맥상이 정상이 되었을 때 질병도 비로소 완전히 낫게 된다는 것을 밝히고 있다.

촌구와 인영 맥진법은 침구 임상에 있어서 모두 중요한 지도 작용이 있는데, 이에 대해 필자는 임상에서 깊은 체험이 있었다. 예로 여환자가 양측견배(兩側肩背) 및 전비내측요측전연(前臂內側橈側前緣)에 통증이 2개월여 있었고 날마다 심해지고 밤에 불면(不眠)을 호소했는데 여러 방법으로 치료해 보았으나 여전히 낫지 않았다. 전비통(前臂痛)을 조사해 보니 수태음폐경(手太陰肺經)이 순행하는 곳이고 아울러 견배통(肩背痛)이 있으므로 병은 폐경에 속한다. 촌구맥은 현긴(弦緊)하며 힘이 있고 인영맥은 약하며 어렵게 잡혔다. 수태음경의 '성'함을 설명한 것이므로 먼저 곡지(曲池)·합곡(合谷)을 보하고 이후에 척택(尺澤)·열결(列缺)을 사하는데 30분 정도 유침시키고 견부(肩部)에 발관법(拔罐法)을 더했다. 침을 뺀 후에 진단해 보니 인영맥은 현저히 강해지고 촌구맥은 비교적 완화되었다. 두번째 진료시 환자는 스스로 통증이 현저히 좋아졌다고 말했고 촌구와 인영맥을 짚어 보니 강약이 서로 알맞게 되었다. 앞의 법을 한 차례 더 실시하니 나았다.

---

25) 刺之要, 氣至而有效, 效之信, 若風之吹雲, 明乎若見蒼天.

26) 所謂氣至而有效者, 瀉則益虛, 虛者脈大如其故而不堅也, 堅如其故者, 適雖言故, 病未去也. …… 故補則實, 瀉則虛, 痛雖不隨鍼, 病必衰去.

4. 체득

『내경(內經)』에는 촌구 맥진법, 촌구 인영 맥진법, 삼부구후(三部九候) 맥진법이 있는데 침구를 배우고 가르치는 데 있어서는 물론이고, 임상에 있어서도 대부분 단지 촌구 맥진법만을 사용하고 있으니 필자가 보기에 타당(妥當)하지 못한 것 같다.

촌구 맥상은 주로 오장 육부의 기의 성쇠 변화를 반영하고 있음을, 『내경』을 자세히 읽어보면 어렵지 않게 볼 수 있다. 예로 『소문(素問)·오장별론(五藏別論)』에는 "기구가 어찌 홀로 오장을 주관하는가? …… 위는 수곡의 바다요, 육부의 큰 원천이다. 오미가 입으로 들어오면 위에 저장되어 오장의 기를 기르고 기구 또한 태음이다. 이런 이유로 오장육부의 기미는 모두 위에서 나오고 변화는 기구에 드러난다"[27]라고 이른다.

경맥의 병변이 아직 장부에 미치지 못했을 때 단지 촌구맥만을 진단한다는 것은 경맥의 성쇠 변화를 판단하는 데 매우 어렵기 때문에 침구의 치료 효과에도 영향을 준다. 만약 촌구 인영 맥진법을 채용(採用)할 것 같으면 오장 육부와 십이경맥의 음양 성쇠 변화가 마음에 명백히 판단될 것이다. 당연히 임상에 있어서도 역시 의사는 병의 정황을 묻지 않을 수 없다. 그러나 맥상에 의지하여 진단과 치료를 할 때는 반드시 먼저 환자가 경맥에 병후를 지니고 있는지 보고 다시 촌구·인영 맥상을 비교하여 지도로 삼아 침구 치료를 진행해야 비로소 아주 좋은 효과를 얻을 수 있다.

"재심이료, 지하난명(在心易了, 指下難明)"[28]이라는 맥진 방법에 기인하면 문중(文中)에 제시된 맥상의 배수문제(倍數問題)는 임상의 부단한 모색(摸索) 및 종합적인 귀납(歸納)으로 비로소 체득할 수 있다. 필

27) 氣口何以獨爲五臟主? …… 胃者水穀之海, 六腑之大源也. 五味入口, 藏于胃以養五臟氣, 氣口亦太陰也, 是以五臟六腑之氣味, 皆出于胃, 變見于氣口.

28) 마음, 즉 직접 맥을 짚어 보지 않고 이론상으로는 생각하기 쉬우나 손가락, 즉 직접 맥을 짚어 보고 판단하기는 어렵다.

자가 잠깐 동안 손가락에 감응(感應)된 맥의 폭, 너비, 박동력(搏動力)의 정도(程度)로써 '대(大)'·'소(小)'를 판단했을 때 빈도가 빠르고 또한 움직임이 있으나 일정하지 않은 것이 '조(躁)'가 된다. 촌구·인영맥의 진단법 문제에 관해서는 또한 동도(同道)들이 함께 깊이 살피기를 바란다.

역자 권충경 / 교정 하수연

원 저 : 중국침구 1996년 2기(96332048)
寸口人迎脈診法在鍼灸臨床中的作用初探
주제어 : 침구요법(鍼灸療法) / 맥진 / 맥진부위(脈診部位) / 경락변증(經絡辨證)

맥상도의 영역 지표와 시간 지표의 전형 상관 분석

上海市第一人民醫院

張鏡人·楊天權·鄭秀春·孫瑾

맥박파의 영역 지표는 해파폭치 M_1~M_8과 초상각 P_1~P_8을 포함하여 모두 16개항을 제시하고 맥박파의 시간 지표는 맥상형태 X_{11}, 운동탄성 지표 M_1, H_5와 혈관 외주 저력 지표 N, H_1, H_2 등 모두 6항의 지표를 포함한다. 이러한 지표간에는 내재 관계를 갖추고 있는가? 해파폭치와 초상각의 생리학적 의의는 어떠한가? 이러한 문제의 답을 위하여 이 글은 129례의 수검자의 맥박파의 영역 지표와 시간 지표에 대하여 전형 상관 분석을 시행하였다.

1. 맥상과 방법

이 글은 수검자 129례를 진단하였다. 그 중 남자는 56명이고 여자는 73명, 연령은 23~96세로 평균 45.03±15.35세이다. 모든 수검자는 상해 의료 기계 연구소에서 연구 제작한 MX-3형 맥상의측록맥도(脈象儀測錄脈圖)를 사용하였고, 맥도 수축기 시간(脈度收縮期時間) S, 중파 진영의 1차 소유 시간 T_0 및 운동 경도 지표 M_1, H_5와 외주 저력 지표 H_1, H_2, N 수치를 계산하였다. 그 계산 방법은 문헌에 나타냈다. 영역 분석 소프트웨어를 응용하여 매 경우의 맥상도에 대하여 8차의 해파폭치 M_1~M_8과 초상각 P_1~P_8을 계산한 뒤에 SAS 소프트웨어를 이용하여 맥도의 시간 지표와 영역 지표에 대하여 전형 상관 분석을 진행했다.

2. 결과

(1) 두 가지 조건 집단 간의 상호관계

맥도 지표는 시간지표(時間指標)와 해파폭치(諧波幅値)지표, 시간 지표와 해파 초상각, 해파폭치와 초상각 사이의 3종 지표 집단 내부의 상관관계가 있다.

① 맥도 시간 지표와 해파폭도간의 상호관계. 표1을 참고한다.

표1. 맥도 시간 지표와 해파폭치간의 상관 계수

	시 간 지 표					
해파폭치	맥도형태	M	N	H_1	H_2	H_5
M_1	0.2338**	0.1337	0.3341**	0.3364**	0.1310	-0.2132*
M_2	0.2263*	0.1579	0.3200**	0.3235**	0.0747	-0.2360**
M_3	0.1569	0.1519	0.2280**	0.2304**	-0.1371	-0.1511
M_4	0.1075	0.0307	0.1758*	0.1808*	-0.1479	-0.0793
M_5	-0.4079**	-0.3332**	-0.4639**	-0.4583**	-0.2901**	0.1389
M_6	-0.2359**	-0.2494**	-0.2613**	-0.2544**	-0.2459**	0.0788
M_7	-0.3434**	-0.2485**	-0.4562**	-0.4568**	-0.0492	0.0717
M_8	-0.2256*	-0.2320**	-0.2599**	-0.2560**	-0.1067	0.0539

㉠ 위의 표에서 *는 $P<0.05$이고, **는 $P<0.01$이다. 이하 같다.

㉡ 맥도 형태가 현맥(弦脈)이 아닌 것은 0이 되고, 현맥에서 현 1, 2, 3의 세 종류의 형태로 나뉜다. 이하 같다.

② 맥도 시간 지표와 해파 초상각 사이의 상호관계. 표2를 참고한다.

표2. 맥도 시간 지표와 해파 초상각간의 상관 계수

	시 간 지 표					
해파초상각	맥도형태	M	N	H_1	H_2	H_5
P_1	0.0112	0.0861	0.1855*	0.1895*	0.0253	-0.2007*
P_2	-0.0817	-0.0168	-0.0953	-0.0942	-0.0702	-0.0154
P_3	-0.4570**	-0.3282**	-0.5604	-0.5602**	-0.2209*	0.2609**
P_4	-0.3889**	-0.2624**	-0.4841**	-0.4805**	-0.3374	0.1544
P_5	-0.2662**	-0.1208	-0.3286**	-0.3608**	0.0392	0.0560
P_6	0.2843**	0.1203	0.2744**	0.2753**	-0.0263	-0.0320
P_7	-0.0634	-0.0309	-0.0748	-0.0765	-0.1000	0.0834
P_8	0.1245	0.0367	0.1731	0.1777	0.0093	0.0329

③ 맥도 해파폭치와 초상각 사이의 상호관계.

표3. 해파폭치와 초상각사이의 상관 계수

해파폭치	P_1	P_2	P_3	P_4	P_5	P_6	P_7	P_8
M_1	0.8195	0.0088.	-0.7541	-0.2002	-0.5678	0.2228	0.1887	0.1482
M_2	0.9440**	0.0642	-0.6696**	-0.1923**	-0.5316**	0.1244	-0.2664**	0.0938
M_3	0.7162**	0.1572**	-0.2418**	-0.3349**	-0.4427**	0.0722	-0.2086**	0.0886
M_4	0.6123**	0.0783	-0.3371**	-0.1250*	-0.4219**	0.1374*	-0.1358*	0.0680
M_5	0.4210**	0.1146*	0.4906**	0.3113**	0.2197*	-0.3782**	-0.3240**	-0.0365
M_6	0.7347**	0.0812	-0.0480	0.1378*	-0.1238**	-0.1588**	-0.3222**	0.1348*
M_7	0.0595	0.0311	0.5654**	0.4500**	0.6821**	-0.6015**	-0.2308**	-0.3200**
M_8	0.5651**	0.0555	-0.0032	0.1356*	0.0137	-0.1758**	-0.2837**	-0.0221

(2) 전형 상관 계수 및 그 현저성

① 맥도 시간 지표와 해파폭치간의 전형 상관 분석

먼저 총체적인 분석을 하면 제1전형 상관 계수 $r_1 = 0.7938$, $P < 0.0001$을 얻는데 대단히 현저한 의의가 있다. 그러므로 해파폭도치와 맥도 시간 지표 사이에는 일정한 관계가 존재한다.

② 맥도 시간 지표와 해파 초상각사이의 전형 상관 분석

먼저 총체적 분석을 하면 제1전형 상관 계수 $r_1 = 0.6787$, $P < 0.0001$을 얻는다. 대단히 현저한 의의가 있다. 그러므로 해파 초상각과 맥도 시간 지표 사이에는 일정한 관계가 있다.

③ 맥도 해파폭치와 초상각 사이의 전형 상관 분석

먼저 총체적 분석을 하면 제1전형 상관 계수 $r_1 = 0.9977$, $P < 0.0001$을 얻는데 대단히 현저한 의의가 있다. 그러므로 해파폭치와 초상각 사이에는 현저한 관계를 드러낸다.

(3) 제1전형 변량과 그 계수에 대하여

① 해파폭치의 8가지 변량 $M_1 \sim M_8$과 맥도 6가지의 시간 변량을 선형 조합을 통하여 종합하면 단순 변량 U와 V를 이룬다. 제1전형 변량을 U_1과 V_1으로 하고, 계수에 대한 계산을 하여 구한다.

$$U1 = 0.8094M1 + 0.1656M2 + 0.808M3 - 0.5943M4 - 0.0758M5 - 0.7365M6 - 0.2877M7 - 0.0220M8$$

$$V_1 = 0.0964\times-0.1400M+3.0561N-1.9408H_1-0.2972H_2-0.1036H_5$$

상술한 제1전형 변량 U_1, V_1 사이의 상관 계수 r_1은 제1전형 상관 계수가 된다. 상술한 U_1과 V_1에 따라 보면 각각 초기 변량의 전형 변량에 대한 기여도 차이는 각각 다르다는 것을 알 수 있다. 부하량(즉, 상응하고 표준화된 전형 계수)이 크면 클수록 기여도도 크다.

㉠ U_1을 조성하는 8개의 변량 $M_1 \sim M_8$ 중에서 M_3, M_6의 부하량이 비교적 큼으로써 이 3종의 해파폭치에서 U_1의 대소 변화에 대하여 결정적인 작용을 일으킨다.

㉡ V_1을 조성하는 6개의 초기 변량 중에서 N과 H_1의 부하량이 비교적 큼으로써 V_1의 대소 변화에 대하여 결정적인 작용을 일으킨다.

② 해파 초상각의 8개 변량 $P_1 \sim P_8$과 맥도의 6가지 시간 변량은 선형 조합을 통하여 종합하면 단순변량 A와 B를 이룬다. 계수에 대한 계산을 하여 구한다.

$$A = -0.2195P_1 + 0.0519P_2 - 0.9612P_3 - 0.6052P_4 + 0.2344P_5 - 0.0818P_6 - 0.1042P_7 - 0.1473P_8$$

$$B = 0.1881\times\text{맥도 형태} - 0.2848M + 2.7873N - 1.7932H1 + 0.0663H_2 + 0.0006H_3$$

상술한 제1전형 변량 A_1과 B_1 사이의 상관 계수 r_1은 제1전형 상관 계수가 된다. 위의 식에서 A와 B에 따라서 보면,

㉠ A_1을 조성하는 8개의 변량 중에 P_3, P_4의 부하량이 비교적 큼으로써 A의 대소 변화에 대하여 결정적인 작용을 한다.

㉡ B_1을 조성하는 6개의 초기 변량 중에서 N과 H_1의 부하량이 비교적 큼으로써 B_1의 대소 변화에 대하여 결정적인 작용을 일으킨다.

③ 해파폭치의 8개 변량 $M_1 \sim M_8$과 초상각의 8개 변량 $P_1 \sim P_8$은 선형 조합을 통하여 종합하면 단순 변량 C와 D를 이룬다. 시간 계수의 계산을 통하여 구한다.

$$C = -0.2059M1 + 1.2133M2 - 0.0171M3 - 0.0058M4 - 0.0512M5 + 0.0060M6 + 0.0020M7 + 0.0001M8$$

$$D = 0.8006P1 - 0.0021P2 - 0.345P3 + 0.0860P4 - 0.0309P5 + 0.0033P6 + 0.0021P7 - 0.0038P8$$

상술한 제1전형 변량 C1과 D1사이의 상관 계수 r1은 제1전형 상관 계수가 된다 .위의 식의 C1과 D1을 따라서 보면,

㉠ C1을 조성하는 8개의 변량 중에 M2와 M1의 부하량이 비교적 큼으로써 C1의 대소 변화에 대하여 결정적인 작용을 일으킨다.

㉡ D1을 조성하는 8개의 변량 중에서 P3, P1의 부하량이 비교적 큼으로써 D1의 대소 변화에 대하여 결정적인 작용을 일으킨다.

3. 토론(討論)

(1) 맥도 시간 지표와 해파폭도, 초상각 사이의 전형 상관

본문에서 사용한 맥도 시간 지표는 필자와 복단(復旦)대학 응용역학과에서의 과학 연구 성과 “선형화 맥박파 이론은 중의 장상 연구에 응용한다”에 기초한다. 선형화 이론은 생물 역학의 이론에 속한다. 그것은 공학적으로 유체 운동 상태의 특징을 연구하는 하나의 가설이다. 이러한 가설에 근거하여 2개의 매개변수를 나타냈다. 하나는 동맥 탄성과 관계가 있고, 다른 하나는 혈관 외주 저력과 관계가 있다. 선형화 이론 연구를 통하여 밝혀진 것은,

㉠ 좌심실 수축 시간(LVET) 중에서 맥박파는 상완 동맥 부위에서 진동하고(제1단봉파) 제2차 LVET(제1쌍봉파)가 길면 길수록 주파(主波)의 진동수는 많아진다.

㉡ 요골동맥도(橈骨動脈圖)의 중파는 하나의 매우 민감한 특징 파형이다. 그것의 고도(高度)는 상완 동맥의 끝점의 반사계수(反射系數)가 증가함에 따라 증가한다. 곧 중박전파(重搏前波) 고도(高度)가 높으면 높을수록 반사 계수도 높아지고 저항력도 커진다.

㉢ 중박전파(重搏前波)의 폭은 동맥의 순응성이 증가함에 따라 감소한다. 곧 중박전파(重搏前波)는 폭이 크면 클수록 동맥 순응성은 감소한다. 상완 동맥의 탄력성이 적으면 적을수록 주파(主波)의 진동 횟수는 더욱 많아진다. 이것은 LVET의 연장 결과와 일치한다. 실험과 임상 연구를 통하여 위의 이론과 방법이 정확함을 증명하였고, 이 과제는 맥박파 연구의 새로운 경로를 개척한 효시가 되었다.

전형 상관을 통하여 맥도 시간 지표 집단과 해파폭치와 초상각 지표 집단 사이에는 모두 현저한 상관이 있음을 나타내었고, 해파폭치를 응용하여 동맥 탄성의 특징과 외주저력 및 중의(中醫) 맥상의 지표가 생물 역학과 생리학의 기초임을 판별하였고, 해파초상각(諧波初相角)을 응용하여 동맥 탄성 특징과 외주 저력 및 중의 맥상학의 지표가 또한 생물 역학과 생리학의 기초가 된다는 것을 판단하였다.

(2) 맥도 시간 지표 해파폭치간의 상호관계

표1에 의하면 해파폭치 M_1, M_2와 맥도 형태는 정비례 관계가 있음을 나타낸다. 곧, M_1, M_2 값이 크면 클수록 맥도는 현상을 나타낸다. M_5, M_6, M_7, M_8과 맥도 형태는 반비례 관계를 나타내는데, 곧 $M_5 \sim M_6$이 크면 클수록 맥도의 현상(弦象)은 비교적 가벼워진다. 동맥경도지표(動脈硬度指標) M과 해파폭치 $M_5 \sim M_8$은 (－)관계를 나타내는데 M이 크면 클수록 $M_5 \sim M_8$은 작아진다. 동맥 외주조력(外周阻力)지표 N과 H_1 값이 크면 클수록 해파폭도 $M_1 \sim M_4$ 값은 커진다.

(3) 맥도 시간 지표와 해파초상각 사이의 상호관계

표2를 보면 해파초상각 P_3, P_4, P_5와 맥도 형태 (－)관계를 나타내는데 P_3, P_4, P_5 값이 크면 클수록 맥도의 현상(弦象)은 작아진다. $P_3 \sim P_4$ 값이 크면 클수록 동맥 경도 지표 M 값은 작아지고, P_3, P_4, P_5 값이 커질수록 동맥 외주 조력 지표 N과 H_1의 값은 작아진다.

(4) 초기 변량의 전형 변량에 대한 작용 문제

① 초기 변량 M_3, M_1과 M_6의 부하량이 비교적 크기 때문에 이 세 종류의 해파폭치가 전형 변량 U의 대소에 대하여 결정적인 작용

을 한다.

② 초기 변량 - 시간 지표 중의 N과 H_1의 부하량이 비교적 크기 때문에 이 두 가지의 외주 조력 지표 N과 H_1은 전형 변량 V_1의 대소에 대하여 결정적인 작용을 한다.

③ 초기 변량 - 해파 초상각 P_3, P_4의 부하량이 비교적 크기 때문에 전형 변량 A_1의 대소에 대하여 결정적인 작용을 한다.

④ 해파폭치와 초상각의 양대 조건 집단의 전형 상관에 있어서 해파폭치 M_2와 M_1은 전형 변량 C_1의 대소에 대하여 결정적인 작용을 한다. 해파초상각 P_3, P_1은 전형 변량 V_1의 대소에 대하여 결정적인 작용을 한다.

⑤ 전형 상관은 한 원인 집단과 다른 원인 집단간의 관계를 연구하는 일종의 다원적인 통계 방법이다. 수학적으로 설명하면, 변량 집단간의 관계를 연구하는 방법이다. 전형 상관 분석은 단순 상관과 다원적인 상관의 확장으로 이러한 분석 방법의 창립은 두 가지 변량 집단간의 상관관계를 총체적으로 연구하도록 했고, 새로운 변량을 찾아서 의학 응용에 제공하는 것을 가능하게 하였다. 이 글은 이 방법을 이용하여 맥박파 해파폭치와 초상각과 시간 지표간의 관계 및 해파폭치와 초상각의 관계를 연구했다. 상술한 세 가지의 조건 집단의 제1전형 상관계수는 모두 현저한 의의가 있고, 맥박파 영역 지표 - 해파폭치와 초상각의 맥상과 동맥경화, 외주 저력의 지표를 판별하고, 생물 역학과 생리학의 기초가 됨을 제시하였다.

역자 우현수 / 교정 하수연

원 저 : 요녕중의잡지 1995년 9기(95209393)
脈象圖頻域指標和時域指標的典型相關分析

요 점 : 본문은 전형 상관 분석(한 조건 집단과 다른 조건 집단 간의 관계를 연구하는 일종의 다원적인 통계 방법)을 이용하여 129가지 사례의 수검자의 맥박파의 해파폭치(諧波幅值) M1～M8과 초상각(初相角) P1～P8과 시간 지표(M, H5, N, H1, H2, 막상 형태)의 관계 및 해파폭치와 초상각의 관계를 연구했다. 상술한 세 가지의 원인 집단의 제1전형 상관 계수(0.6787～

0.9977)는 모두 현저한 의의($P < 0.0001$)가 있고 맥박파 영역 지표 - 해파 폭치와 초상각이 맥상과 동맥경화, 외주조력(外周阻力)의 지표가 되고 생물 역학과 생물학의 기초가 된다 - 를 제시했다.

주제어 : 맥상도(脈象圖) / 영역지표(領域指標) / 시간지표(時間指標) / 전형상관분석(典型相關分析)

일본 『상한론』파의 복진과 중의 변증의 비교 연구

上海中醫學院 何新慧
指導 柯雪帆·費兆馥·孫漢鈞

중의(中醫) 복진(腹診)은 중의 진단의 중요한 내용의 하나로 『내경(內經)』·『난경(難經)』 및 『상한잡병론(傷寒雜病論)』에서 기원하는데, 『상한잡병론』 중에는 복진의 내용이 비교적 풍부하여 이미 처음부터 규모를 갖추었다. 일본 한방 의학 복진 유파의 하나 - 『상한론』파의 복진은 곧 이로부터 발전, 형성되어 지금까지 연용(延用)되었는데, 일본 한방 의학의 임상·진단·치료 중에 매우 중요한 작용을 야기하였다. 중의의 복진이 우리나라 중의 임상 변증(辨證) 중에 차지하는 비중이 비교적 작은 것을 감안하여 총결 정리하고 비교적 완전한 실용적 중의 복진법이 되도록 하기 위해 필자는 일본 『상한론』파의 복진 이론과 조작 방법을 조사하고, 중의 임상에서 544건(件)의 환자에 대해 복진을 진찰하고, 아울러 진찰 결과 및 우리나라 현재의 중의 임상 변증 결과를 비교 분석하여, 일본 『상한론』파의 복진의 일부 복후(腹候)의 중의 변증 의의에 대하여 초보적인 견해를 제시하였다.

1. 일반 자료

본 조(組)의 544건은 모두 중의 변증의 명확성을 위해 치료에 일정한 치료 효과가 있는 사람으로 하였고, 이 밖에 어떠한 조건의 제한도 두지 않았다. 그 중 남성이 256건, 여성이 288건이고, 연령은 15~20세

10건, 21~30세 58건, 31~40세 136건, 41~50세 112건, 51~60세 120건, 61~70세 71건, 70세 이상은 37건이다. 544건 중 내과 병은 480건, 부인과 병은 60건, 외과 병은 4건이고, 병의 종류는 25개의 중의 증후(證候), 70여 개의 현대 의학 병의 종류와 관련되었다.

2. 복진 방법 소개

복진 진찰을 하기 전 환자를 눕게 하고, 양다리를 평행하게 펴게 하고, 차분하고 느슨한 자세를 취하게 하고, 의사는 환자의 우측에 선다. 아래의 몇 개 항목으로 차례대로 진찰한다.

복력(腹力) 측정 : 의사가 손바닥과 손가락을 가지런히 펴고, 전체 손바닥을 환자의 복부에 바싹 붙이고, 차츰차츰 'の'자(字)의 형태를 갖추고 누르는데, 누르면서 복부의 장력(張力)을 체득(體得)한다. 복력의 등급은 5등급으로 나누는데, 연(軟)한 것에서 경(硬)한 것까지 순서에 따라 연·편연(偏軟)·중등(中等)·편실(偏實)·실(實)이라 하고, 더러는 복력측정기(스스로 연구 제작함)를 써서 복력의 등급을 측정한다.

흉협고만(胸脇苦滿) 진찰 : 흉협은 늑골궁하연(肋骨弓下緣) 부위를 가리킨다. 복진시 유두(乳頭)와 제(臍)의 연선(連線)과 늑골궁하연의 교차점의 바로 아래 부위에서, 식(食)·중(中)·무명(無名)의 3개의 손가락을 써서 흉곽벽(胸廓壁)을 따라 유두 방향을 향하여 밀어 누르거나, 또는 아래로 누르거나, 아울러 좌우로 위치를 바꾸면서 밀어 누른다. 예를 들어 동통(疼痛)이 있거나 혹은 동반하는 저항물이 있거나, 혹은 비교적 심한 불편한 감이 있는 것을 곧 흉협고만(+)로 하고, 정도가 더 심한 것을 흉협고만(++)로 한다.

심하비경(心下痞硬)과 진수음(振水音) 진찰 : 검상돌기(劍狀突起) 아래에서 중완(中脘)에 이르기까지, 좌우로는 쇄골(鎖骨) 중선(中線)의 구역 내에서, 식·중·무명의 3개의 손가락을 함께 모아서 먼저 가볍게 나중에는 깊게 누른다. 예를 들어, 압통(壓痛)이 있거나 동반하는 저항물이 있는 것을 심하비경(+)로 하고, 정도가 더 심한 것을 심하비경(++)

로 한다. 상술한 부위에서 복벽을 쳐서, 예를 들어, 진수음이 들리는 것을 곧 진수음(+)로 하는데, 다만 환자가 최소한 2시간 내에는 식사나 물을 마시지 않은 상태에서 진찰해야 한다.

제방(臍旁), S결장, 회맹장 부위 압통점 진찰 : 제방은 제의 상·하·좌·우부, 제의 좌측 상·하부, 제의 우측 상·하부를 가리키는데, 각각의 거리는 제(臍) 이횡지처(二横指處)[1]이다. S결장 부위는 제와 좌측 장골전상극(腸骨前上棘)의 연선의 중점을 가리킨다. 회맹장 부위는 제와 우측 장골전상극의 연선의 중점을 가리키는데, 이 연선의 중점을 중심으로 하여 상·하·좌·우 이횡지처가 모두 압통이 발산하는 부위로 삼을 수 있다. 상술한 각 부위에서 중지를 이용하여 아래를 향해 누르는데, 가볍게 하다가 깊게 하여, 가볍게 눌렀을 때 곧 통증이 있는 것을 통증(+++)로 하고, 중간 정도 눌렀을 때 통증이 있는 것을 통증(++)로 하고, 깊게 눌렀을 때 비로소 통증이 있는 것을 통증(+)로 한다.

3. 진찰 결과 분석

(1) 복력과 증의 변증의 관계 : 137건의 환자의 복력을 표본으로 뽑아 측정하였는데, 복력측정기 측정수에 근거하여 등급을 나누었고, 증의 변증 결과와 대조하여 증의 변증 결과를 허증(虛證)·실증(實證)·허실협잡증(虛實夾雜證)의 3개의 형으로 나누었다. 137건의 복력과 허실 변증 대조 결과는 표1에서 보인다.

표1. 137건의 복력과 증의 허실 변증 상황 대조표

복 력	사 례 수	실증례(%)	허증례(%)	허실협잡증례(%)
연	50	9(18.0)	21(42.0)	20(40.0)
편 연	52	20(38.5)	4(7.7)	28(53.8)
중 등	22	8(36.4)	1(4.5)	13(59.1)
편 실	8	1(12.5)	0	7(87.5)
실	5	0	0	5(100)

1) 이횡지처(二横指處)는 손가락 두 개의 길이, 즉 1.5촌(寸)을 말한다.

표1에 따르면 복력이 연한 병의 사례 중에 허증의 출현 빈도가 가장 높고, 복력이 편연·중등의 병의 사례 중에 실증의 출현 빈도가 가장 높고[2], 복력이 편실·실한 병의 사례 중에 허실협잡증의 출현 빈도가 가장 높음을 볼 수 있다. 이 외에 308건의 손으로 복력을 측정한 병의 사례에 대하여 중의 허실 변증을 한 결과를 대조 분석하니, 또한 상술한 추세에 부합되었다.

(2) 흉협고만과 중의 변증의 관계 : 임상 진찰에서 흉협고만은 140건이 있었는데, 흉협고만이 우측에 발생한 것이 125건으로 89.3%를 차지하였고, 좌측에 발생한 것이 6건으로 4.3%를 차지하였으며, 양측에 발생한 것이 9건으로 6.4%를 차지하였다. 흉협고만이 각 증후 중에 출현한 비율은 협통증(脇痛證)이 가장 높았으며(74%), 그 나머지는 순서에 따라 음증(飮證)(48%)·황달(黃疸)(33%)·흉통(胸痛)(27%)·위완통(26%)·해수(咳嗽)(21%)였으며, 기타 증후 중에 흉협고만의 출현 비율은 모두 20%이하였다. 협통증 중에 흉협고만을 나타낸 환자의 그 변증형은 아래와 같다. 간담습열형(肝膽濕熱形) 중의 흉협고만 출현 비율은 88%이고, 간기울결(肝氣鬱結)·담실소설형(膽失疏泄形)은 64%이고, 간기울결·간혈어조형(肝血瘀阻形)은 58%이고, 단순한 간기울결형은 50%였다.

(3) 심하비경, 진수음과 중의 변증의 관계 : 임상 진찰에서 심하비경이 있는 것은 142건이었는데, 심하비경이 각 증후 중에 출현한 비율은 위완통이 가장 높았고(68%), 그 다음은 협통(30%)·황달(33%)·복통(22%)이고, 기타 증후 중에 심하비경의 출현 비율은 모두 20%이하였다. 심하비경을 나타낸 위완통 환자의 그 변증 형에는 간기범비(肝氣犯脾), 간기범위(肝氣犯胃), 비불통혈(脾不統血), 습열중조(濕熱中阻), 비허기체혈어(脾虛氣滯血瘀), 위음부족(胃陰不足) 등이 있었는데, 각 증형 중 심하비경의 출현 비율은 서로 비슷하여 모두 60~75% 사이에 있었다.

심하 부위에 진수음이 있는 47건 중, 심하비경을 동반한 것이 29건으로 62%를 차지하였다. 위궤양[3]·소화성 궤양·만성 위염 등의 병 중

---

2) 실증이 아니라, 실은 허실협잡증의 출현 빈도가 높다.

3) 원문에는 위두염(胃竇炎)으로 표기되었는데, 역자의 천박함으로 인해 정확한 표현을

에 진수음과 심하비경이 동시에 출현한 것은 88%에 도달하였다. 6건의 진수음이 있는 위하수(胃下垂) 환자중에 겨우 한 건만이 심하비경을 동반하였다. 진수음이 있는 두 건의 유문수종(幽門水腫)·게실(憩室)[4] 환자는 모두 심하비경을 동반하지 않았다. 47건의 진수음이 있는 환자를 변증하였는데, 습탁(濕濁)이 있는 것이 13건이고, 설태(舌苔)가 니(膩)한 것이 31건이었다.

(4) 제방, S결장, 회맹장 부위 압통점과 중의 변증의 관계 : 173건의 복부에 압통이 있는 환자는 부위가 제방, S결장, 회맹장 부위를 포괄하였는데, 합계하니 압통점의 수(數)가 301곳이 있었고, 이러한 압통점과 병증·증형의 관계는 표2에서 보인다.

표2. 173건의 압통점과 병증 혹은 증형의 관계

병증·증형	압통점 총빈수(사례)	제상부	제하부	제좌부	제좌하부	제우부	제우하부	S결장	회맹장 부위
충임기체혈어	46(31)	4	8	3	0	5	0	12	14
방광습열하주	10(4)	1	3	1	1	0	1	2	1
장옹	6(3)	1	0	0	0	0	2	0	3
설사, 이질	25(12)	4	5	2	0	5	0	4	5
위완통	93(51)	24	14	17	0	17	0	10	11
협통	32(20)	7	0	3	0	9	0	2	11
기타 병증	89(52)	14	15	12	2	19	0	12	15

표2에 따르면, 충임기체혈어형(衝任氣滯血瘀形)의 압통점은 제하부·S결장·회맹장 부위의 빈도수가 가장 높았고, 장옹(腸癰)의 압통점은 주로 회맹장 부위에 있었고, 위완통인 것은 제상부 압통의 빈도수가 가장 높았고, 협통증의 압통점은 제상부·제우부·회맹장 부위의 빈도수가 비교적 높음을 볼 수 있다.

할 수 없었으나, 문맥의 의미상 '위궤양' 정도가 적절한 것으로 보고 이러한 해석을 하였으니, 독자들은 참고하시거나 정확한 의미를 나름대로 찾아보시기 바란다.

4) 게실(憩室)은 소화 기관의 점막에 생기는 주머니 모양이나 띠 모양의 돌기(突起)를 말한다.

4. 토론

(1) 복력과 중의 허실 변증의 밀접한 관계 : 분석 비교한 결과에 따르면, 복력이 연한 것에는 허증이 많고, 복력이 편연 및 중등 중에는 실증이 많고, 복력이 연·편연·중등 중에서는 허실협잡증의 출현 비율이 서로 비슷하였고, 복력이 편실과 실중에는 허실협잡증이 많았는데, 단순한 허증은 나타나지 않았고, 복력이 실한 것에도 또한 단순한 실증이 나타나지 않았음을 알 수 있다. 복력의 측정이 비록 복부에 대한 허실로 판단되었으나 환자의 전신 상태에 대한 허실 변증 또한 매우 큰 참고 가치가 있다. 복벽의 저항은 전체 복벽의 긴장도를 기준으로 하였는데, 복벽 충실감 및 복벽 내피층, 복부 근육층의 저항, 내장의 저항을 드러내 보이는 내장 - 체벽의 반사가 합하여 구성되는 것이기 때문에 복진을 거쳐야 전신의 생리, 병리 상황을 이해 할 수 있다. 동시에 복력은 또한 사람의 체질을 반영하는데, 예를 들면 이전에 30명의 정상적인 건강한 사람에 대하여 복력을 측정하였는데, 복력이 편연인 것은 73%를 차지하고, 복력이 연한 것은 23%를 차지하였고, 중등인 복력은 4%를 점유하였다. 정상인의 복력은 편연을 위주로 하고, 연을 보이는 것은 체질이 비교적 약한 표현임을 볼 수 있다. 중등의 복력은 항상 장기간 체력적인 노동에 종사하거나 체력이 단련된 사람에게서 보이는데, 체력이 비교적 강한 상징이며, 소수의 복력이 편실한 것 또한 이런 상황에 속하나, 정상인은 복력이 실한 것을 보이지는 않았다. 복력이 편실과 실한 것은 그 형성이 복강 내부의 병사(病邪)가 심하게 적취(積聚)하여 복벽 충실감의 저항이 증가된 것과 관계가 있기 때문에 복부는 실증을 보이나 병사 결취(結聚)가 매우 심하고, 정기의 손상을 면하기 어렵기 때문에 병증은 대부분 허실협잡증이 된다. 이런 상황은 만기적인 종류(腫瘤), 심한 복수(腹水)에서 볼 수 있고, 더욱이 복수가 단기간 내에 급격히 증강되는 환자, 혹은 거대양성종류(巨大良性腫瘤) 환자에게서도 많이 보인다. 설·맥(진)이 허나 실을 확

실히 드러내지 않으므로 단순히 증상(症狀)으로 판단하는 것은 때때로 쉽게 오차가 있으니, 복력의 측정은 허나 실의 객관적인 징상(徵象)을 제공할 수 있다.

(2) 흉협고만과 간담 병증의 관계 : 흉협고만은 협통 증후 중에 발생하는 사례가 가장 높다. 협통 증후 중에 또한 간담습열형이 흉협고만을 발생하는 사례가 가장 높고, 그 다음은 간기울결·담실소설형으로, 이 양(兩) 형의 흉협고만은 정도가 비교적 강하고 확실하게 드러내는 우복직근긴장(즉 저항)을 항상 동반하고 있으며, 담석증·담낭염·바이러스성 간염의 급성기의 환자에게서 많이 보이고, 병정이 풀릴 때 흉협고만의 정도도 또한 감소된다. 흉협고만은 대부분 우측에 나타나는데, 우측은 간·담이 대응하는 체표 부위로, 예를 들어 병변(病變)이 간담경맥의 기체 혈어를 유도하면 바로 흉협고만을 나타낸다. 이 때문에 흉협고만이 아주 심한 정도에서는 간담병증을 제시한다. 그러나 기타 병증, 예를 들어 흉통·음증 등의 심폐 병증, 그 존재가 비교적 엄중한 심맥의 어조(瘀阻)는 나아가서 간의 소설에 영향을 줄 수 있고, 따라서 간기울결·간혈어조를 유도하여 또한 흉협고만을 나타낼 수 있다.

(3) 심하비경, 진수음과 비위 병증의 관계 : 심하비경과 진수음은 심하 부위에 나타나는데, 위가 대응하는 체표 부위이기 때문에 주로 비위 병증을 제시한다. 심하비경은 위완통 증후 중에 출현하는 비율이 가장 높은데, 그 정도의 강약은 일반적으로 병정의 경중과 관계가 있다. 예를 들면, 습열중저·기체혈어의 증후는 발작기에는 비교적 강한 심하비경을 나타내고, 병이 호전될 때는 감약한데, 이것은 위궤양·위염·소화성 궤양·췌장염 등의 병에 더 많이 보인다. 기타 병증, 예를 들어 간담 및 심폐 병증, 대장 및 소장 병증의 영향이 비위에 미치는 것, 위부(胃腑)의 기체혈어를 이루는 것, 병사의 정체는 또한 심하비경을 나타낼 수 있다.

진수음과 심하비경은 항상 동시에 출현하기 때문에 진수음과 심하비경은 모두 비위 병증과의 관계가 비교적 크다. 진수음은 심하비경에 비해 더욱 쉽게 위하수·유문 수종·게실 등의 병증 중에 출현하므로 진수음은 이러한 병변을 더 잘 반영할 수 있다. 진수음의 출현은 위의 배설구 연장(延長)과 직접 관계가 있으므로 쉽게 위이완·위확장의 환자 중에 출현하며, 중의 변증으로는 비위 허약·수습 정체에 속한다.

(4) 제방(臍旁), 회맹장 부위와 S결장 압통점과 어혈증 및 기타 병증의 관계 : 중의변증으로 충임(衝任) 기체 혈어에 속하는 것은 복통·붕루(崩漏)·적취 등의 증후 중에 많이 보이는데, 대부분 부인과 질병으로 자궁외임신·자궁내막 이위증(異位症)·자궁기류(子宮肌瘤)·난소낭종 등의 병을 포괄한다. 이 증형의 압통점 분포의 특징은 소복부를 위주로 하는데, 곧 제하부이고, S결장, 회맹장 부위의 압통점은 빈도수는 제상부, 제좌부, 제우부에서 높다. 장옹 환자의 중심적인 압통점은 회맹장 부위에 있고, 제방에서도 방산통이 있을 수 있다. 위완통의 압통점은 제상부가 가장 많은데, 이것은 병변 부위가 상복부에 있는 것과 관계가 있다. 협통증의 압통점은 제상부·제우부·회맹장 부위를 위주로 하는데, 이것은 병변이 우상복부와 간담 병변의 방산통과 관계가 있다. 방광습열하주(膀胱濕熱下注)는 임증(淋證) 환자에게서 많이 보이는데, 동통점은 제좌사하(臍左斜下)·제우사하(臍右斜下)·S결장과 회맹장 부위의 안에서 쉽게 보인다. 기타 병증의 압통점 분포 빈도수는 모두 비교적 접근되어 있고, 정도도 또한 비교적 가볍고, 변증은 주로 심맥어조(心脈瘀阻)·경맥비조(經脈痞阻)·수습정취(水濕停聚)·조열내성(燥熱內盛) 등이다.

총괄하면, 제방 압통점과 S결장, 회맹장 부위 압통점의 압통 존재는 기체 혈어와 밀접하게 연관 되어 있고, 이외에 한·열·습사 결취와 또한 일정한 관계가 있다. 만약 이러한 병변이 복부에 있다면 압통점의 출현 부위는 병변 부위와 일정한 관계가 있으며, 더욱이 그 중심 압통점은 병변 부위를 제시해 줄 수 있다. 만약 기타 병증으로 인해 야기되는 전신의 비교적 엄중한 기체 혈어라면 압통점 부위의 출현에 규율이 없고, 또한 이러한 압통의 정도는 비교적 가볍다.

위에서 서술한 것을 종합하면, 흉협고만·심하비경·제방 압통점·S결장 압통점과 회맹장 부위 압통점 등 복후 양성(陽性) 표현의 기본 이론은 모두 "불통즉통(不通則痛)"이다. 그 불통의 원인을 궁구한다면, 한·열·습사·담음·어혈 등이 장부 경맥을 침범하는 것으로 말미암거나 기혈휴허(虧虛)로 말미암아 운행이 무력하여 장부 경맥의 기체 혈어의 조성을 유도하여서이다. 이러한 복후 진찰 부위가 다른 것으로 말미암아 서로 다른 장부 병변 상태를 반영하기 때문에 이러한 복후의 진찰을 거쳐야 변증 논치를 위한 객관적인 근거를 제공해 준다. 더욱이 급성 병증의 초기에 설·맥진이 아직 반영되지 않았거나 증상이 명확하지 않을 때, 복증이 이미 출현하면 병증의 조기 진단에 대해 매우 큰 도움이 된다. 몇 개의 복증이 동시에 출현하면 병증의 연계와 영향을 제시하는데, 예를 들면 흉협고만과 심하비경은 쉽게 같이 나타나고, 이것은 간담 병증과 비위 병증의 관계와 밀접하여 쉽게 간병이 비에 미치거나 비병이 간에 미치게 하여 서로 영향을 주거나 서로 원인과 결과가 된다. 이 밖에 또한 병변 범위를 제시하는데, 예를 들면 설사 환자의 제방 압통과 S결장, 회맹장 부위의 압통은 대장의 병변을 설명하고, 만약 심하비경을 동반하고 있다면, 장위의 동병(同病)을 제시한다.

이로 말미암아 일본 『상한론』파 복진의 이러한 복후의 진찰 결과는 특정한 중의 변증 의의를 갖추고 있고, 어느 정도에서 복진은 설진, 맥진의 부족을 보충할 수 있으며, 중의 진단의 내용과 작용을 풍부하게 강화한다는 것을 볼 수 있다. 일본 『상한론』파 복진의 이론 기초는 중의 기본 이론과 떨어져 있지 않고, 그것은 중의 변증 논치 중에서 특유한 작용을 발휘할 수 있어 중시, 연구, 확대할 만한 가치가 있다.

역자 문기영 / 교정 하수연

원 저 : 중의잡지 1991년 8기(91398490)
日本『傷寒論』派腹診與中醫辨證的比較研究

일본 한방의의 복진

北京市宣武醫院 龔玲

일본의 한방의도 질병을 진단할 때에 사진(四診)을 논한다. 망진(望診)·문진(聞診)·문진(問診)은 중의(中醫)와 대체로 같지만, 절진(切診)은 도리어 중의와 다른 점이 있다. 일본 한방의의 절진은 맥진(脈診)과 복진(腹診)을 포괄한다. 맥진에는 부(浮)·침(沈)·지(遲)·삭(數)·완(緩)·현(弦)·긴(緊)·활(滑)·규(芤)의 구종(九種)만 있으나, 복진은 일본 한방의의 특징적 진찰법(診察法)이 되는 것으로 맥진에 비해서 더욱 중시를 받았다. 중국 고대에도 복진이 있었으나 봉건 사상의 구속으로 말미암아 중의의 설진(舌診)·맥진이 정밀하면서도 깊은 발전을 받는 것과 동시에 복진은 도리어 대치(代置)되었다. 일본의 복진은 강호(江戶) 시대 중기에 고방파(古方波)의 부흥에 따라 중시를 받은 것으로, 고방파의 대표 의가인 길익동통(吉益東洞)은 일찍이 "배는 생명의 근본으로 백병의 뿌리가 된다. 이것이 병을 진찰할 때 반드시 배를 살펴야 하는 까닭이다"[1]라고 논술하였다. 한방의는 내과 질환에 대해서 뿐만 아니라 또한 다른 어떤 질병에 대해서도 모두 복진을 시행하였는데, 중의가 어느 병에 대해서든 모두 절맥(切脈)하는 것과 같았다. 아래에 일본 한방의의 복진을 여러분에게 소개한다.

1. 복진의 목적(目的)

복진의 최대 목적은 환자의 허실(虛實) 정도를 측정하는 것으로, 허

1) 腹是生命之本, 是百病之根, 所以察病必須候腹.

실의 정도를 이해하는 것은 치료 방침을 정하는 데에 결정적 의의를 갖추고 있는데, 실증(實證)이 보이면 사법(瀉法)을 이용할 수 있고, 허증(虛證)이 보이면 보법(補法)을 이용할 수 있다. 일부 특수한 복부의 체징(體徵)은 처방의 선택과 직접적으로 결합시킬 수 있다. 예를 들면 심하비경(心下痞硬), 흉협고만(胸脇苦滿), 어혈(瘀血)의 압통(壓痛), 소복급결(小腹急結), 제하불인(臍下不仁) 등이다. 한방 의사는 일반적으로 문진을 통해 머리에 이미 대체적인 치료 방안이 떠오르고, 다시 복진의 결과로 최후에 처방을 확정한다.

2. 복진의 준비(準備)

환자를 편안하게 앙와(仰臥)하도록 하고, 양손을 자연스럽게 펴서 신체의 양측(兩側) 혹은 양손을 합쳐서 가슴에 놓도록 한다. 시작할 때는 하지(下肢)를 신전위(伸展位)를 취하여 복직근(腹直筋)이 자연스럽게 펴지도록 하는데, 일정한 긴장도(緊張度)를 갖고 있게 된다. 촉진(觸診)을 한 뒤에는 다시 환자에게 무릎을 굽히도록 하여, 복직근의 이완 상태에서 손이나 주먹으로 진수음(振水音)을 듣는다. 의사는 환자의 우측에 서서 오른손을 이용하여 진찰한다.

3. 복진의 단계

정상적으로는 수장(手掌)·수지(手指)를 써서 가슴으로부터 복부로 가볍게 촉진해 내려간다. 복벽(腹壁)의 후박(厚薄), 복직근의 긴장 정도, 동계(動悸)의 유무(有無), 피부의 온도 등에 대해서 진찰한다. 동시에 흉복부(胸腹部)의 형상(形狀), 피부의 상태 등을 관찰한다.

4. 복부의 한방 명칭(名稱)

① 심하부(心下部), 즉 심와부(心窩部)이다. 검상돌기 하단을 정점(頂点)으로, 오른쪽 유두선(乳頭線)과 늑골궁(肋骨弓)에 있는 교차점의 연장선을 아래 변(邊)으로 형성되는 삼각형이다.

② 대복(大腹), 즉 상복부(上腹部)이다. 제상(臍上) 부분은 하복(下腹)에 비해서 크기 때문에 대복이라 한다.

③ 소복(小腹), 즉 하복부(下腹部)이다. 제하(臍下) 부분이다.

5. 복력(腹力)과 허실의 판정

복직근의 탄력, 두터운 정도, 눌렀을 때의 저항감, 피하지방의 상황 등을 종합하여 표현되는 것이 복력이 된다. 복력은 허실의 정도를 반영할 수 있다. 복벽이 두텁고 근육이 발달하여 탄성(彈性)이 강한 상황은 복력이 있다고 말하고, 대부분 실증에서 보인다. 반대로 복벽이 연하고 복직근의 탄력이 약한 것은 복력이 없다고 말하고, 대부분 허증에 속한다.

6. 복증(腹證)의 임상 의의

(1) 심하비경(心下痞硬) : 심하부의 별민(憋悶), 저항감을 가리킨다. 비(痞)는 자각 증상이고, 경(硬)은 타각 증상이다. 일반적인 상황에서는 양증(陽證)이고, 어떤 때는 또한 음증(陰證)도 있기 때문에, 맥(脈) 및 전신 증상에 따라 판단할 필요가 있다.

① 양증의 심하비경 : 열성병(熱性病)이나 사(邪)가 반표반리(半表半裏)에 있을 때(少陽證) 보인다. 유행성 감기가 몇 일을 지나 구고(口苦), 위(胃)가 좋지 않을 때 나타나는 심하비경과 같다. 이때에는 반하사심탕(半夏瀉心湯) 등의 사심탕류(瀉心湯類) 혹은 대시호탕(大柴胡湯) 등의 시호제(柴胡劑)를 쓴다. 이런 방제는 양증의 심하비경에 쓰인다.

② 음증의 심하비경 : 평소부터 위장(胃腸)이 허약한 사람이 복창(腹脹), 때로 복통(腹痛)(太陰病)이 있을 경우에 하제(下劑)를 오용(誤用)한 후에 야기되는 음증의 심하비경으로, 인삼탕류(人蔘湯類)를 사용한다.

(2) 심하비(心下痞), 심하비만(心下痞滿) : 심하부 별민의 자각 증상은 있으나 심하부의 압통, 저항의 타각 증상은 없는 것을 가리킨다. 심하비가 있는 사람은 종종 심하부에 진수음이 있는데, 이는 허증의 징후

(徵候)로 사군자탕(四君子湯), 육군자탕(六君子湯), 인삼탕류(人蔘湯類) 등을 사용하는 데 적용된다.

(3) 심하연(心下軟) : 심하부가 연약하면서 저항이 없는 것이다. 통상 허증의 환자에게서 보이나, 간혹 실증의 환자에게서도 보인다.

(4) 흉협고만(胸脇苦滿)

① 명칭의 래원(來源) : 흉협고만은 『상한론(傷寒論)』의 소시호탕(小柴胡湯) 조문에 나타나는데, 본래는 흉(胸)으로부터 양협(兩脇)에 이르기까지의 심한 창만감(脹滿感)의 자각 증상을 가리키지만, 강호 시대의 의사 일달(一達)은 환자가 주소(主訴)하는 흉협고만의 부위에 저항과 압통이 있다고 표현하였다. 현재는 이러한 자각 증상과 타각적인 체징을 합하여 흉협고만이라고 말하고 있다.

② 허실의 체징 : 근육이 발달하여 탄력이 있고, 피하 지방 또한 일정한 후도(厚度)가 있는 자는 실증에 속하는데, 이러한 사람이 만약 흉협고만이 있으면 바로 명확하게 진단하여 실증이라고 할 수 있다. 이와 반대로 허증시에는 대부분 복직근이 박(薄)하고 긴장도도 약하게 보인다. 이러한 상황에서는 현저한 협부(脇部)의 긴장도가 쉽게 보이지 않기 때문에 허증시에는 흉협고만증이 없고 심하지결(心下支結)이 비교적 많이 보인다.

③ 임상 의의 : 흉협고만을 확인한 후에는 일정하게 시호(柴胡)가 들어가 있는 처방을 사용할 필요가 있다. 만성 질병을 치료할 때, 복력의 강약을 참고하여 체질(體質)의 허실과 처방의 허실 정도를 일치시키는 것은 매우 필요하다. 흉협고만의 강약에 비추어 대시호탕·시호가용골모려탕(柴胡加龍骨牡蠣湯)·사역산(四逆散)·소시호탕·시호계지탕(柴胡桂枝湯)·시호계지건강탕(柴胡桂枝乾薑湯) 등을 분별 사용하여야 한다. 급성 열성병을 치료할 때도 신체의 허실, 증상의 강약에 따라 처방의 강약을 고려하여야 한다.

(5) 협하비경(脇下痞硬), 협하비만(脇下痞滿) : 늑골궁 하부의 비경을 가리킨다. 담낭염(膽囊炎)·담석증(膽石症) 등에서 자주 보인다. 이때도 또한 시호제를 응용한다.

(6) 심하지결 : 복직근의 상복부에서의 근 긴장 상태를 가리키는 것으로, 늑골궁 하부의 근 긴장은 흉협고만으로 해석할 수 있다. 심하지결은 시호계지탕·사역산의 증이다.

(7) 이급(裏急), 복직근연급(腹直筋攣急) : 복직근의 위에서부터 아래까지의 긴장 상태를 가리킨다. 자각적인 근 긴장, 장 연동(蠕動) 항진, 산통(疝痛) 등을 포괄하는 것으로 대부분 허증의 복증이다. 복통시에 작약(芍藥)이 들어가는 처방을 이용하는데, 곧 시호계지탕·소건중탕(小建中湯) 등이다. 설령 변비가 있을 때에도 대황(大黃) 등의 사하제(瀉下劑)를 사용할 수 없다. 소건중탕·대건중탕(大建中湯) 등을 적용한다.

(8) 소복구급(小腹拘急), 소복현급(小腹弦急) : 소복구급은 하복부의 근육이 치골 결합을 아래 정점으로 하는 역팔자형(逆八字形)의 근 긴장이다. 대부분 요슬무력(腰膝無力)·요통(腰痛) 등의 증상을 동반하는데, 이는 신허(腎虛)의 복증으로 팔미지황환증(八味地黃丸證)이다. 소복현급은 하복의 근육이 복직근을 연해서 발생하는 이상(異常) 긴장 상태로, 이는 계지가용골모려탕(桂枝加龍骨牡蠣湯)의 복증이다.

(9) 소복불인(小腹不仁) : 하복의 정중부(正中部) 복벽의 무력 상태를 가리키는 것이다. 어떤 때는 이 부위에 지각 둔마(鈍痲)가 있다. 통상적으로 이것은 상복부 복직근 긴장도가 정상인 것을 전제로 하는 것이다. 이러한 복증을 진찰할 때에, 손으로 가볍게 복벽을 압박(壓迫)함과 동시에 가로로 미끄러지듯이 하는데, 이때 제하 정중 부위의 긴장도가 약한 것을 느낄 수가 있고 손에 활락감(滑落感)이 있으며, 대부분 세로로 가늘면서 긴 구상(溝狀)을 촉지할 수 있다. 이러한 복증은 요슬무력·하초허쇠(下焦虛衰)의 표현이다. 노인·좌골신경통·요통·간헐성 파행증(跛行症) 등에서 항상 소복불인을 볼 수 있다. 기타로 산후(產後)·개복수술후(開腹手術後) 등 일시성 뇨폐(尿閉)시에도 또한 이 증을 볼 수 있다. 소복불인증이 있는데, 만약 위장이 강건하면 팔미지황환을 쓴다.

(10) 소복만(小腹滿), 소복경만(小腹硬滿) : 소복만은 하복부의 팽만감을 가리키는 것이고, 소복경만은 복직근의 긴장 항진 및 압통이 더해

져 있는 것이다. 저항·압통은 대부분 장골상극(腸骨上棘)과 제(臍)의 연장선상에서 보인다. 이러한 복증은 또한 '어혈의 복증(瘀血的腹證)'으로 불리어지는 것으로, 활혈화어제(活血化瘀劑)를 사용하는 지표(指標)이다. 여성에게서 자주 보이는데, 특히 월경기(月經期)에 자주 보인다. 남성은 비교적 적게 보인다. 예를 들어 이러한 증이 보이면 임상 의의를 갖추고 있다.

(11) 소복급결(小腹急結) : 장골와(腸骨窩)에 강렬한 압통이 있는 것을 가리키는 것이다. 도인승기탕(桃仁承氣湯)의 복증이다. 소복급결은 진찰법에서 독특한 부위가 있다. 의사가 환자의 우측에 위치해서 가볍게 좌측 장골와를 압박함과 동시에 손을 비스듬히 아래 방향으로 재빠르게 움직인다. 이때 경련성의 극통을 주소하는 것은 양성(陽性)이 된다. 강렬한 동통감으로, 하지는 대부분 재빠르게 굴곡(屈曲)하고 방어자세를 취한다.

(12) 심계(心悸), 심하계(心下悸), 제하계(臍下悸) : 심계는 심장의 박동이고, 심하계 제하계는 복부 대동맥의 박동이다. 복직근 긴장의 정도, 피하 조직의 후도와 탄성 등에 근거하여, 어떤 사람은 용이하게 촉지되고, 어떤 사람은 촉지하기가 어렵다. 대단히 강렬하게 촉지되는 것은 대체로 허증이다. 이밖에 신경질적인 사람 또한 쉽게 촉지된다. 이러한 복증이 있는 허증의 사람은 발한제(發汗劑), 예를 들면 마황탕(麻黃湯)·갈근탕(葛根湯) 등을 사용하는 것이 마땅하지 않다. 또한 대승기탕 등의 하제를 사용하는 것도 마땅하지 않다. 동계를 치료하는 약물에는 지황(地黃)·복령(茯苓)·용골(龍骨)·모려(牡蠣)·계지(桂枝)·감초(甘草) 등이 있다. 처방에는 자감초탕(炙甘草湯)·계지가용골모려탕·령계출감탕(苓桂朮甘湯)·반하후박탕(半夏厚朴湯)·오령산(五苓散) 등이 있다.

(13) 심하진수음(心下振水音) : 위하수(胃下垂)·위장력(胃張力) 이완 등의 위벽의 긴장도가 약한 상황에서, 위벽을 통해 진동을 줄 때 위내 진수음을 들을 수 있다. 현대 의학에서는 '심와부박수음(心窩部拍水音)'이라 부르나, 한방의는 이를 심하부진수음이라고 부른다. 이러한 체징

을 측정할 때, 환자에게 앙와시키고 하지는 굴곡위하게 하는 것(현대 의학의 복부 촉진 체위)은 복벽 근육의 이완을 위해서이다. 이러한 상태에서 지두(指頭)나 주먹을 쥐어 심와부를 가볍게 두드려 진수음의 여부를 본다. 식사 직후 정상인도 또한 진수음을 들을 수 있다. 식사한 후 몇 시간 안에 진수음을 들을 수 있는 것은 양성이라 한다. 심하진수음이 있는 것은 허증에 속한다. 마땅히 마황제는 피하여야 하고, 대부분 이수제(利水劑) 및 위장의 연동을 증강시키는 방제를 사용하여야 한다. 예를 들면 복령음(茯苓飮)·진무탕(眞武湯)·반하백출천마탕(半夏白朮天麻湯)·육군자탕·사군자탕·인삼탕 등이다.

(14) 복만(腹滿, 腹脹) : 복만 또한 실증과 허증의 구분이 있다. 설령 복창하고 복부의 표면이 딱딱하지만 깊게 압박했을 때 저항이 작고, 맥 또한 약한 상황은 대부분 허증에 속한다. 복막염(腹膜炎)·장경색(腸硬塞) 등의 복벽이 딱딱하면서 긴장되어 있는 것은 허증에 속하고, 설사·복창·복수(腹水)가 있는 정황은 허증에 속한다. 허증의 복만에 대해서는 온보(溫補) 요법을 실행한다. 복력이 강하고, 깊게 압박했을 때의 저항력이 강하고, 변비가 있고, 맥유력(脈有力)할 때는 대부분 실증에 속한다. 이에 대해서는 대황제·승기탕류(承氣湯類)를 채용한다.

(15) 정중심(正中芯) : 즉, 복벽 정중 피하에서 연필심 모양을 촉지할 수 있는데, 해부학상의 백선(白線)이다. 평상시에는 만져 봐도 만질 수가 없지만, 복직근의 긴장이 이상하게 감약(減弱)될 때는 촉지할 수 있다. 진찰할 때 가로 방향으로 연필심을 돌리는 것과 비슷한 것을 정중의 피하에서 찾는다. 어떤 때는 상복부에 있고, 어떤 때는 하복부에 있고, 어떤 때는 상하 복부 모두에서 촉지할 수 있다. 이 복증은 대총경절(大塚敬節)이 에도(江戶) 말기의 복진서(腹診書) 『진병기해(診病奇侅)』(多紀元堅著)를 근거로 발전시킨 것이다. 상복부에서 정중심이 촉지되는 것은 중초허(中焦虛)(비허, 위장기능저하)로 인삼탕·사군자탕 등을 사용한다. 하복부에서 촉지되는 정중심은 하초허(下焦虛)(신허, 요 이하 하반신의 각종 기능 저하)로 팔미지황환 등을 사용한다. 위에서 아래까지 정중심을 촉지할 수 있는 것은 전신(全身)의

체력 저하 상태이다. 진무탕·인삼탕·소건중탕 등을 사용한다. 정중심이 있는 복증일 때, 설령 변비가 있더라도 또한 대황제에 대한 반응이 과민할 때 쉽게 돌발적인 복통·복사(腹瀉)가 야기되므로 반드시 주의해야 한다. 정중심은 용이하면서도 객관적으로 증명되는 복증이고, 또한 허증의 병정이 호전될 때, 정중심은 점차로 소실되기 때문에 장기적인 치료 효과의 판정에 대해 유용한 것이다.

역자 문기영 / 교정 하수연

원 저 : 북경중의 1995년 2기(95082063)
日本漢方醫的腹診

치진의 장부부위 분속

莒南縣中醫院 陳長龍·鄭成希
羅生特醫院 魯守斌·李勇賢

설진(舌診)과 맥진(脈診)의 장부부위분속은 일찍이 임상진단을 위해 광범위하게 응용되어 왔으나 치진의 장부분속에 관해서는 아직까지 보도된 것을 보지 못했다. 치아와 장부의 관계를 『내경』에 명확하게 나타낸 것은 위·대장의 두 경(經)이 있는데, 예를 들면 "수양명대장경은 …… 그의 분지는 결분을 따라서 앞목으로 올라가 뺨을 뚫고 아랫니로 들어간다. …… 족양명위경은 코에서 시작해서, 위로 콧마루에서 만나 태양경의 분지와 만나고, 코 바깥쪽을 따라 내려와서 윗니로 들어간다"[1]라고 하였다. 장영청(張穎淸)의 「생물전식률(生物全息律)」에서 "생물체 각각의 상대·독립적 부분은 화학조성의 모식에 있어서 정체와 상동하며, 정체(整體)가 비례적으로 축소된 것이다"라고 하였다. 이를 근거로 보면 치아 역시 인체의 상대·독립적 부분이며, 인체가 비례적 축소를 이룬 것이다. 이로 인하여 치아는 위·대장과의 밀접한 불가분의 관계뿐만 아니라 인체의 기타 장부와도 밀접한 상관이 있다. 예를 들면 수양명경(手陽明經)은 "입하치중(入下齒中)", 족양명경(足陽明經)은 "입상치중(入上齒中)", 수양명별락(手陽明別絡)은 "편치(遍齒)", 수소양지근(手少陽之筋)은 "지자상곡아(支者上曲牙)", 족양명경(足陽明經)은 "순아거(循牙車)", 수양명(手陽明)·족태양(足太陽)은 "입구편치자(入頄遍齒者)"라고 하였다. 또한 치아는 "골지여(骨之餘)"가 되고, 신(腎)은

1) 大腸手陽明之脈, …… 其支者, 從缺盆上頸, 貫頰, 入下齒中. …… 胃足陽明之脈, 起于鼻, 上交頞中, 旁納太陽之脈, 下循鼻外, 入上齒中.

골(骨)을 주(主)하므로 『잡병원류서촉(雜病源流犀燭)』에서 "치아는 신의 지표이자 골의 근본이다"[2]라 하여 신(腎)과 치아의 관계가 밀접함을 설명하였다. 『내경』은 치아와 신기·정수·수족양명경맥 등 장부경락과의 생리상의 관계를 긍정하였을 뿐만 아니라, 위화치통(胃火齒痛)·신허치송(腎虛齒松)·치탈(齒脫) 등 치아와 장부의 병리상의 관계도 관찰하였다. 온병학가(溫病學家)인 섭천사(葉天士)는 다시 이러한 진단 방법을 풍부하게 발전시켰는데, 그의 『외감온열편(外感溫熱篇)』 제31조에서 장허곡(章虛谷)이 안(按)하여 말하기를 "치아의 위쪽 절반이 윤택한 것은 위진이 기른 것이고, 아래쪽이 마른 것은 신수가 그 뿌리를 자양하지 못하고, 심화가 치성해졌기 때문이다. ……"[3]라 하였다. 이를 통해 하나의 치아가 또한 인체장부의 정보를 대략적으로 반영할 수 있음을 볼 수 있다. 이를 위해 우리는 자료를 열람하고, 유관한 증거를 찾아서, 용약귀경(用藥歸經)상 분석을 진행하고, 아울러 설진과 맥진의 장부부위분속규율을 참고해서 치진의 장부부위분속을 확정하여 아래와 같이 논술한다.

치통을 장부부위분속을 고려하여 논치한 것은 마땅히 먼저 『기방유편(奇方類編)』 중의 아통방(牙痛方), 즉 단석고(煅石膏) 팔돈(八錢), 형개(荊芥) 일돈(一錢), 방풍(防風) 일돈(一錢), 단피(丹皮) 일돈(一錢), 생지황(生地黃) 이돈(二錢), 청피(青皮) 육푼(六分), 생지황(生地黃) 오푼(五分)을 들 수 있다.

상정사문아통(上正四門牙痛)일 경우 가(加)[4] 황련초(黃連炒[5]) 팔돈(八錢), 맥동(麥冬) 이돈(二錢), 하사문아통(下四門牙痛)일 경우 가 지모(知母) 일돈(一錢), 황백초(黃柏炒) 일돈(一錢), 상양변아통(上兩邊牙痛)일 경우 가 백지(白芷) 팔푼(八分), 천궁(川芎) 일돈이푼(一錢二分), 하양변아통(下兩邊牙痛)일 경우 가 백출(白朮) 팔푼(八分), 백작(白芍) 일돈이푼(一錢二分), 상좌변아통(上左邊牙痛)일 경우 가 강활(姜活) 일돈

---

2) 齒者, 腎之標, 骨之本也.
3) 牙齒上半截潤, 胃津養之, 下半截燥, 由腎水不能上滋其根, 而心火燔灼. ……
4) 첨가한다는 뜻.
5) 볶는다는 뜻.

(一錢), 용담초(龍膽草) 일돈이푼(一錢二分), 하좌변아통(下左邊牙痛)일 경우 가 시호(柴胡) 일돈(一錢), 흑산치인(黑山梔仁) 일돈(一錢), 상우변아통(上右邊牙痛)일 경우 가 숙대황(熟大黃) 일돈(一錢), 지각초(枳殼炒) 일돈(一錢), 하우변아통(下右邊牙痛)일 경우 가 황금초(加黃芩炒) 일돈(一錢), 길경(桔梗) 일돈(一錢)을 쓴다. 세 제(劑)[6]를 먹고 나았다.

처방은 비록 치진의 장부부위분속을 명확하게 지적하지는 못했지만 치아부위의 용약을 구분하여 보면, 당연히 치진의 장부부위분속이 되는데, 유관한 자료가 또한 『산동중의잡지(山東中醫雜誌)』 1983년 제6기에 발표된 『왕씨아통방(王氏牙痛方)』에서 보인다. 그 내용은 아래와 같다. 당귀(當歸)·단피(丹皮)·백지(白芷)·형개(荊芥)·청피(青皮) 각 10g, 생지황(生地黃) 12g, 세신(細辛) 3g, 방풍(防風) 8g, 생석고(生石膏) 16g, 감초(甘草) 6g. 효능 : 거풍사화지통(祛風瀉火止痛). 주치 : 각종 치통, 화성(火性) 치통에 더욱 좋다. 가감(加減) : 상문아통(上門牙痛)에 황련(黃連) 8g, 하문아통(下門牙痛)에 지모(知母) 8g, 좌상대아통(左上大牙痛)에 강활(羌活)·용담초(龍膽草) 각 8g, 좌하대아통(左下大牙痛)에는 시호(柴胡)·치자(梔子) 각 8g, 우상대아통(右上大牙痛)에 대황(大黃)·지실(枳實) 각 6g, 우하대아통(右下大牙痛)에 길경(桔梗)·황금(黃芩) 각 8g, 상문아양측아통(上門牙兩側牙痛)에 천궁(川芎) 8g, 하문아양측아통(下門牙兩側牙痛)에 백출(白朮)·백작약(白灼藥) 각 8g을 가한다.

양방의 주방(主方)을 비교하여 보면, 후방(後方)은 전방(前方)에 비해 약량과 약미에 있어서 약간의 증감은 있으나 전방 중의 단석고(煅石膏)는 그 효능으로 볼 때 마땅히 생석고(生石膏)를 잘못 쓴 듯하고, 생지황(生地黃) 오푼(五分)은 그것이 용약이 중복되고 그 제량(劑量)이 적은 것으로 인하여 후방과 비교하여 보면, 세신(細辛) 오푼(五分)이 타당한 듯하다. 장부부위분속을 확정하기 위해서 우리는 전방을 예로 삼아 그 용약에 대해 귀경(歸經)에 따라 아래와 같이 분석하였다.

① 상정사문아통(上正四門牙痛)일 경우, 황련은 심·간·위·대장경에 입하고, 맥동은 폐·심·위경에 입한다.

---

6) 우리나라의 두 첩에 해당한다.

② 하정사문아통(下正四門牙痛)일 경우, 지모는 폐·위·신경에 입하고, 황백은 신·방광·대장경에 입한다.

③ 상양변아통(上兩邊牙痛)일 경우, 백지는 폐·위경에 입하고, 천궁은 간·담·심포경에 입한다.

④ 하양변아통(下兩邊牙痛)일 경우, 백출은 비·위경에 입하고, 백작약은 간·비경에 입한다.

⑤ 상좌변아통(上左邊牙痛)일 경우, 강활은 방광·신경에 입하고, 용담초는 간·담·위경에 입한다.

⑥ 하좌변아통(下左邊牙痛)일 경우, 시호는 심포·간·삼초·담경에 입하고, 치자는 심·비·위·삼초경에 입한다.

⑦ 상우변아통(上右邊牙痛)일 경우, 대황은 비·위·간·대장·심경에 입하고, 지각은 비·위·대장경에 입한다.

⑧ 하우변아통(下右邊牙痛)일 경우, 황금은 폐·담·위·대장경에 입하고, 길경은 폐경에 입한다.

맥진(脈診)과 설진(舌診) 같은 기타 진단 방법과 마찬가지로 중의(中醫)의 정체관념은 치진 중에도 충분히 나타날 수 있는데, 그 상하치아(上下齒牙)의 대응에는 일정한 내재관계(內在關系)가 있음을 고려하여 우리들은 치아전부를 하나의 통일적 정체로 삼아 분석을 진행하고, 상응하는 상하치의 용약을 비교하여, 치아의 소속장부를 확정하기에 어렵지 않았는데, 그 용약비교는 아래에 서술한 바와 같다.

①, ②조를 비교하였다. 제2조의 황백·지모가 동일하게 신(腎)경으로 입하므로 하정사문아(下正四門牙)가 신에 속하는 것은 의심의 여지가 없을지라도, 제1조의 황련·맥문동은 동일하게 심·위경에 입한다. 단 설진의 장부부위분속과 맥진의 "상경상, 하경하(上竟上, 下竟下)"[7]의 원칙을 참조하면, 곧 위경을 배제할 수 있어, 상정사문아가 심에 속하는 것을 확정할 수 있다.

③, ④조를 비교하였다. 제4조의 백출·백작약이 동일하게 비경(脾經)에 입하므로, 하양변아치가 비에 속하는 것은 의심의 여지가 없을지라

7) 윗부분에 위치한 장부는 위에, 아랫부분에 위치한 장부는 아래에 대응한다.

도, 제3조의 백지·천궁은 공통적인 귀경이 없다. 단, 상하가 서로 표리적 관계가 되는 것을 고려하여 우리들은 상양변아치가 위에 속한다고 확정하였는데, 증거는 다음과 같다. 백지는 거풍지통(祛風止痛)의 효능이 있어서 양명경두통(陽明經頭痛)·미릉골통(眉稜骨痛)·두풍통(頭風痛)·치통(齒痛)에 사용하고, 백지는 족양명위경의 치통에 사용하므로 추론한 것과 들어맞을 뿐만 아니라 앞에서 언급한 "족양명 입상치중(足陽明, 入上齒中)"과 자연스럽게 합치된다.

⑤, ⑥조를 비교하였다. 제5조의 강활·용담초는 공통적인 귀경이 없을 지라도, 제6조의 시호·치자는 동일하게 삼초경에 입한다. 만약 하좌변아치(下左邊牙齒)가 삼초에 속한다고 확정한다면 제5조와 부합하지 않는데, 이는 제5조의 강활·용담초가 심포경에 입(入)하지 않기 때문이다. 이로 인하여, 제5·6 양조(兩條)의 용약은 반드시 그 중의 한 약을 위주로 하여 정해야 한다. 총체적으로 보면, 시호·용담초는 모두 간담경으로 입(入)하므로 상좌변아치(上左邊牙齒)와 하좌변아치(下左邊牙齒)는 마땅히 간담에 분속되는데, 장은 "장위음, 부위양(臟爲陰, 腑爲陽)", "하위음, 상위양(下爲陰, 上爲陽)"으로 말미암아 우리는 상좌변아치(上左邊牙齒)가 담에, 하좌변아치(下左邊牙齒)가 간에 속함을 확정하였다. 이러한 추론은 기타 부위의 치아가 분속된 장부를 제외하고 확정할 수 있고, 또한 제8조와 결합하여 보면 하좌변아치(下左邊牙齒)가 간에 속하고, 하우변아치(下右邊牙齒)가 폐에 속하여 『내경』의 "좌간우폐(左肝右肺)"설과도 부합된다.

⑦, ⑧조를 비교하였다. 제8조의 황금·길경은 동일하게 폐경에 입하여, 하우변아치가 폐에 속하는 것은 의심의 여지가 없을지라도, 제7조의 대황·지각은 동일하게 비·위·대장경에 입한다. 단 상하가 서로 표리가 되기 때문에 비·위를 배제하여 상우변아치(上右邊牙齒)가 대장에 속함을 확정하였다.

이상에서 분석한 결론은 설진의 설첨(舌尖)은 심폐에, 설중간은 비위에, 설근(舌根)은 신에 속한다는 장부부위분속과 기본적으로 일치한다. 단 이러한 장부에 분속된 치아가 구체적으로 어느 부위의 몇 개인지 확실하지 않아 방(方) 중의 좌변과 우변은 문아(門牙)를 참조하여 확정해야함이 확실하므로 이를 위해 우리는 현대 해부학을 결합함으로써 치진의 장부정위(臟腑定位)에 명확함을 부여할 수 있다. 현대 해부학은 치아를 절치(切齒)·견치(犬齒)·소구치(小臼齒)·대구치(大臼齒)로 나누는데, 형태와 기능의 차이로 각 부위의 치아소속장부가 다름을 결정하였고, 전방의 부위구분을 참조하여, 이에 상응토록 치진의 장부부위분속을 확정하였다. 상절치(上切齒)는 심에, 하절치(下切齒)는 비에, 상견치(上犬齒) 및 소구치(小臼齒)는 위에, 하절치(下切齒) 및 소구치는 비에, 상좌대구치(上左大臼齒)는 담에, 하좌대구치(下左大臼齒)는 간에, 상우대구치(上右大臼齒)는 대장에, 하우대구치(下右大臼齒)는 폐에 속한다.

치진의 장부부위분속을 명확하게 하는 것은 임상진단에 대하여 일정한 지도 의의가 있다. 우선 치진은 중의의 진단 방법을 풍부하게 한다. 치통시 맥진과 설진을 따라 어떤 장부를 따라 논치할 것인지를 간접적으로 확정할 필요 없이 치아 자체에 따라 어떤 장부의 병변인지를 직접적으로 확정할 수 있다. 그 다음으로 인체는 하나의 유기적 정체이므로 국부의 병변이 전신에 영향을 미칠 수 있고, 내장의 병변이 촌구(寸口)·설체(舌體)·치아 등의 각개 방면에 반영될 수 있는데, 바로 『단계심법(丹溪心法)』에서 "그 내부를 알고자 하는 자는 마땅히 그 밖을 살피고, 밖을 통해 진찰하는 자는 그것으로 내부를 알아야 되니, 대개 내부에 있는 것은 밖으로 형태를 드러낸다"[8]라고 한 것과 같다. 이로 인하여 만약 장부병변에 치진의 병변이 있을 때, 설진과 맥진을 함께 고려하면 밖을 주관하여 안을 헤아릴 수 있고, 작은 것을 보고 드러나는 것을 알 수 있으니, 더욱 어떤 장부에 대하여 논치를 진행할 것인지를 명확하게 확정하기 위한 것이다. 이를 토대로 우리는 양방(兩方)을 함께 고려하여 임상에 응용하였는데, 치료효과가 꽤 좋았다. 그 치료 결과는 상술한 『왕씨아통방』에서 참고하여 볼 수 있으므로 여기서는 다시 덧붙여 서술하지 않는다.

---

8) 欲知其內者, 當觀乎外, 診于外者, 斯以知其內, 蓋有諸內者形諸外.

참고문헌

1. 南京中醫學院中醫系 : 『黃帝內經靈樞譯釋』(上海, 上海科學技術出版社, 1986, 98)
2. 張穎淸 : 「生物全息律」(『自然雜誌』 1981, 4(4) : 243)
3. 李鼎 : 『經絡學』(上海, 上海科學技術出版社, 1984, 95)
4. 朱文鋒 : 「中醫學所揭的生物全息律」(『全息生物學硏究』 1985, 10;127)
5. 吳世昌 : 『奇方類編』(北京, 中醫古籍出版社, 1986, 13)

역자 이만희 / 교정 하수연

원　저 : 산동중의잡지 1997년 7기(97117294)
齒診的臟腑部位分屬

요　점 : 『내경(內經)』 및 장영청(張穎淸)의 「생물전식률(生物全息律)」을 근거로 추단(推斷)하면, 각 부위의 치아는 일정한 장부부위분속(臟腑部位分屬)이 있다. 치통에 대한 치료용약(治療用葯)의 귀경분석(歸經分析) 및 설진(舌診)과 맥진(脈診)의 장부분속규율을 참고하여 치진의 장부부위분속을 확정하였는데, 상절치(上切齒)는 심(心)에, 하절치(下切齒)는 신(腎)에, 상견치(上犬齒)와 상소구치(上小臼齒)는 위(胃)에, 하견치(下犬齒)와 하소구치(下小臼齒)는 비(脾)에, 상좌대구치(上左大臼齒)는 담(膽)에, 하좌대구치(下左大臼齒)는 간(肝)에, 상우대구치(上右大臼齒)는 대장(大腸)에, 하우대구치(下右大臼齒)는 폐(肺)에 속한다.

주제어 : 치진(齒診) / 장부귀속 / 생물전식률 / 치통 / 용약귀경

제 Ⅳ 편

중경학
(상한론, 금궤요략)

『상한론』 침구 규율에 대한 탐구와 토론

雲南省昆明縣私書函200號醫院 管遵惠

장중경(張仲景)은 중국 동한(東漢)시기의 유명한 의학가인데, 그의 저서 『상한론』은 중의 변증과 방제학 발전의 기초를 다졌으므로 중의학의 중요 경전의 하나로 받들어져, 후세 사람들이 『상한론』을 "뭇 처방의 근본이자 시조"1)라고 찬양하였다. 장중경은 또한 침구에 뛰어난 대가로, 그는 침구학 발전에 탁월한 공헌을 하였다. 본문은 『상한론』의 침구 응용 규율을 시험하여 초보적 탐구와 토론을 하였다.

1. '치미병(治未病)'의 예방 치료 사상을 밝혔다

예방이 치료에 중요하다는 학술 사상은 중의학의 독특한 성과 중의 하나이다. 『소문(素問)·사기조신대론(四氣調神大論)』에 말하기를 "이런 까닭으로 성인은 이미 병난 것을 치료하지 않고 아직 병나지 않은 것을 치료하며, 이미 어지러워진 것을 다스리지 않고 아직 어지러워지지 않은 것을 다스린다"2)라 하였고, 『난경(難經)·칠십칠난(七十七難)』에는 "병이 발작하기 전에 미리 예방과 치료를 한다는 것은, 예를 들어 간에 병변이 발생하면 간목의 병사가 왕성한 경우 비토를 극하여 비로 전변되는 병리를 알고 나서 바로 비토를 실하게 하는 치료 방침과 대책을 강구하여 비토의 기를 왕성하게 하면 간목에서 전변되어 오는 병사를 받지 않는데, 이를 간병이 발생하면 비를 치료한다고 하는 것이

1) 衆方之宗, 群方之祖.
2) 是故聖人不治已病, 治未病, 不治已亂, 治未亂.

다. 그러므로 아직 발작하지 않은 질병을 예방하고 치료하는 정확한 조치인 것이다"[3]라고 하였다. 『상한론』은 침구 임상에 있어서 다음과 같은 하나의 학술 사상을 밝혔다. 예를 들면 제8조(조문의 편서는 중경시 중의 학회가 편주한 『新輯宋本傷寒論』에 의거하였다)에서 지적하기를 "태양병의 두통 등 증이 7일 이상에 이르러 스스로 낫는 것은 사기가 태양경의 진행을 다 끝마쳤기 때문이다. 만일 다른 경으로 다시 전할 증이 발작하려 하는 것은 족양명경혈을 침자하여 다른 경으로 전하지 못하게 하면 곧 치유된다"[4]라 하였다. 태양병(太陽病)의 병사는 표에 있는 것이 많지만, 만약 표사(表邪)가 흩어지지 않으면 장차 양명의 안으로 전변된다. 양명(陽明)은 다기다혈(多氣多血)한 경으로 족양명위경의 합(合)혈 족삼리(足三里)를 침자하면 병사의 전변을 막을 수 있을 뿐만 아니라 체질을 증강하고 병에 대한 저항력을 강화하여 부정거사(扶正去邪)의 치료 목적에 도달할 수 있다. 이 모두는 '치미병(治未病)'의 예방 치료 사상을 포함하고 있으며, 침구 임상 치료에 대하여 하나의 중요한 시치원칙(施治原則)을 제공한다.

2. 침(針), 구(灸)의 적용 범위를 구분하였다

『상한론』에는 침자를 논술한 주요 조문이 있다. 제8조, 108조, 109조, 142조, 143조, 171조, 216조, 308조 등의 조문을 따라 분석한 『상한론』 시침기본규율(施針基本規律)은 다음과 같다. 병사가 삼양경에 몰래 들어와서 외사가 처음으로 침입하였을 때, 기가 쇠하지 않은 실증(實證)·열증(熱證)에 침자를 사용하는 것이 마땅하다. 구법(灸法)에 대한 주요 논술인 제292조, 325조, 343조, 349조, 362조 등을 분석한 것에 따르면, 『상한론』에서 구법(灸法)을 운용한 기본 규율은 다음과 같다. 삼음경(三陰經)이 허한(虛寒)한 병증, 양기가 쇠약한 증후 및 몇몇의 음양이

---

3) 所謂治未病者, 見肝之病, 則知肝當傳之與脾, 故先實其脾氣, 無令得受肝之邪. 故曰治未病焉.

4) 太陽病, 頭痛至七日以上自愈者, 以行其經盡故也. 若欲作再經者, 針足陽明, 使經不傳則愈.

모두 허(虛)한 증, 그리고 병세가 위태로운 급증에 구법이 마땅하다. 개괄하여 말하면 『상한론』은 이미 침구의 적용 범위를 비교적 명확하게 구분하였다. 즉 병이 삼양(三陽)에 있으면 침(針)이 마땅하고 삼음(三陰)에 있으면 구(灸)가 마땅하다는 것이다. 이 중에 특별히 언급할 만한 것은 다음과 같다. 『상한론』은 침구의 임상 규율을 지적한 동시에, 또한 특수한 정황에 대하여 마땅히 구별하여 대응해야 함을 제시하였다. 예를 들면 308조에서 "소음병에 하리하고 농혈이 섞인 변을 보는 자는 침 치료하는 것이 옳다"[5]라 하여 삼음경(三陰經) 중에서 또한 침자가 가능한 실열(實熱)의 증이 있음을 지적하였다. 또 349조에서는 "상한에 맥이 촉하고 수족이 궐역한 자는 이것을 뜸뜨는 것이 옳다"[6]라 하여 상한으로 촉맥(促脈)이 나타나는 것은 실열증(實熱證)의 맥상일 가능성이 있으나 음이 양과 불화하여 수족이 궐역(厥逆)한 자(者)는 구(灸)할 수 있다. 이는 임상변증(臨床辨證)을 통한 시구시(施灸時)에 맥상과 증상간의 내재 관계에 깊은 주의를 기울일 것을 제시한 것이다. 『상한론』은 침구의 적용 범위를 비교적 명확하게 구분하였을 뿐만 아니라 임상 운용의 영활성(靈活性)을 치우침 없이 제시하였다. 이는 후인들에게 침구 변증 시치시 따를 만한 규율을 세워 준 것이다.

3. 침구 취혈(取穴) 방법을 지시하였다

『상한론』에서 명확하게 지적한 침자 경혈은 풍지(風池)·풍부(風府)·기문(期門)·대추(大椎)·폐수(肺兪)·간수(肝兪) 등의 육혈이 있으나, 시구는 다만 경맥 혹은 부위를 제시하였다. 그러나 이러한 취혈 시범과 침구 취혈의 영활하게 운용하는 기본 원칙은 후인에게 침구 취혈 방법에 있어서 적지 않게 유익한 시사를 주었다.

(1) 순경취혈(循經取穴)의 방법을 강조하였다 : 변증의 전제하에서 순경취혈은 『상한론』 침구 취혈의 기본 방법이다. 제108조를 예로 들면

5) 少陽病, 下痢, 便膿血者可刺.
6) 傷寒脈促, 手足厥逆可灸之.

"상한병에 복만 섬어하고 촌구의 맥이 부하면서 긴하면 이는 간기가 비를 승극한 것이니 이름하여 종(縱)이라 하고 기문혈에 침자한다"[7]라고 하였다. 109조에서는 "상한병에 발열하고 오싹오싹 오한하며 매우 갈증이 나서 물을 마시고자 하며 복부가 반드시 팽만하나 스스로 땀이 나고 소변이 리하면 그 병세가 풀리고자 함이다. 이는 간기가 폐를 역승함이니 이름하여 횡(橫)이라 하고 기문혈에 침자한다"[8]라고 하였다. 이 두 조문에서 서술한 증상은 완전히 같지 않으나 그 병기를 궁구하면, 앞의 조문은 간목승토(肝木乘土)의 증이고, 뒤의 조문은 간목모폐(肝木侮肺)의 증후가 되어 양조(兩條)의 병증은 모두 그 근본이 간에 관계된다. 따라서 간경의 모혈(募穴)인 기문(期門)을 취혈한다. 이와 같이 장부 경락 이론으로 지도하고 병기(病機)와 증후를 근거하여, 그것이 소속된 경맥에서 수혈을 선택하여 취하는 방법, 즉 '순경취혈법(循經取穴法)'이 후세 침구 취혈 배혈의 기본 규칙이다. 『상한론』에 있는 조문 중 단지 침구의 경맥 명칭만 지적하고, 구체적 혈위는 기재하지 않은 것이 있는데, 예를 들면 8조, 292조, 343조 등이다. 이와 같이 경맥변증을 강조하고 경맥을 중시하는 것이 혈위를 중시하는 것보다 우선하는 학술 사상은 후세에 제창된 "그 혈위를 잘못 잡는 것은 괜찮지만, 그 경맥을 잘못 잡아서는 안 된다"[9]는 취혈 원칙을 계발·형성케 하였다.

⑵ 특정 혈위를 선택하여 사용하는 것을 중시하였다 : 『상한론』에서 선택하여 사용한 여섯 개의 혈위는 다음과 같다. 풍지(風池)는 수족소양(手足少陽)과 양유맥(陽維脈)의 교회혈(交會穴)이다. 풍부혈은 족태양(足太陽)·독맥(督脈)·양유맥(陽維脈)의 교회혈이다. 대추(大椎)는 수족삼양(手足三陽)·독맥(督脈)의 교회혈이다. 기문(期門)은 족태음(足太陰)·궐음(厥陰)·음유맥(陰維脈)의 교회혈이며, 간의 복모혈(腹募穴)이다. 폐수(肺兪)·간수(肝兪)는 배수혈(背兪穴)이다. 이 여섯 개의 혈위 중 네

---

7) 傷寒腹滿譫語, 寸口脈浮而緊, 此肝乘脾也, 名曰從, 刺期門.

8) 傷寒發熱, 嗇嗇惡寒, 大渴欲飮水, 其腹必滿, 自汗出, 小便利, 其病欲解, 此肝乘肺也, 名曰橫, 刺期門.

9) 寧失其穴, 勿失其經.

개가 교회혈이고, 하나는 교회혈이자 복모혈이고, 두 개는 배수혈로써 모두 특정혈이다. 이는 장중경이 특정 혈위를 선택하여 사용하는 것을 중시한 취혈 특징을 나타내는 것이다. 기문이 족궐음간경에 속한 것을 제외하면, 풍부·대추는 독맥에 속하고, 풍지는 족소양담경에 속하고, 폐수·간수는 족태양방광경에 속하여 이 다섯 개의 혈위가 모두 양경혈위이다. "손양상정(損陽傷正)"은 『상한론』의 병리기초(病理基礎)이고, "중재부양(重在扶陽)"은 『상한론』의 주치대법(主治大法)이며, 침구 취혈의 선택 운용은 또한 이러한 일련의 병인(病因) 병기학(病機學)의 기본 관점을 꿰뚫는 것이다.

(3) 국부취혈(局部取穴)을 운용하는 데 능하였다 : 육경변증(六經辨證)은 장부·경락 병리 변화의 반영이고, 장부와 경락은 또한 불가분할(不可分割)의 정체(整體)이다. 이로 인하여 『상한론』은 정체적(整體的)으로 병정(病情)을 분석할 것을 매우 강조하였고, 병사의 전변과 합병(合病)·병병(幷病)·직중(直中) 등의 학술 관점을 제시하였다. 『상한론』은 또한 병변 부위의 국부 취혈을 중시하였는데, 이는 인체의 생리 병리에 관한 정체 관념을 나타낸 하나의 구성 부분이다. 예를 들면 24조에서 "태양중풍병에 처음 계지탕을 복용하여도 도리어 흉번하여 열이 풀리지 아니한 자는 먼저 풍지와 풍부를 침자하고 바로 계지탕을 투여하면 곧 낫는다"[10]라 하였다. 『상한론』 제1조에서는 "태양의 병이라고 하는 것은 그 맥이 부하고, 머리와 목이 뻣뻣하고 아프면서 오한이 난다"[11]라고 지적하였다. 이는 태양병의 주요 맥증이자 태양병의 제강(提綱)이 된다. 태양병이 치료되지 않으면 두항강통(頭項强痛), 오한(惡寒)하는 증상이 반드시 존재하는데, 풍지와 풍부를 자침하니, 즉 주요 증상에 침대(針對 : 꼭 맞는)하는 국부취혈법이다. 117조에 이르기를 "소침으로 땀을 내게 하여 침을 준 곳에 한기가 피습되어 핵이 솟아 올라서 붉은 자는 반드시 분돈증을 발작한다. 기가 소복으로부터 심장부를 상충한 자는 그 핵위를 각각 한 장씩 뜸뜨고 계지가계탕을 투여

10) 太陽病, 初服桂枝湯, 反煩不解者, 先刺風池, 風府, 却與桂枝湯則愈.
11) 太陽之爲病, 脈浮, 頭項强痛而惡寒.

하되 다시 계지 3량을 가한다"[12]라 하였다. 이 조문에서는 소침발한법(燒針發汗法)을 오용하여 침자한 곳에 한사의 침습을 받아 붉게 부은 것이 씨와 같은 홍종(紅腫)을 일으키니, 마땅히 씨같이 도드라진 부위에 구법을 사용하여 한사를 제거해야 한다는 것을 지적하였다. 이는 병변 부위 시구에 대한 직접적인 범례이다.

이상에서 알 수 있듯이, 순경취혈이 『상한론』 침구 취혈의 기본 법칙이고, 특정혈을 선택·사용하는 것이 『상한론』의 취혈 특점이며, 국부 취혈법이 『상한론』의 중요한 취혈 방법이다.

4. 침구보사원칙(針灸補瀉原則)을 중시하였다

팔강(八綱)은 변증 방법 중의 하나인데, 팔강 중 허실(虛實)은 보사(補瀉)의 시치 원칙을 지도한다. 『상한론』은 침구 보사 원칙의 구체적 운용을 매우 중시하여, 육경변증의 특징을 근거로 삼양병에 침자의 사법(瀉法)을 사용하였다. 예를 들어 143조에서 "부인의 중풍에 발열·오한하는데 경수가 마침 시작되었다. 이것을 얻은 7~8일이 되어 열은 없어지면서 맥이 지하고 몸이 차나 흉협하가 그득하여 결흉 증상 같으며 섬어한 자는 열이 혈실에 들어간 때문이니 마땅히 기문을 자하고 그 실함을 따라서 이것을 사해야 한다"[13]라고 하였다. 216조에서는 "양명병에 하혈하고 섬어한 자는 이것도 열이 혈실에 들어간 것이다. 그러나 머리에만 땀이 나는 자는 기문을 침자하고 그 실한 것을 따라서 사하여 축축하게 땀을 내면 곧 낫는다"[14]라고 하였다. 143조는 부인의 상한중풍증(傷寒中風證)으로 사열(邪熱)이 정기가 허한 것을 틈타 혈실로 침입한 '혈결흉증(血結胸證)'이다. 이 병은 실열증(實熱證)에 속하므로 침으로 그 실한 것을 취한 것이다. 216조는 양명의 열사가 혈

12) 燒針令其寒, 針處被寒, 核起而赤者, 必發奔豚, 氣從少復上衝心者, 灸其核上各一壯.
13) 婦人中風, 發熱惡寒,經水適來, 得之七八日, 熱除而脈遲身凉, 胸脇下滿, 如結胸狀, 譫語者, 此爲熱入血室也, 當刺期門, 隨其實而取之.
14) 陽明病, 下血譫語者, 此爲熱入血室, 但頭汗出者, 刺期門, 隨其實而瀉之, 濈然汗出則愈.

실에 침입하여 간열이 혈을 압박하고 혈이 망행하여 하혈에 이르게 하는 병으로, 실열증에 속하므로 기문을 취할 것을 지적하여 실한 것을 사(瀉)하였다. 삼음병증에는 구법(灸法)을 사용하여 보(補)하는 것이 마땅하다. 예를 들어 292조에서 "소음병에 토하고 리하나 손발이 역랭하지 아니하고 도리어 발열하는 자는 죽지 아니한다. 맥이 도달하지 않는 자는 소음 칠장을 뜸뜬다"[15]라고 하여 소음병은 증(證)이 허한(虛寒)에 속하여 양탈(陽脫)을 방지해야 하므로 마땅히 구법을 시행하여 양기를 소통시키고 맥이 회복되면 병이 나을 수 있다. 또 325조에서 "소음병에 하리하고 맥이 약간 삽하며 구역하면서 땀이 나고 반드시 옷을 자주 바꿔 입고 도리어 양이 적은 자는 마땅히 그 위를 따뜻하게 하고 이것을 뜸뜬다"[16]라 하여, 소음병에 체내가 허한(虛寒)하고, 기허(氣虛)와 혈허(血虛)의 증상이 더해져서 중초 양기(陽氣)의 운행이 실조되어 신양(腎陽)이 허약하게 되니, 구법을 사용하여 그 위를 온보(溫補)하여 회양승함(回陽承陷)한 것이다.

5. 침구의 변증논치(辨證論治)를 강조하였다

장중경은 중국의학 변증시치의 이론 체계를 개척하여, 그가 『상한론』에서 자세히 연구·표명한 침구 변증의 기본 관점은 오늘에 이르기까지 효과적으로 임상 시술을 지도하여 침구 학술 발전을 촉진하였다.

(1) "병을 치료할 때는 반드시 근본에서 구한다"[17]는 시치 원칙이 뚜렷이 드러난다 : "치병구본(治病求本)"은 중의학이 마땅히 준수해야 할 변증논치의 기본 원칙이다. 『상한론』은 침구의 임상 특징을 근거로 '이병동치(異病同治)'의 변증 분석을 거쳐서, 이러한 치료 원칙을 운용하였다. 『상한론』 108조, 109조, 142조, 143조, 216조에서 간승비(肝乘脾), 간승폐(肝乘肺), 태양과 소양의 병병(幷病)의 오한(誤汗), 부인상한중풍

15) 少陰病, 吐利, 手足不逆冷, 反發熱者, 不瀉, 脈不至者, 灸少陰七壯.
16) 少陰病, 下利, 脈微澁, 嘔而汗出, 必數更衣, 反少者, 當溫其上, 灸之.
17) 治病必求於本.

(婦人傷寒中風) 열입혈실(熱入血室), 양명(陽明) 열입혈실(熱入血室) 등 다섯 종류의 다른 증후를 분별하여 열거하였는데, 병기를 분석하고, 육경을 좇아 변증을 하면 병의 근본 원인이 간에 있으므로 모두 간경 모혈인 기문을 취하여 치료한다. 하나의 혈로서 여러 가지 병을 치료하는 것은 침구 임상 특징을 나타낸 것으로 침구 임상시 육경변증의 중요성을 강조하여 "치병구본(治病求本)"의 원칙을 드러낸 것이다.

(2) 변증 논치의 원활한 응용을 중시하였다 : 『상한론』은 침구 변증 논치의 원활한 운용을 매우 강조하여, 침구 임상시 마땅히 병정 변화를 근거로 사진(四診)을 모두 참고하여 증(證)을 따라 치료할 것을 지적하였다. 예를 들어 16조에서 "태양병에 이환된 지 3일째 벌써 발한·토·하·온침의 요법을 사용하였으나 여전히 풀리지 않는 것은 이것을 괴병이라고 한다. 계지를 투여함이 마땅치 아니하니 그 맥과 증을 관찰해서 어떠한 역치를 범해서 된 것인가를 알아서 현재의 증에 따라 이것을 치료한다. 계지탕은 본래 기육의 사기를 흩어 푸는 것이니, 만일 그 사람의 맥이 부긴하고 발열하며 땀이 나지 아니한 자는 계지탕을 투여하는 것이 옳지 못하다. 항상 이러한 것을 염두에 두고 오치하지 말아야 한다"[18]라 하였고, 또 267조에서는 "만일 이미 토시켰거나 하시켰거나 발한하였거나 온침을 하였거나 하여 섬어를 하고 시호증이 없어졌으면 이것은 괴병이라 한다. 어떠한 역치를 범하고 있는가 알아서 법대로 이것을 치료한다"[19]라고 하였다. 이 두 조문은 질병 치료과정 중에 나타난 병정이 없어지기 전에 변증(變證)이 발생하거나 심지어는 병정이 악화된 경우를 만날 수 있는데, 이는 수시로 병정을 심찰(審察)하여 파악하고 맥증(脈證)을 관찰하여, 어떠한 역치를 범하였는지를 알아서 증에 따라 치료하고 법으로써 치료해야 한다는 것으로, 침구 변증 논치를 비판하여 일정한 법규를 따라야 할 뿐만 아니라 구애됨이 없이 영활하게 운용할 수 있어야 함을 지적한 것이다.

18) 太陽病三日, 已發汗, 若吐, 若下, 若溫針, 仍不解者, 此爲壞病, 桂枝不中與之也. 觀此脈證, 知犯何逆, 隨證治之. 桂枝本爲解肌, 若其人脈浮緊, 發熱汗不出者, 不可與之也. 常須識此, 勿令誤也.

19) 若已吐, 下, 發汗, 溫針, 譫語, 柴胡湯證罷, 此爲壞病, 知犯何逆, 以法治之.

⑶ 변증 논치의 중요성을 알려 경계하였다 : 변증 논치는 침구 임상 시 질병의 진단 및 치료를 지도하는 기본 원칙이다. 『상한론』은 침구 변증 논치의 기본 원칙은 위배될 수 없다는 것을 간곡하게 훈계하였다. 예를 들면 115조에서 "맥은 부하고 열이 심한 증은 도리어 이것을 뜸뜨면 이는 실한 증인데 실한 것을 허증으로 오치함이니 불뜸으로 인하여 혈이 동하면 반드시 목이 건조하고 토혈한다"[20]라고 하였다. 맥이 부하고 열이 심한 것은 표실증(表實證)이 되는데, 만약 맥부(脈浮)를 허증으로 여겨서 양허를 생각하여 구법을 시술하면, 이는 실증을 허증으로 치료한 잘못된 치법으로, 화기(火氣)가 동혈(動血)하고 박혈(迫血)하여 상행(上行)케 하니, 반드시 목이 마르고 침에 피가 섞여 나올 것이다. 이 조문은 변증 시구의 중요성을 지적한 것이다. 또 116조에서는 "미삭한 맥은 조심하여 뜸치료하지 못한다. 뜸으로 인하여 병사가 되면 곧 번역하니 혈허를 좇아 치료하는데 열실로 잘못 좇으면 혈액이 맥 중으로 소산하니 화기(火氣)가 비록 미미하나 체내를 공격함이 힘이 있어 뼈가 후끈후끈하고 근이 상하게 되면 혈액의 회복이 어렵게 된다. 맥이 부한 것은 마땅히 땀으로써 풀어야 한다. 불뜸으로 이것을 치료하면 병사가 쫓겨 나가지 못하고 뜸으로 인해 사기가 성하여 병증이 허리로부터 아래로는 반드시 무겁고 저리니 이름하여 화역(火逆)이라 한다. 스스로 풀리고자 하는 것은 반드시 먼저 번열하고 곧 땀이 있으면서 풀린다. 어찌 그것을 아는가? 맥이 부하기 때문에 땀이 나서 풀릴 줄 안다"[21]라 하였다. 이 조문에서는 음허로 내열이 있을 때와 병사가 표에 있을 때는 구하는 것이 마땅하지 않음을 지적하여, 증상에 임하여 구법을 시행할 때에 반드시 신중을 기하여 화기가 비록 미미하나 내부를 공격함에 그 영향력이 있음을 훈계하였으니, 다만 초골상근(焦骨傷筋)과 견허축실(遣虛逐實)을 방지한 것이다. 또 119조에서 "태양상한병인 자는 온침을 가하면 반드시 경기한다"[22]라 하였다.

20) 脈浮熱甚, 而反灸之, 此爲實, 實以虛治, 因火而動, 必咽燥吐血.

21) 微數之脈, 愼不可灸, 因火爲邪, 則爲煩逆, 遣虛逐實, 血散脈中, 火氣雖微, 內攻有力, 焦骨傷筋, 血難復也, 脈浮, 宜以汗解, 用火灸之, 邪無從出, 因火而盛, 病從腰以下必重而痺, 名火逆也. 欲自解者, 必當先煩, 煩乃有汗而解, 何以知之? 脈浮, 故知汗出解.

풍한사가 표부에 침습하여 정기와 사기가 항쟁하여 이미 발열하고 있는데, 만약 온침을 가한다면 그 열이 더욱 심해져서 열사가 심의 신(神)을 동요하게 되니, 장차 반드시 경번(驚煩) 혹은 경광(驚狂)하게 될 것이다. 이는 변증시치의 중요성을 제시한 것이다. 『상한론』은 풍부한 임상 실천을 근거로 정확한 변증 없이는 침구가 소기의 목적을 달성할 수 없을 뿐만 아니라, 심지어는 사고와 바라지 않는 결과가 나타날 수 있음을 논증하였다.

역자 이만희 / 교정 이정금

원 저 : 중의잡지 1984년 12기(8439C045)
論『傷寒』針灸規律探討

22) 太陽傷寒者, 加溫針必驚也.

『난경』이 『상한잡병론』에 끼친 학술사상적인 영향

北京中醫藥大學內經敎硏室 張力

『난경(難經)』과 『상한잡병론(傷寒雜病論)』은 모두 사부경전저작(四部經典著作)으로 취급되었고, 중국의학에서 매우 중요한 지위를 점유하였지만, 역대의가들의 『난경』에 대한 포폄(褒貶)은 일치하지 않는다. 다수의 의가들이 『난경』을 “의경의 심수(心髓)이며, 질병을 치료하는 관건이다”[1]라는 것으로 받들지만, 『난경』을 낮게 평가하는 사람들은 “지금의 『난경』은 모두 참견하기 좋아하는 의생들이 81난을 사칭하고, 『영추』와 『소문』을 잡다하게 인용하여, 터무니없는 말을 더해서 만든 것이니 이것은 통하지 않는 괴서일 뿐이다”[2]라고 여긴다. 이 때문에 『상한잡병론』에서 언급한 “『소문(素問)』 『구권(九卷)』 『팔십일난(八十一難)』을 이용해서 저술했다”[3]는 것에서 『팔십일난』은 절대 지금의 『난경』이 아니라고 여기고, 『난경』과 『상한잡병론』의 학술원류관계를 부정해서 두 책간의 관계에 대한 연구토론은 적었다. 『난경』을 자세하고 깊이 연구해서, 그것에 이미 『내경』 이론에 대한 상세한 해석이 있고, 또한 독자적으로 한 파를 형성했다는 견해가 있다는 것을 발견했다. 장중경이 저작한 『상한잡병론』(후세에는 『상한론』과 『금궤요략』의 두 부분으로 나뉘게 되었다)은 질병진단, 치칙확립(治則確立)과 이법방약(理法方藥)의 선용방면(選用方面)에서 모두 『난경』의 학술사상을 꿰

---

1) 醫經之心髓, 救疾之樞機.
2) 今之難經, 蓋由好事醫生冒八十一難之名, 雜摭靈素益以慌謬之語而成, 此不通之怪書耳.
3) 撰用素問·九卷·八十一難.

뚫고 있으니, 이에 상한학설과 잡병학설의 형성에 관하여 『난경』과 『상한잡병론』의 학술원류관계를 분석해 보았다.

1. 상한학설 형성에 끼친 영향

'상한(傷寒)' 이 말은 『소문(素問)·열론(熱論)』에서 "지금 대저 열병이라는 것은 모두 상한의 무리이다"4)라는 말로 가장 일찍 나타났다. 양상선(楊上善) 주(注)에 "여기서의 열병은 본래 한사의 침입을 받아 많이 손상당함으로 인한 것으로 역시 한사에 의해 손상당하여 이와 같은 열병을 얻은 것이니, 열병이 된 그 근본으로서 이름하므로 여기서의 열병은 상한의 종류라고 일컫는 것이다"5)라고 했다. 「열론」은 또한 한 걸음 더 나아가 "사람이 한에 손상당하면 열병을 앓게 되는데, 병이 비록 심하더라도 죽지 않으며, 그것이 한에 거듭 감(感)하여 병나면 반드시 죽음을 면치 못합니다"6)라고 논술했다. 분명히 『내경』에서 '상한'이란 말은 "상우한사(傷于寒邪)"로 해석되는 것이지 절대로 병명이 아니다. 이것은 한사(寒邪)를 일종의 치병인소(致病因素)로 간주하고, 열병(熱病) 형성을 한사(寒邪)의 침해를 받는 것과 긴밀하게 연계시킨 것이다. 열병의 범주로 말하면 너무 넓어서, 이는 급성외감병(急性外感病)의 총칭이지만, 『내경』에서는 외감병에 대한 명확한 분류가 없다.

『난경』에 이르면 상한이라는 말의 함의(涵義)가 『내경』에서와 다르다. 예를 들어 "상한에는 몇 종류가 있으며, 그 맥상에 서로 다른 형태의 변화가 있는가?" 이에 답하기를, "상한에는 중풍·상한·습온·열병·온병의 다섯 종류가 있으며, 그 증상은 각기 다르다."7) 여기의 상한은 병명으로 나타나고, 또한 명확하게 상한에는 광의(廣義)와 협의(狹義)의 나눔이 있다고 지적했는데, 광의의 상한은 각종 외감병의 총칭으로,

4) 今夫熱病者, 皆傷寒之類也.
5) 斯之熱病, 本因受寒, 傷多, 亦爲寒氣所傷, 得此熱病, 以本爲名, 故稱此熱病, 傷寒類也.
6) 人之傷于寒也, 則爲病熱, 熱雖甚不死, 其兩感于寒而病者, 必不免于死.
7) 傷寒有機, 其脈有變不? 然傷寒有五, 有中風, 有傷寒, 有濕溫, 有熱病, 有溫病, 其所苦各不相同.(「五十八難」)

이는 중풍(中風)·상한(傷寒)·습온(濕溫)·열병(熱病)·온병(溫病)의 다섯 종류를 포괄하고, 협의의 상한은 외감병의 하나라고 여겼다. 『난경』의 상한에 대한 명확한 분류는 후세 상한학파(傷寒學派)와 온병학파(溫病學派)의 형성을 촉진했고, 외감병의 분류에 대해 탁월한 공헌을 하였다. 『난경』은 명확하게 습온·열병·온병을 상한의 범위 내에 두었고, 이러한 관점은 『상한잡병론』의 형성에 직접적으로 영향을 끼쳐서 중경은 온병학설을 상한체계에 종속시켜 상한에서 온병을 겸하여 논술하고, 육경변증(六經辨證) 체계를 창립하였으며, 이후부터 송 이전에 이르기까지 중의는 이러한 육경변증을 주로 삼음에 대해 전혀 쟁론하지 않았다. 금대(金代)에 이르러 유완소(劉完素)가 『내경』 열병의 설명에 근거하여 "열병지능작열치, 불능작한의(熱病只能作熱治, 不能作寒醫)"라는 이론을 제창하고, 그 제자가 그 설을 크게 천발(闡發)하여 온병이 점차 『상한론』에서 분리되기 시작했고, 원(元)의 왕리(王履)[8]가 하간학파(河間學派)를 계승하여, 상한·온병의 엄격한 구분을 했다. 그는 『의경소회집(醫經溯洄集)·상한온병열병설(傷寒溫病熱病說)』에서 "대저 추동(秋冬)의 상한이 진짜 상한이고, 춘하(春夏)의 상한은 한역(寒疫)이다. 온병·열병과는 이로부터 두 길이니 어찌 치료가 같을 것인가?"[9]라고 제출했다. 명청(明淸)의 의가(醫家)는 습온·열병·온병에 대한 진일보한 발휘로 온열학파를 형성했다. 온열학파 형성 후 상한학파의 단호한 반대로 한온(寒溫)의 쟁론이 형성되었다. 『상한론』 이후의 상한학설과 온병학설에 관련된 논술을 열람해보면, 그 쟁론의 초점은 "상한에 온병을 포괄할 수 있느냐"와 "『상한론』 방이 온병을 치료할 수 있느냐"의 두 가지 방면이다. 상한학파는 중경(仲景)의 학설을 계승하여 온병이 완전히 상한 범위 내에 포함될 수 있으며, 또한 『상한론(傷寒論)』 육경변증논치(六經辨證論治) 체계로 온병을 치료할 수 있고, 『상한론』의 백호탕

8) 자는 안도(安道 : 1332~1391). 주진형(朱震亨)의 제자로 저서로는 『소회집(溯回集)』이 있다. 저서 내에 항해승제(亢害承制)에 대한 해석, 사기소상(四氣所傷)에 대한 천술, 온병과 열병의 구별, 삼음증한열(三陰證寒熱)의 변식(辨識) 및 사남보북(瀉南補北)의 해석 등 독특한 견해를 보여주고 있다.

9) 夫秋冬之傷寒眞傷寒也. 春夏之傷寒寒疫也, 與溫病熱病自是兩途, 豈可同治.

(白虎湯)·죽엽석고탕(竹葉石膏湯)·황련아교탕(黃連阿膠湯)·승기탕(承氣湯)·마행석감탕(麻杏石甘湯)·갈근금련탕(葛根芩連湯) 등은 모두 온병을 치료하는 방제라고 생각했다. 『상한론』은 『난경』에 근거해서 상한으로 각종 외감병을 개괄했지만, 열병은 하나의 독립적인 질병이라고 승인해서 그 임상표현은 구별이 있었다. 예를 들어 "태양병으로서 열이 나면서 목이 마르고 오한하지 않는 것은 온병이라 한다"[10](『傷寒論·辨太陽病脈證并治』), "태양(太陽) 중열자(中熱者)는 더위먹은 것이다. 땀나고 오한하면서 열이 나고 갈증이 있다. 백호가인삼탕으로 주치한다"[11](『金匱要略·痙濕暍病脈證并治第二』)에서 중경(仲景)이 한온(寒溫)이 유별하다는 것을 승인했으며 결코 한온(寒溫)을 혼동하지 않았다. 그러므로 후세의 한온(寒溫) 쟁론은 본질적으로 전혀 어긋난 것이 아니며, 『난경』의 상한으로 『내경』의 상한을 이해할 수 없는데, 이런 함의(涵義)를 이해해야 『상한론』을 정확히 이해할 수 있고, 한온(寒溫) 쟁론을 정확히 분별해서 분석할 수 있다.

『난경』은 상한에 대해 명확한 분류를 했을 뿐 아니라 다섯 종류의 외감병의 기본 맥상(脈象)에 대해서도 논술하여, 외감병변증논치(外感病辨證論治) 방법의 형성에 중요한 의의가 있다. 예를 들어 「오십팔난」에서 논술한 중풍·상한의 맥상은 『상한론』에서 중경(仲景)에 의해 직접 계속 사용되었다. 『난경』에서 "중풍의 맥은 양적인 촌부의 맥이 부활하며 음적인 척부의 맥은 유약하다. …… 상한의 맥은 촌과 척이 모두 성하면서 긴색(緊濇)하다"[12]라고 했고, 중경(仲景)이 "태양병의 중풍증은 맥상이 양에서는 부하고 음에서는 약하다"[13], "맥이 양〔寸〕에도 음〔尺〕에도 함께 긴(緊)한 것을 상한이라 이른다"[14](『상한론·변태양병맥증병치』)라고 했다. 여기에서 『난경』과 『상한잡병론』이 일맥상통하며, 『난경』은 중경이 전편(專篇)에서 연구토론한 협의(狹義)의 상한을 위한 기초를

10) 太陽病, 發熱而渴, 不惡寒者, 爲溫病.
11) 太陽中熱者, 暍是也, 汗出惡寒, 身熱而渴, 白虎加人蔘湯主之.
12) 中風之脈, 陽浮而滑, 陰濡而弱, …… 傷寒之脈陰陽俱盛而緊澁.(「五十八難」)
13) 太陽中風, 陽浮而陰弱.
14) 脈陰陽俱緊者名爲傷寒.

세웠다는 것을 알 수 있다.

상한의 치료에 이르러 『소문(素問)·열론(熱論)』에서 단지 "이들을 치료함에는 각기 그 장부의 경맥을 통하게 하면 병이 날로 쇠하여 낫는데, 그 사흘 미만인 것은 땀을 내어 낫게 할 수 있습니다. 그 사흘을 채운 것이면 발설시켜 낫게 할 수 있습니다"[15]라고 논술했을 뿐이다. 한설법(汗泄法)의 사용에 일수(日數)로 한도를 삼은 것이나 임상 응용에서 그 요점을 얻기가 힘들다. 『난경』은 그러므로 "상한에 발한법을 쓰면 치료가 되고 사하법을 쓰면 죽으며, 어떤 경우에는 발한법을 쓰면 죽고 사하법을 쓰면 낫는다. 왜 그러한가? 환자가 양이 허하고 음이 성한 환자는 발한법을 쓰면 낫고 사하법을 쓰면 죽는다. 양이 성하고 음이 허한 환자는 발한법을 쓰면 죽고 사하법을 쓰면 낫는 것이다"[16]라고 명확히 제의했다. 상한에서 한하법(汗下法)과 그 사용 원칙을 중시(重視)해서, 한사(寒邪)가 외습(外襲)해서 표(表)에서 사기(邪氣)가 성(盛)하게 되면 한법(汗法)이 마땅하고 하법(下法)을 꺼리며, 열사(熱邪)가 내치(內熾)해서 양열(陽熱)의 사기(邪氣)가 속〔裏〕에서 성(盛)하면 하법(下法)이 마땅하고 한법(汗法)을 꺼린다고 인식했다. 이는『상한론』의 태양병(太陽病)에는 한법(汗法)이 마땅하고, 양명병(陽明法)에는 청법(淸法)과 하법(下法)이 마땅하다는 것과 유관하며, 한하법의기증(汗下法宜忌證)의 기초를 세웠다. 왕숙화(王叔和)가『상한론(傷寒論)·상한례(傷寒例)』에서 "계지탕은 인후를 하(下)하는데 양이 성하면 죽는다. 승기탕은 위에 들어가는데 음이 성하면 죽는다"[17]라고 말하고, 한 걸음 더 나아가 이런 학술 관점의 계승을 명확히 했다. 여기에서 『난경』의 상한이론이 직접적으로 중경(仲景)에 계승 발전되었고, 따라서 중경 상한학설의 형성이 촉진되었다는 것을 알 수 있다.

15) 治之各通其臟脈, 病日衰而已矣, 其未滿三日者可汗而已, 其滿三日者, 可泄而已.
16) 傷寒有汗出而愈, 下之而死者. 有汗出而死, 下之而愈者何也? 陽虛陰盛, 汗出而愈, 下之即死. 陽盛陰虛, 汗出而死, 下之而愈.
17) 桂枝下咽, 陽盛卽斃. 承氣入胃, 陰盛以亡.

2. 잡병학설(雜病學說) 형성에 끼친 영향

질병진단치료 과정에서 『난경』은 오행(五行)으로 질병발생과 전변규율(傳變規律)을 해석하고, 오행생극규율(五行生克規律)로 보사원칙(補瀉原則)을 지도(指導)하는 것을 중시하여, "허하면 그 모(母)를 보하고, 실하면 그 자(子)를 사하는데, 마땅히 먼저 보하고 이후에 사한다"[18]고 제시했다. 병이 다른 장(臟)에서 전변(傳變)되어 얻은 것은 그 모경모혈(母經母穴)을 보(補)하거나 자경자혈(子經子穴)을 사(瀉)한다. 예를 들어 간경기허(肝經氣虛)이면 신경수혈(腎經兪穴)에 보법(補法)을 사용하고, 간경기실(肝經氣實)이면 심경합혈(心經合穴)에 사법(瀉法)을 사용한다. 또한 "동방이 실하고 서방이 허하면 남방을 사하고 북방을 보한다"[19]를 예로 삼아, 간실폐허보수사화법(肝實肺虛補水瀉火法)을 창립해서, 심간(心肝)의 화유여(火有餘), 폐신(肺腎)의 음부족(陰不足)의 증후를 치료하는 데 사용함으로써 오행생극관계의 응용과 신체활동 협조평형의 중요성을 강조했다. 보모사자(補母瀉子), 사남보북(瀉南補北)의 치칙(治則)은 침구(鍼灸)에서 사용할 수 있을 뿐만 아니라 약물치료에도 사용할 수 있고, 이런 이론은 중경(仲景)에게 깊이 영향을 주어서, 변증조방(辨證組方)할 때, 장부(臟腑)간의 상호관계를 상당히 중시했다. 예를 들어 『금궤요략(金匱要略)·장부경락선후병맥증(臟腑經絡先后病脈證)』에 간허병(肝虛病)을 "보하는 데는 신맛을 이용한다. 탄 쓴맛을 이용해 돕고, 더하여 단맛으로 조화시킨다. 신맛은 간에 들어가고 탄 쓴맛은 심에 들어가고 단맛은 비에 들어간다"[20]라고 하여, 간병(肝病)의 치료는 간심비(肝心脾) 삼장(三臟)부터 손을 대는 것이 간병을 치료하는 조방(組方) 방법이라고 했다. 별도로 신(腎)을 치료하는 감강금출탕(甘薑苓朮湯)은 『금궤요략(金匱要略)·오장풍한적취병맥증병치제십일(五臟風寒積聚病脈證幷治第十日)』에 감초(甘草)·생강(生薑)·복령(茯苓)·백

18) 虛則補其母, 實則瀉其子, 當先補之, 然後瀉之.
19) 東方實, 西方虛, 瀉南方補北方.(「七十五難」)
20) 補用酸, 助用焦苦, 益用甘味之藥調之, 散入肝, 焦苦入心, 甘入脾.

출(白朮)의 신온감담(辛溫甘淡)이 온신(溫腎)으로 산한(散寒)하는 것에 있지 않고, 욱토(燠土)로 제수(制水)하는 데 있어서, 건비조습(健脾燥濕)으로 신장(腎臟)의 습을 제거한다고 했다. 유사한 조방용약(組方用藥)이 모두 장부상관학설(臟腑相關學說)로 기초를 삼은 것은 『난경』의 "허즉보기모, 실즉사기자(虛則補其母, 實則瀉其子)" 이론의 한 걸음 더 나아간 발휘이다.

『난경』은 '치미병(治未病)'이란 원칙을 매우 중시해서, "병이 발작하기 전에 미리 예방과 치료를 한다는 것으로, 예를 들어 간에 병변이 발생하면 간목의 병사가 왕성한 경우 비토를 극하여 비로 전변되는 병리를 알고 나서 바로 비토를 실하게 하는 치료 방침과 대책을 강구하여 비토의 기를 왕성하게 하면 간목에서 전변되어 오는 병사를 받지 않는데, 이를 간병이 발생하면 비(脾)를 치료한다고 하는 것이다. 그러므로 아직 발작하지 않은 질병을 예방하고 치료하는 정확한 조치인 것이다"[21]라고 했다. 또한 오행생극승모이론(五行生克乘侮理論)으로 질병전변규율을 분석하여, "심장의 병이 폐로, 폐의 병이 간으로, 간의 병이 비로, 비의 병이 신으로, 신의 병이 심으로 전변된다"[22]라고 했다. 중경(仲景)은 이런 학술관점을 계승하고 이 문장에 약간 첨가하고 개수(改修)하여, 전문(全文)을 「금궤요략수편(金匱要略首篇)」에 넣어, "훌륭한 의사는 아직 병나지 않은 것을 고친다는 것이 무엇입니까? 선생께서 말씀하시길, 무릇 아직 병나지 않은 것을 치료한다는 것은 간의 병이 나타났을 때 간의 병이 비로 전변되는 것을 알아서 마땅히 먼저 비를 튼튼히 하고, 사계에 비의 기운이 왕성할 때는 사기를 받지 않으니 그때는 보하지 않는다. 중간 수준의 의사는 서로 전변되는 것에 밝지 못하므로 간의 병이 나타나면 비를 실하게 해서 풀 줄을 모르고 오로지 간만 치료한다. …… 단맛은 비로 들어간다. 비의 병변은 신을 상할 수 있고, 신기가 약하면 수를 행하지 못한다. 수가 행하지 못하면

21) 謂治未病者, 見肝之病, 則知肝當傳之于脾, 故先實其脾氣, 無令得受肝之邪也, 故曰治未病焉, 中工治已病者, 見肝之病, 不曉相傳, 但一心治肝, 故曰治已病也.(「七十七難」)
22) 心病傳肺, 肺傳肝, 肝傳脾, 脾傳腎, 腎傳心.(「五十三難」)

심화가 치성해서 폐를 상하게 한다. ……"23)라고 했다. 이와 같은 오행 생극관계를 이용해서 질병전변규율을 분석하고, 신속히 치료하여 질병을 미연에 방지하는 치미병(治未病)의 원칙은 지금까지 일정한 임상지도의의가 있다. 이 때문에 『난경』의 장병조치이론(臟病調治理論)은 중경(仲景)의 높은 중시를 받았다. 그리하여 그의 임상적 사고방향을 계발했고, 중경잡병학설 형성을 촉진했다.

위에서 서술한 바를 종합하면, 『난경』에서 논한 상한은 다섯 가지가 있으며, 맥치(脈治)도 각각 다름이 있고, 상한치료에 연결시키는 주요 작용으로 중경 상한학설과 잡병학설의 형성이 촉진시 한하의기(汗下宜忌)가 있으며, 잡병치료에는 장부상관과 치미병을 잘해야 한다는 등의 내용을 중시함이 있어 모두 중경의 임상실천을 지도했다. 바로 임석강(任錫康)이 『난경필기(難經筆記)』에서 "『황제내경』에서 이미 밝혔던 의학의 이치를 중경의 책에서 비로소 의학의 실제로 밝힘으로써 『난경』은 『내경』의 이치를 계승하고 『상한』은 실제를 밝혔다. 이법을 말해주는 처방이 견실하고 많으면서도 실제적인 처방 또한 적지 않아서 체용(體用)을 겸하여 갖추고 있으며, 꽃과 열매가 아울러 무성한 것이다"24)라고 말한 것과 같다. 그러므로 『난경』이 "승리계실(承理啓實)"하고, 『내경』 이론과 중의임상을 통한 중요 작용이 중경 상한학설과 잡병학설의 형성을 촉진시켰다.

역자 현민경 / 교정 김소연

원 저 : 북경중의약대학학보 1997년 제5기(97505028)
談『難經』對『傷寒雜病論』學術思想的影響
주제어 : 『난경(難經)』 / 『상한잡병론(傷寒雜病論)』 / 학술사상

---

23) 上工治未病何也? 師曰, 夫治未病者, 見肝之病知肝傳脾, 當先實脾, 四季脾旺不受邪, 卽勿補之, 中工不曉相傳, 見肝之病不解實脾, 惟治肝也. …… 甘入脾, 脾能傷腎, 腎氣微弱, 則水不行, 水不行則心火盛, 則傷肺. ……

24) 黃帝內經已闡醫學之理, 仲景之書始昭醫學之實, 而難經繼承內經之理, 啓傷寒之實, 談理之處固多, 尙實之處亦復不少, 體用兼備, 華實幷茂者也.

『상한잡병론』의 변증사유

河南中醫學院 謝世平

변증사유는 중국의학의 우위성이자 특장(特長)으로, 그것은 한대(漢代) 의가인 장중경(張仲景)의 『상한잡병론(傷寒雜病論)』 중에 충분히 드러나 있으니, 그 실질은 하나의 의학적 변증사유이다. 과학의 발전에 따라 현대 의학 또한 추상단계(抽象段階)로부터 종합하는 데로 나아가기 시작하였다. 이로 인해 『상한잡병론』의 변증사유 방법을 탐구 검토하는 것은 중요한 의의가 있다. 이 글은 이하 몇 개의 방면에서 이것에 대해 분석 탐구 검토해 보고자 한다.

1. 사유추상(思維抽象)으로 변증사유(辨證思維)의 기점(起點)을 삼는다

질병은 복잡한 것이고 발전 변화하는 것이며 연속적인 정체(整體)인데, 먼저 복잡한 질병의 운동정체를 분해하여 간단한 상대적 정지부분(靜止部分)으로 만든 후에, 추상하여 기본 병증개념을 만들어 변증 사고의 기점을 삼는다. 『상한잡병론』의 추상사유는 의학원리, 질병규율, 진찰 치료 원칙의 일반적 추상을 가지고 있어, 질병 단계 추상과 방면 추상 등에까지 미친다.

(1) 일반추상 : 『금궤요략(金匱要略)·장부경락선후병편(臟腑經絡先後病篇)』 제2조를 예로 들면, 각종 질병에서 다른 것은 제외하고 같은 것을 구하여 가장 일반적이고 보편적인 규율을 추출하였는데, 질병발생의 정사상쟁(正邪相爭)하는 작용의 이치에 대하여 내외요인의 발병

중에서의 작용을 간략히 개괄하였다. "천반진난(千般疢難)"에 대하여는 병인과 병위에 근거하여 분류와 한계를 정하였으며, 각종 질병의 예방에 대하여서는 총괄적 원칙을 제정하였다. 장중경은 초보적 추상의 기초에서 다음 단계의 추상으로 넘어갔는데, 외감질병에 대하여 『상한론』의 육경(六經) 개념은 질병의 표리 허실 한열 음양에 대한 병성(病性)의 추상을 포함한다. 예를 들어 '태양병'의 개념은 어떤 한 개 혹은 한 종류의 질병이 아니라, 여러 종류의 외감 질병에서 다른 것은 제외하고 같은 것을 구한 것으로, 표에 있어 공통되는 증상을 취해 형성된 하나의 추상개념이다. 또 예를 들면, 『금궤요략(金匱要略)·흉비심통편(胸痺心痛篇)』 제 1조는 흉비심통(胸痺心痛)의 기본적 공통 병기(病機)가 "양미음현(陽微陰弦)" 즉 상초양허(上焦陽虛), 흉중부진(胸陽不振), 음한상승(陰寒上乘)임을 가리킨다. 또 예를 들면, 양명병의 "위가실(胃家實)", 황달병의 "비색은 반드시 황색인데, 어열이 행한 때문이다.(비의 운화가 실조되면 습열이 안에서 맺혀 어열이 기육과 피부로 발설되므로 황달을 발한다.)"[1] 등은 모두 질병의 본질에 대하여 추상한 후에 개괄(概括)된 것이다

(2) 단계추상 : 『상한론(傷寒論)』의 육경 개념은 단계 추상의 의미를 내포하고 있다. 태양병은 질병 초기로 병사가 표에 있으며, 소양병은 병사가 반표반리로 진입한 것이고, 양명병은 질병이 완전히 표(表)를 떠나 안으로 들어간 것이다. 상대하여 말하면, 이때에 질병은 아직 육부의 표에 있어, 계속해서 발전하여 태음·소음·궐음의 오장의 안으로 깊이 들어갈 수 있다. 장중경이 『금궤요략(金匱要略)·중풍역절편(中風歷節篇)』 중에서 중풍의 진행단계를 구분함에 있어, 초기의 "기부불인(肌膚不仁)"은 사기가 락(絡)에 있는 것이고, 계속해서 사지가 침중(沈重)하여 물건을 들 수 없음은 사기가 경(經)에 있는 것이다. 만약 진일보 발전하여 사기가 장부로 심입하면 "정신이 혼미하여 사람을 알아보지 못하고,"[2] "혀가 굳어 말하기 힘들고 침을 토한다."[3] 폐옹(肺癰)에

1) 脾色必黃, 瘀熱以行.
2) 昏不識人.

대해서 장중경은 또한 그 구분을 "풍(風)이 피모를 상하고 열이 혈맥을 상한다. 풍이 폐에 머무르고 혈이 뭉쳐 막혀 쌓여 옹농(癰膿)이 된다"4) 등의 단계로 설정하여, 변증사고의 기점으로 삼았다. 이는 또한 후세의 위기영혈변증(衛氣營血辨證)의 효시가 되었다.

(3) 방면추상 : 『금궤요략(金匱要略)·담음병편(痰飮病篇)』은 다종의 질병, 즉 해천·설사·협통·현훈·구토·심계 등을 포함한다. 장중경은 여러 가지가 뒤얽혀 복잡한 다종의 관계와 모순으로부터 분석하여, 다양화된 내용은 없애버리고, 그 중에서 가장 근본이 되는 병기를 파악하였으니, 즉 음사(飮邪)가 기체(機體)의 어떤 부위에 머물러 있으면 이에 근거하여 담음병의 개념을 형성하였다. 그는 오히려 이러한 질병들에 대해 한층 더 분석을 진행하였으니, 음(飮)이 머문 부위에 근거하여 다시 한 차례 추상을 진행하여 담(痰)·현(懸)·일(溢)·지(支)의 사음(四飮)의 개념을 만들어 점점 더 간단한 개념에 이르게 되었다. 『금궤요략(金匱要略)·오장풍한적취병편(五臟風寒積聚病篇)』은 질병에 대해 발병한 장부의 방면에서 추상하여 장부변증의 기초를 세웠다. 기타 질병에 대해서는, 혹은 증상의 특정 방면에서부터 추상을 하였거나, 혹은 병인·병기의 방면에서 추상하였으니 그 요지는 기본점과 공통점을 잡는데 있다.

2. 추상사유에서 변증사유로 상승한 경로

의사가 대면하는 병인은 모두 자신의 특징을 가지고 있고, 게다가 그 병은 복잡하게 부단히 발전 변화하는 것이어서, 다만 사유에 의지하는 추상으로는 객관세계의 모순 운동을 여실히 반영할 수 없다. 어떻게 '동일(同一)'을 사용하여 대상이 이미 같고 또 다른 '동이모순(同異矛盾)'을 반영할 것인가, 어떻게 '확정'을 사용하여 대상의 '운동적 연속과 비연속적 모순'을 반영할 것인가, 그리고 어떻게 '단일(單一)'을

3) 舌則難言, 口吐涎.
4) 凡傷皮毛, 熱傷血脈, 風舍于肺, 血爲之凝滯, 蓄結癰膿.

사용하여 대상이 이미 단일하고 또한 많은 규정을 총화하는 '단일과 체계적 모순'을 반영할 것인가, 이것은 변증사유의 방법을 써서 해결해야 한다. 장중경의 『상한잡병론』은 바로 변증사유의 방법을 이용하여 임상 사유의 곤란한 부분을 해결하는 데 길을 열어 놓았다. 이것이 『상한잡병론』의 훌륭한 부분이며, 후인들이 경전을 만들고 반복 연구하는 이유이다. 장중경이 추상사유로부터 변증사유(즉 구체적인 것을 사유하는 데 이른 것)에 도달한 단계에는 동이모순(同異矛盾)의 전개, 단계추상의 동태적 발전, 방면추상의 유기적 종합 등이 있다.

(1) 동이모순의 전개 : 추상의 과정은 감성적으로 인식되는 구체적인 것에서, 다른 것은 버리고 같은 것을 취하는 과정으로, 사유가 구체적인 것에 도달하는 과정은 추상 즉 동일성의 기초 위에서 차이를 흡수하는 과정이다. 『상한론(傷寒論)·태양병편(太陽病篇)』은 우리들이 전범(典範)으로 여기는 것이다. 외사가 표에 있다고 하는 동일한 전제하에 병사의 성질의 차이, 미심(微甚)의 차이, 병정(病程)의 장단, 치료 효과 등을 흡수하여 개개의 구체적 병증(病證)을 인식하였다. 예를 들면, 계마각반탕증(桂麻各半湯證)·계이마일탕증(桂二麻一湯證) 등의 사유구체(思維具體)는 환자의 체질의 차이, 숙담(宿痰)과 잔류 사기의 유무 등 부동하게 형성된 태양병의 여러 가지 겸변증(兼變證)을 포함한다. 『상한론』과 같은 것은 매일경병(每一經病)의 대강은 차이를 버리고 동일한 것을 구하는 사유추상으로, 매편(每篇) 중의 기타 방증은 이것으로 기점을 삼아 차이를 끌어들여 형성된 사유구체이다. 『금궤요략』에서 흉비심통의 기본 병기는 "양미음현(陽微陰弦)"이니, 즉 상초양허(上焦陽虛)요 음한내성(陰寒內盛)한 것으로, 장중경은 결코 일방(一方)을 써서 통치한 것이 아니다. 기본 병기가 서로 같은 '동일성'의 기본 전제하에 각 증이 차이가 나는 '다름'에 착안하였으니, 담저(痰阻)의 미심(微甚)과 한응(寒凝)의 경중(輕重)에 근거하여, 과루해백백주탕증(栝蔞薤白白酒湯證)·과루해백반하탕증(栝蔞薤白半夏湯證)·지실해백계지탕증(枳實薤白桂枝湯證)·의이부자산증(薏苡附子散證)·오두적석지환증(烏頭赤石脂丸證) 등으로 구분하여 만들었다.

⑵ 단계추상의 동태 발전 : 『상한론』 중 합병(合病)·병병(幷病)·전경(傳經) 등은 외감병변의 운동 변화를 반영한다. 예를 들면 태양병이 다른 경으로 전변되는 조문은 우리들에게 태양병의 경과 운동 변화가 태양병의 전화 과정이 아닌 데로 향하고 있음을 명확히 서술하였다. 원문은 이를 합병·병병이라 한다. 장중경은 상대개념의 조합·연접·추이를 거쳤고, 합병·병병의 신개념을 사용하여, 사유가 당면한 바를 해결하였으니, 질병의 운동 양상을 반영하는 데 대한 곤란함을 확정하였다. 그래서 '태양병'과 '비태양병'의 이러한 하나의 대립동일한 변증 모순을 중경은 '태소합병', '태양양명동병' 등의 사유 형식으로 표현하여, 적절하게 질병의 운동 형식을 드러내었다. 『상한잡병론』은 게다가 우리에게 기타 여러 경들과 외감 잡병들 사이에서 여러 종류의 형식을 가진 전변과 발전을 분명하게 드러내었으며, 피와 살을 가진 구체성을 이루었으니, 이러한 종류의 사유체계는 살아 숨쉬는 생명력을 갖고 있다.

⑶ 방면추상의 유기적 종합 : 방면추상의 전제하에서 사유구체에 도달해야 하는데, 이는 개념을 운용하여 정체(整體) 중에서 각개 규정성이 점유하고 있는 지위와 작용에 대해 확정해야 함을 의미한다. 예를 들면, '담음병'이란 하나의 개념은 병기방면에서 추상된 것이고, 태양병의 개념은 병위가 표에 있는 것에 근거하여 추상된 것이어서, 만약 환자가 평소에 내음이 있고, 외사에 감수되었으며, 이미 태양표증이 있고 또 담음 해수가 있다면, 장중경은 그것을 종합 귀납하여 외한내음(外寒內飮)의 소청룡탕증(小靑龍湯證)의 개념을 구체적으로 형성할 것이고, 만약 병사가 표에 있고 안으로는 울열(鬱熱)이 있어 진액운행이 불창(不暢)되고, 음(飮)이 기주(肌腠)에 정체되면, 신체가 동중(疼重)하는 일음(溢飮)의 대청룡탕증(大靑龍湯證)을 형성할 것이다. 그래서 대소청룡탕증은 『상한론(傷寒論)·태양병편(太陽病篇)』에서 이미 보이고, 또 『금궤요략(金匱要略)·담음병편(痰飮病篇)』에서도 보인다. 「담음병편」의 기타 방증(方證) 또한 담음의 병인, 음정(飮停)의 부위, 언급된 장부 등의 방면 추상개념을 종합하여 후박칠물탕증(厚朴七物湯證)·대시호탕증(大柴胡湯證)·소승기탕증(小承氣湯證)과 인진호탕

증(茵蔯蒿湯證)·치자대황탕증(梔子大黃湯證)·대황초석탕증(大黃硝石湯證) 등의 구체개념을 형성했다. 하나의 비교적 복잡한 구체병증은 더욱이 우리들에게 다방면의 것을 잘 보게 하여, 이러한 하나의 변증사유방법을 종합하게 한다. 예를 들어, 온경탕(溫經湯)증은 충임맥허손-혈어-혈불순경-음허 등 이러한 많은 층차(層次)와 다방면의 병기를 포함하는데, 조문 변증하듯이 하나의 병증을 분석하여, 주차와 인과관계를 명확히 하게 하며 확정적인 토대에서 변증을 종합하고, 이 증에 대하여 비교적 풍부하고, 전면적이며 심각한 구체적 인식을 획득한다. 즉 모든 구체적 방증은 모두 병기·표리·장부 등 방면의 추상 개념을 종합하여 형성된 것이다.

3. 질병에 대한 변증논치의 체계와 범주를 창립하다

『상한잡병론』의 사유는 상호 연접하는 범주로부터 층을 따라 깊게 들어가는데 고리를 서로 엎어놓아 한 고리에 다른 한 고리를 엎어놓은 범주의 구도를 형성하여 모두가 한발씩 올라 상승하는 사유구체를 구성한다.

(1) 먼저 『상한론』과 잡병론의 한계를 구분하면, 상한은 외사를 감수하여 발생한 질병이고, 잡병은 장부의 기능 상실로 인한 질병이다. 상한과 잡병은 대립적이고 또 동일한 것으로 『상한잡병론』은 충분히 둘 사이의 대립간에 있는 동일성을 나타내었으니, 즉 외감사기와 장부 병변의 상호영향, 상호일치, 상호전화를 표현하였다. 그것은 형식 논리에 있어 동일률의 인식적 한계를 깨뜨렸고, 대립 범주에 대한 인식을 심화시켰다.

(2) 상한의 범주 내에서는 또 '육경병'의 범주로 구분하였고, 잡병의 범주 내에서는 '모병(某病)'의 범주로 구분하였다. 상한이 외사를 감수하여서 이루어지고, 그 발전 규율로 표(表)에서 리(裏)로 들어오는 것이며, 증상은 오한과 발열을 갑자기 나타내므로, 중경은 표리·한열의 관건을 잡고, 표리의 심천, 한열의 다소, 허실의 이동(異同)에 근거하여

육경병으로 구분하였다. 그러나 잡병은 장부의 병변을 근거로 하여 증상이 언급된 장부의 병에 근거해서 병을 분류하였으니, 예를 들면 폐위(肺痿)·폐옹(肺癰)은 모두 폐장의 병변에 근거한 것이고, 흉비심통(胸痺心痛)·복만한산(腹滿寒疝) 등은 모두 장부의 병변으로 구분한 것이다. 장중경은 상한과 잡병의 각개 방면에 대해 규정과 확정을 하였으며, 아울러 순서를 낱낱이 드러내어 범주계통을 도출하였다.

(3) 상한의 변증방법과 잡병의 변증방법은 나눌 수도 있고 나누지 못할 수도 있으니, 이 둘은 이미 각자의 확정성을 가지고 있으며 또한 상호 삼투(滲透)한다. 즉 장부의 병변은 육경병증에 예속될 수 있고, 육경병변 또한 장부병증에 예속될 수 있다. 그래서 몇몇의 조문은 『상한론』에서 출현하고, 또 『금궤요략』에서도 보이는데, 이것이 상한잡병의 변증논치 체계를 형성하였다. 이러한 체계는 질병의 속성, 본질, 방면, 관계, 층차, 과정의 대립하면서도 동일한 유기적 결합을 반영하며, 이러한 하나의 범주체계는 추상으로부터 상승하여 구체화된 과정이다. 상술한 것에 근거하면 상한잡병과 그 범주의 구분은 단계 혹은 방면 추상에 대한 것인데, 이러한 면으로부터 개개의 구체적인 질병에 대하여, 또 그것을 종합 운용하여야 변증논치의 최고의 경지에 들어가게 되고 또한 중의학의 변증사유방법을 터득하게 된다.

4. 결어

위에서 서술한 바를 종합하면, 『상한잡병론』은 감성(感性)-추상-사유의 구체적 변증사유의 방법을 운용하여 질병을 인식한 것이다. 모든 방증은 최초의 감성 인식이 아니라 낱낱의 사유구체이므로 그것은 추상 이론보다 한층 고급이다. 따라서 변증사유의 구체성, 융통성, 그리고 체계성을 충분히 드러내었다. 『상한잡병론』의 사유방법의 분석을 통하여, 사람을 놀라게 하는 결론 하나를 얻어낼 수 있다. 장중경은 변증사유의 방법을 써서 『상한잡병론』을 썼으며, 동시에 우리들에게 당시의 중국의학이 이미 변증사유와 변증논리를 형성하였음을 보여준다.

역자 이재철 / 교정 김소연

원 저 : 북경중의약대학학보 1998년 2기(985020160)
『傷寒雜病論』的辨證思維
주제어 : 『상한잡병론』 / 변증사유 / 추상사유(抽象思維) / 변증논치

『상한론』 오령산증의 새로운 인식

山東中醫藥大學各家學說教研室 趙含森

『상한론』의 오령산증과 유관한 조문에서 제368조의 곽란치료의 조문 외에 그 나머지 조문은 모두 후인에 의해 축수증, 즉 수기내정증(水氣內停證)1)이라고 해석되었다. 현재 세밀하고 자세한 이런 해석 역시 많은 협의와 검토를 할 수 있는 곳이 있으며, 자못 탐구 토론할 만하다는 것이 발견되었다.

1. 축수증질의(蓄水證質疑)

『상한론』 원문 중에 "축수"라는 두 글자는 없고, 축수의 표현법은 후인이 오령산증을 주석할 때 제시한 것이다. 일찍이 성무기의 『주해상한론』에 "수음(水飮)이 안에서 쌓이면 진액이 행하지 못한다"2)는 표현법이 있었고, 명대 방유집의 『상한론조변』에서 "방광에 물이 쌓이면 진액을 기화할 수 없다"3)라고 한 걸음 더 나아가 해석되었다. 이런 영향을 받아 청대에 이르러 축수의 논점을 형성했는데, 예를 들어 정교천은 "열이 들어가 사수(邪水)가 축적된다"4)라고 인식했고, 가운백은 "수기(水氣)가 안에서 맺힌 것"5)이라고 인식했다. 서령태는 "위중이 건조하면 물마시고 싶은데 이는 물이 없는 것이다. 물을 주면 낫는다"6)

1) 수기가 몸 안에서 정체되는 현상.
2) 水飮內蓄, 津液不行.
3) 膀胱水蓄不化津液.
4) 熱入而蓄邪水.
5) 水氣內結.

라고 명확하게 제시했다. 이런 주석은 모두 오령산증의 병기(病機)와 축수는 유관하다는 것을 나타낸다.

그러나 성무기·방유집은 오령산증의 조문에 다른 견해를 갖고 있었다. 성무기는 제71조의 병기(病機)는 "열이 아직 실(實)을 형성하지 않았고, 상초는 말랐다"[7]로 인식했다. 제72조를 해석할 때 "발한의 치료를 마친 뒤에 맥이 부삭한 자는 표사(表邪)가 아직 풀리지 않은 것이다. 번갈하는 자는 진액이 없어지고 위가 마른 것이다"[8]라고 설명했다. 방유집은 제74조를 해석할 때 "번(煩)이라는 것은 땀을 과도하게 내어 진액이 없어져서 속이 건조한 것이다. …… 물 마시려는 자는 건조함이 심해져 갈증이 있어 물을 구하는 것이다"[9]라고 설명했다. 두 의가가 모두 일률적으로 축수에 대해서 해석한 것이 아니라, 진액부족과 유관하다고 인식했다. 정교천은 "만약 맥이 부하고 소변을 잘 보지 못하며 미열이 있고 소갈하는 자는 곧 열이 방광으로 들어가서 그 진액을 마르게 해서 안에서 소갈을 형성한다. 물을 마셔도 소갈이 멈추지 않으므로 방광에는 사수(邪水)의 축적이 없는 것을 알 수 있다. 이런 증상에는 오령산을 써서 그 기를 변화시켜 진액을 회복하는 뜻을 취한 것이다"[10]라고 말했다. 여기서 정교천은 명확하게 축수가 없다고 제시했다. 다른 예로 『장경자상한론』은 "방광에 열이 축적되면 진액이 행하지 못한다"[11]라고 인식했고, 『상한론집주』는 "비가 허해서 위가 진액을 행할 수 없게 한다"[12]라고 인식했고, 『상한론직해』는 "비의 운반 기능이 없으면 물과 진액이 제대로 분포되지 못한다"[13]라고 인식했다. 모두 글자에서 축수를 제시하지 않고, 진액불행(津液不行)과 유관한 것으로 생각

---

6) 胃中乾而欲飮, 此無水也, 與水則愈.

7) 熱未成實, 上焦燥也.

8) 發汗已, 脈浮數者, 表邪未盡也. 煩渴者, 亡津液胃燥也.

9) 煩者, 汗出過多, 亡津液而內燥也. …… 欲飮水者, 燥甚而渴, 希求故也.

10) 若脈浮小便不利, 微熱消渴者, 是則熱入膀胱而燥其津液, 內成消渴. 謂水入則消渴不爲止, 膀胱無邪水之蓄可知, 此證用五苓散, 取其化氣回津也.

11) 膀胱蓄熱, 津液不行.

12) 脾虛不能爲胃行其津液.

13) 脾不轉輸, 水津不布.

했다.

『상한론』 오령산증의 조문에서, 어느 조문도 수기내정(水氣內停)에서 자주 보이는 복만(服滿)·수종(水腫) 등의 증상을 갖추고 있지 않다. 반대로 반복 강조하는 것은 도리어 구갈(口渴)·구조(口燥)·심번(心煩)·소변불리(小便不利) 등의 진액부족에서 자주 보이는 증상이다. 비록 수기내정(水氣內停)의 병기(病機)로 이런 증상을 충분히 해석할 수 있지만 확실히 견강부회한 면이 있다. 예를 들어 『상한론』 제71조에서 "태양병을 발한시킨 뒤와 크게 땀을 내서 위중이 건조하여 번조해 잠들지 못하고 물을 얻어 마시려 하는 자는 조금씩 주어서 이를 마시게 하여 위기로 하여금 조화되게 하면 곧 낫지만, 만일 맥이 부하고 소변은 잘 보지 못하며 미열이 있고 소갈한 자는 오령산이 이를 주치한다"[14]라고 했다. 이 조문에서 아래 문장의 "소변불리", "소갈"은 당연히 윗 문장의 "대한출, 위중건(大汗出, 胃中乾)"의 후에 발생하며, 역시 땀을 내서 진액을 손상한 까닭이다. 다만 땀을 내서 진액을 손상해서 결수(缺水)에 이르기는 쉽지만 축수에 이르는 것은 쉽지 않다. 제244조에서 "……소변만 자주 보는 자는 대변이 반드시 굳어서 10일 동안 변을 보지 못해도 괴로운 바가 없다. 갈증이 나서 물 마시려 하면, 조금씩 이것을 주되 법대로 이것을 구(치료)하고 그리하여도 갈증이 있는 자는 오령산이 좋다"[15]라고 했다. 이 조문에서, 아래 문장의 "갈증이 있는 자는 오령산이 마땅하다"[16]는 윗문장의 "소변만 자주 보는 자는 대변이 반드시 굳어진다"[17]는 말을 계승하였으므로 반드시 아랫문장을 축수라고 해석해서 윗문장과 나눌 것은 아니다. 원문에서 오령산 방후에서 "따뜻한 물을 많이 마시어 땀이 나면 치유된다"[18]라고 말했다. 가령 축수라면 다시 많은 물을 마셔서 축수를 가중시키는 것은 옳지 않

14) 太陽病, 發汗後, 大汗出, 胃中乾, 煩燥不得眠, 欲得飮水者, 少少與飮之, 令胃氣和則愈. 若脈浮, 小便自利, 微熱消渴者, 五苓散主之.

15) …… 小便數者, 大便必硬, 不更衣十一無所苦也. 渴欲飮水, 少少與之. 但以法求之. 渴者, 宜五苓散.

16) 渴者, 宜五苓散.

17) 小便數者, 大便必硬.

18) 多飮暖水, 汗出愈.

다. 임상에서 볼 때, 수기내정(水氣內停)의 환자는 대부분 구갈(口渴)이 보이진 않는다. 즉 갈증나게 하는 것은 대부분 갈증이 나는데 많이 마시지 않아서이다. 바로 현대의 저명한 중의학가 만우생이 "축수는 반대로 소수(消水)할 수는 있으나 임상에서 보기 힘들다"라고 말한 것이다. 축수를 이용해서 오령산증을 해석하는 것은 확실히 타당성이 부족한 면이 있다는 것을 볼 수 있다.

2. 오령산증의 병기(病機)

오령산증이 구갈(口渴)·소변불리(小便不利) 등 진액과 밀접한 상관이 있는 증상을 주증으로 삼기 때문에 오령산증의 병기를 탐구 토론할 때 마땅히 진액으로 단서를 삼아야 한다. 『상한론』에서 오령산증의 조문을 종합 분석해보면 거의 모든 조문에서 진액손상의 원인이 있다는 것을 발견할 수 있다. 예를 들어 제71조는 "발한법을 한 후 땀이 많이 나온다"[19]이고, 제72조는 "발한이 그친다(發汗已)", 제73조는 "땀이 나고 갈증이 있다(汗出而渴)"이며, 이 세 조문에서는 땀이 나서 진액이 손상되었다고 생각했다. 제74조는 "중풍에 발열하여 6~7일이 되어도 풀리지 아니하고 번하며 표증과 리증이 있고, 갈증이 나서 물 마시려고 하나 물이 입에 들어가면 곧 토한다"[20]라 했다. 중풍(中風)은 대부분 땀이 나고, 게다가 발열하여 육칠일이 되어도 풀리지 않으면 반드시 진액이 손상된 것이다. 게다가 비록 갈증이 나서 물을 마시려 해도 물을 마시면 토하고, 들어가는데 따라 나오므로 산포(散布)되어 하행할 수 없고, 체내 새로 생긴 진액의 유윤(濡潤)을 받을 수 없어, 또한 진액부족에 이른다. 이 조문은 한토(汗吐)로 인해 진액을 손상한 것에 속한다. 제244조는 "소변만 자주 보는 자는 대변이 반드시 굳어진다"[21]라 했다. 이는 진액수포가 상도를 잃어버려 진액이 마침 방광으로만 스며들어가서, 소변이 많아지고 진액을 손상하기에 이른 것이다. 제156

19) 發汗後大汗出.
20) 中風發熱, 六七日不解而煩, 有表裏證, 渴欲飮水, 水入則吐.
21) 小便數者, 大便必硬.

조는 "본래 이것을 하(下)시킨 때문에 심하비(心下痞)하여"[22]라 했다. 이는 사하(瀉下)로 인해 진액을 손상한 것에 속한다. 제368조는 곽란병의 토하로 진액을 손상한 것에 속한다. 상술한 조문에서 오령산증은 한하토(汗下吐)등의 요인으로 진액을 손상한 뒤에 진액이 확실히 부족해져서 발생한다. 그리고 이런 조문에서 나타난 것은 소갈(消渴)·번갈(煩渴)·소변불리(小便不利)·위중건(胃中乾)·대변난(大便難) 등 진액부족에서 나타나는 증상이다. 이런 분명히 알 수 있는 사실에 근거하면, 진액부족은 오령산증의 병기의 하나임에 틀림없다. 그리고 일찍이 성무기의 주석에서 "상초가 마른다"[23], "진액이 없어져서 위조(胃燥)한다"[24]는 해석이 있었고, 방유집은 "진액이 없어져 내조(內燥)한다"[25]는 표현법을 썼으나 단지 후인의 주의를 끌 수 없었을 뿐이다. 일본의 몇몇 임상가는 오령산증은 탈수의 병리 변화에 있다고 인식하여, 소아의 설사, 가성콜레라, 소아불량, 토사를 치료할 때, 항상 탈수를 오령산증의 주요 지표로 응용하여 링겔을 하지 않고 양호한 효과를 얻을 수 있었다.

그러나 무릇 물을 잃어버리면 마땅히 물을 보내주어야 하는데, 왜 오령산의 이수를 사용할까? 여기에 바로 장중경이 오령산을 응용한 묘미가 있다. 진액 부족의 증이 가벼운 사람은 수액을 보충함이 마땅하다. 예를 들어 원문 중에 말한 "조금씩 조금씩 물을 주어"[26]는 즉, 진액이 저절로 조화되어 낫는 것이다. 오령산증의 병기에서 진액부족과 유관한 것을 제외하고, 중요한 것은 진액의 운행과 수포장애를 겸한다는 것이다. 『내경』에서 "물을 마시면 위에 들어가 정기를 넘쳐나게 해서 위로 비에 올라가고, 비기가 정미를 산포시키면 위로 폐에 귀속되어 수도(水道)를 통하게 하고 조절한다. 아래로는 방광에 운반된다"[27]

22) 本以下之, 故心下痺.
23) 上焦燥.
24) 亡津液胃燥.
25) 亡津液而內燥.
26) 少少與飮之.
27) 飮入于胃, 游溢精氣, 上輸于脾, 脾氣散精, 上歸于肺, 通調水道, 下輸膀胱.

라고 했다. 물을 마시면 위에 들어간 후에, 진액이 폐비를 거쳐 전신에 수포된 후 아래로 방광에 도달하여, 진액이 위로 가면 입이 마르지 않고, 진액이 아래로 가면 소변이 잘 통한다는 것을 볼 수 있다. 『상한론』 제71, 72조의 주증은 '소변불리'·'소갈'·'번갈'이고, 비록 진액이 부족하더라도 이런 증상이 나타날 수 있다. 이 두 조문에서 환자의 표현은 번갈이 멈추지 않고, 마셔도 갈증이 풀리지 않으며, 비록 물을 마신 뒤에도 소변은 여전히 잘 통하지 않는 것이다. 이것은 수진(水津)의 수포 운행에 장애가 나타나서 진액이 이미 상승하행(上承下行)할 수 없다는 것을 설명한다. 제74조의 주증은 "갈증이 나서 물을 마시려고 하나 물이 입에 들어가면 곧 토한다"[28]이다. 환자가 비록 갈증이 나서 물을 마시려해도 마신 물이 도리어 하행할 수 없고, 마시면 토하는 것은 수도(水道)가 이미 통하지 않아 진액이 운행할 수 없어서, 물을 마시면 토하는 것을 설명한 것이다. 제73조의 주증은 "땀이 나오며 갈증이 난다"[29]이고, 이는 진액수포가 상도를 잃어서, 수진(水津)이 단지 땀을 따라 밖으로 배설되고 상승할 수 없는 탓이다. 제244조의 주증은 "소변이 자주 나오고 대변이 굳어지며, 입이 마른다"[30]이고, 이는 진액의 운행과 수포가 상도를 잃어 수진(水津)이 단지 방광으로 스며들어가 사방에 퍼질 수 없는 탓에 상승(上承)할 수 없으면 갈증이 나고 안으로 갈 수 없으면 대변이 굳는다. 상술한 이런 조문에서 진액의 운행과 수포는 모두 장애를 나타내었다. 성무기는 일찍이 오령산증의 병기를 "수음이 안에 쌓여서 진액이 행할 수 없다"[31]라고 해석했다. 그 뜻은 마신 물이 머물러 퍼지지 않아 진액이 행하지 않는 것이다. 결코 수습의 사기가 안에서 정체되었기 때문에 진액이 행하지 않는 것을 가리키는 것이 아니다. 성무기가 말한 '수음'이 가리키는 것은 먹은 물이지, 결코 수기나 수습의 사기가 아니다. 『내경』『상한론』『금궤요략』에서 '음(飮)'자는 대부분 '음수', 즉 먹은 물을 가리키는 것이고, 성무기가

---

28) 渴欲飮水, 水入則吐.
29) 汗出而渴.
30) 小便數, 大便硬, 口渴.
31) 水飮內蓄, 津液不行.

강조한 것은 진액이 행하지 않는 것이다. 다른 예로 『장경자상한론』에서 말한 "방광에 열이 쌓여 진액이 행할 수 없다"[32]는 것과 『상한론직해』에서 말한 "비장이 전수(傳輸)하지 못하여 수진(水津)이 퍼지지 못한다"[33] 등은 모두 진액이 퍼지지 않는 것을 오령산증의 기본 병기로 삼았고, 글에서 축수를 제시하지 않았다. 그러므로 진액이 퍼지지 않는 것은 오령산증의 주요 병기이다.

위의 분석에서 오령산증은 진액부족과 진액이 퍼지지 않는 것의 두 방면의 요인이 함께 형성한 병증이고, 또한 두 가지는 서로 상호 영향을 미친다는 것을 볼 수 있다. 진액부족은 수의 근원이 훼손되어 수가 행할 수 없어서 진액의 운행이 자연 순조롭지 않게 되는 것을 말한다. 바로 혈허(血虛)가 혈어(血瘀)에 이를 수 있는 경우와 같이 진액이 훼손되면 쉽게 진액이 막히는 데 이를 수 있다. 반대로 진액운행의 장애로 수진이 상하로 산포될 수 없어도 역시 국부적인 진액결핍에 이를 수 있다. 오령산증의 조문에서 어떤 것은 진액부족을 주로 삼고 어떤 것은 진액이 행하지 못하는 것을 주로 삼지만 총괄적으로 이 두 방면으로 벗어나지 못한다.

3. 오령산증의 치료

기왕 오령산증이 진액부족과 진액이 퍼지지 못하는 탓이라면 그런 것을 치료할 때는 마땅히 진액을 보충해주고 진액을 행하게 해주는 것으로 법을 삼는다. 오령산증의 한하토(汗下吐) 등의 요인으로 이루어진 진액의 손상이기 때문에 체내에 실열이 없다. 그래서 치료할 때 열을 끄고 음을 길러주는 방법을 택하지 않고, 다만 많은 물을 마셔 수진을 보충하면서, 다시 오령산의 화기행진(化氣行津)[34]을 배합하면 물의 근원이 충족되어 진액이 사방에 퍼질 수 있다.

『상한론』에서 오령산방 후에 "다음난수, 한출유(多飮暖水, 汗出愈)"

32) 膀胱蓄熱, 津液不行.
33) 脾不轉輸, 水津不布.
34) 뭉쳐진 기를 풀고 진액을 행하게 한다.

라고 말했다. "다음난수(多飮暖水)" 한 구에 대해 고대의가들은 혹은 양을 도와 땀내는 것으로 해석했고, 혹은 양을 도와 진액을 행하게 하는 것으로 해석했으며, 혹은 생략하고 주하지 않아 모두 요점을 얻지 못했다. 여기에 "다음난수(多飮暖水)"의 원리는 바로 잃어버린 진액을 보충하는 것이다. 『상한론』에서 무릇 한하토(汗下吐) 등으로 진액을 손상한 증에, 물을 마실 때, 모두 특별히 "조금씩 조금씩 준다"[35]를 강조하고, 또 "물을 많이 마시면 반드시 토한다"[36], "물을 많이 마시면 반드시 심하계(心下悸)가 생긴다"[37]는 경고가 있으며, 또 많이 마시는 것을 강조하지 않는다. 그 원인은 바로 마신 물이 정체되어 쌓여, 진액이 행하지 못하는 것을 방지하기 위해서이다. 오령산을 복용해서 행진포진(行津布津)하는 동시에 다시 따뜻한 물을 많이 마시면, 마신 물이 정체되어 쌓이지도 않을 뿐 아니라 마시는 족족 퍼져 전신사방에 도달할 수 있다. 바로 기를 보할 때는 마땅히 기를 행하는 것을 배합하고, 혈을 보할 때는 항상 혈을 활동하게 하는 것을 배합하는 원리와 마찬가지로, 물을 많이 마셔 진액을 보충하는 동시에 오령산의 화기행진(化氣行津)하는 것을 마땅히 배합시킨다. 근대 저명한 중의학가 조석무는 "오령산은 중초를 위해, 맛이 심심한 이수약을 써서 비를 건실하게 하기 위한 약재로 비의 기능을 회복하고, 비양을 떨쳐 일어나게 하고, 구토와 설사가 그치게 해서, 비로소 소변이 예전같이 잘 통하게 할 수 있다. 소변이 잘 통한 후에 구토와 설사가 그치는 것이 아니다. 따뜻한 물을 많이 먹는 것은 잃어버린 진액을 보충하는 것이다"라고 말했다. 오령산의 작용 원리는 비를 건실하게 하는 것이지 소변을 잘 통하게 하는 것은 아니며, 따뜻한 물을 많이 마시라는 것의 원리는 진액을 보충하는 점을 명확하게 제시했다.

오령산의 화기행진(化氣行津) 작용에 관하여, 사람들이 제시한 것은 비교적 적으나 실제로 이것은 오령산의 주요 작용이다. 방주에 백출은

---

35) 少少與之.
36) 飮水多必喘.
37) 飮水多必心下悸.

비를 건실하게 하고 진액의 운행을 돕고, 계지는 양을 도와 화기행진하고, 복령·택사·저령은 맛이 심심한 이수약으로 이수행진하므로 모두 화기행진의 기능을 발생시킨다. 진액을 행하게 하는 것과 물을 행하게 하는 것은 비록 한글자의 차이지만 함축하고 있는 의미는 같지 않다. 물을 행하게 하는 것은 대부분 수습의 사기를 찍어 말한 것이지만, 진액을 행하게 하는 것은 진액을 수포할 수 있게 하여 진액으로 하여금 전신을 흘러 행하게 하며, 정상적으로 분포되어 울체되지 않게 하는 것을 가리킨다. 진액이 흘러 행하는 데 막힘이 없는 것은 한 방면으로는 장부조직으로 하여금 음진(陰津)의 자양을 받을 수 있게 하고, 다른 한 방면으로는 또 마신 물이 마신 족족 변화되어, 정체되어 쌓이는 것이 없게 할 수 있고 게다가 진액이 정체되어 쌓여 생긴 담음수습이 그에 따라 소실되어 흩어지게 할 수 있는 것이다. 성무기는 오령산은 "진액을 생기게 한다"[38]할 수 있다고 했고, 우가언은 그 능력을 "열이 사라지고 진액이 회복된다"[39]라고 말했고, 장은암은 "곧 진액이 행하면 다시 건조하여 갈증하는 것이 촉촉하게 된다"[40]라고 했는데, 모두 오령산이 화기행진의 작용을 갖고 있다는 것을 가리킨 것이다. 곽자광은 "무릇 진액운행실조가 야기하는 질병은 그 질병이 어느 부위에 있는지 관계없이, 모두 본방(오령산)을 가감해서 효과를 볼 수 있다. 본방은 실제로 인체진액순행을 조절하는 방제이다"라고 생각했다. 현대연구에서 오령산은 정상인 또는 오령산증이 없는 자에 대해 이뇨작용을 나타내지 않고, 수액전해질과 삼투압평형실조에 대해 조절작용이 있으며, 이것은 중의학에서 말한 진액수포의 작용과 완전히 일치한다고 표명했다. 오령산은 진액을 하행해서 소변을 통하게 할 뿐 아니라, 진액을 상승시켜 갈증을 멈추게 하고, 진액을 밖으로 보내서 발한하게 해서 피부를 적시고, 겸하여 진액을 행하게 하는 작용을 통해 습을 제거하고 담음을 없앨 수 있다. 무릇 진액수포가 안 되는 병증은 모두

---

38) 生津液.
39) 消熱而回津.
40) 既行津液, 復滋燥渴.

본방의 가감방을 이용할 수 있다.

4. 오령산 조문의 간단한 해석

만약 진액이 훼손되어 진액이 막혔다는 논점으로 『상한론』의 '축수증'의 조문을 해석한다면, 그런 것은 원문의 정신에 일치하지도 않을 뿐더러 임상에 부합하지도 않는다. 제71조는 발한한 후에 땀이 많이 나서 진액을 소모시켜 "위중건"해진 것이다. 위가 조화를 잃으면 누워도 편하지 않으므로 번조해서 잘 수가 없다. 이것은 진액을 상한 경증이므로 조금씩 물을 마시면 낫는다. 만약 소갈·소변불리가 나타나면 이것은 진액이 너무 심하게 상해서, 진액이 막혀 행하지 못하는데 이른 것이다. 비록 갈증이 심하게 나서 물을 마시려 해도 마신 물은 도리어 정체되어 퍼지지 않아서 물을 마셔도 갈증은 해소되지 않고 소변불리한다. 그 맥은 부하고 미열이 있는 것은 표사가 다 없어지지 않아서이다. 오령산을 사용해서 행진포진(行津布津)하고, 해표(解表)를 겸해서 치료한다. 또 따뜻한 물을 많이 마셔서 진액을 보충하는데, 이와 같이 하면 진액이 충족되어 온몸으로 퍼진다. 제72조의 병기도 역시 이와 같다.

제73조에서 "상한병에 땀이 나면서 갈증이 나는 자는 오령산이 이를 주치한다"[41]라 했다. 대량으로 땀을 낸 후 진액이 이미 그를 따라 밖으로 배설되어 체내의 수진이 부족함을 나타내었고, 거기에 진액의 운행장애를 더해서 위로 수송할 수 없어 갈증이 나고 하행할 수 없어 소변이 불리하다. 오령산을 사용해 화기행진(化氣行津)시키고, 따뜻한 물을 많이 마셔서 진액을 보충하면 모든 증상이 자연히 낫는다. 장은암이 "크게 땀내어 갈증이 있는 자는 곧 진액이 위로 수포되지 못하기 때문이니 오령산을 써서 비를 돕는다"[42]라고 했다. 이른바 비를 도운다는 것은 즉 비를 도와 진액을 수포시켜서, 온몸에 운행산포하게 하

41) 傷汗汗出而渴, 五苓散主之.
42) 大汗出而渴者, 乃津液不能上輸, 用五苓散主之而助脾.

여 땀을 따라 나가지 않게 하는 것을 말한다. 벽설은 습온병을 치료한 후 대한임리(大汗淋漓)·지랭구갈(肢冷口渴)·소변불리(小便不利)한 사람에게는 오령산가감방을 주로 이용했는데, 그 원리도 역시 여기에 있다.

제74조는 "중풍이 발열하여 6~7일이 되어도 풀리지 아니하고 번하며 표증과 리증이 있고, 갈증이 나서 물을 마시려고 하나 물이 입에 들어가면 곧 토하는 자는 수역(水逆)이라 이름하니 오령산이 이를 주치한다"[43]라고 했다. 중풍으로 발열한 지 육칠일에 풀리지 않았다는 것은 표증이 여전히 남아 있다는 것이고, 땀이 나면서 발열하면 진액은 반드시 손상되므로 갈증이 나서 물을 마시려해도 수도가 통하지 않고, 진액이 행하지 않으므로 물을 마셔도 토한다. 오령산을 사용해서 화기행진(化氣行津)하게 하고, 수도를 열어 통하게 하면서, 해표(解表)를 겸하면 리는 통하고 표는 조화로우며, 진액이 사방에 퍼져 구토는 멈추고 병은 제거된다. 제156조는 "본래 이것을 하(下)시킨 때문에 심하비(心下痞)하여 사심탕(瀉心湯)을 주었는데 비증이 풀리지 아니하고 갈증이 나면서 입이 마르고 심번하며 소변이 불리한 자는 오령산이 이를 주치한다"[44]라 했다. 이 조문은 사하시킨 후에 진액이 손상되어 진액이 막히고 퍼지지 않으므로 상행할 수 없어 입이 마르고 갈증이 나고 하행할 수 없어 소변이 불리하고, 기기가 막혀서 심하비가 된 것에 속하므로 역시 오령산을 사용해서 진액을 행하게 하고 이수시킨다. 제244조는 "소변만 자주 보는 자는 대변이 반드시 굳어서 10일 동안 변을 보지 못해도 괴로운 바가 없다. 갈증이 나서 물 마시려 하면, 조금씩 이것을 주되 다만 법대로 이것을 구(치료)하고 그리하여도 갈증이 있는 자는 오령산이 좋다"[45]라고 했다. 이 조문은 진액수포가 비정상적이기 때문에 위장에 수포될 수 없어서 방광에만 스며든 탓이다. 진액이 상승하지 못하면 갈증이 나고, 위장에 수포될 수 없으면 대변이 딴딴해지고, 방광에만 스며들면 소변을 자주 본다. 유가언은 "음양진액

43) 中風發熱, 六七日不解而煩, 有表裏證, 渴欲飮水, 水入則吐, 命曰水逆, 五苓散主之.
44) 本以下之, 故心下痞, 與瀉心湯痞不解, 其人渴而口燥煩, 小便不利者, 五苓散主之.
45) 小便數者, 大便必硬, 不硬衣十日無所苦也, 渴欲飮水, 少少與之, 但以法求之, 渴者, 宜五苓散.

이 이미 소변으로 새나갔으므로 대변은 그 촉촉함을 잃는다. 대변이 굳은 것과 장 속에 열이 맺힌 것은 이로부터 같지 않다. 이것은 열흘간 대변을 보지 못해도 괴롭지 않다. 법대로 그것을 치료하여 그 진액을 구한다. 물을 주고 오령산을 쓰는 것이 그 법이다"[46]라 했다. 오령산이 진액을 구하는 작용원리는 뭉쳐진 기를 풀어 수진(水津)을 수포(輸布)시켜, 사방에 퍼져 방광에만 스며들지 않게 하는 데 있다. 위 조문에서 구갈·소변불리의 원인은 진액부족과 진액이 퍼지지 못하는 두 방면이 아닐 수 없고, 두 가지는 또한 상호영향을 준다. 이른바 오령산을 사용해서 진액을 포산시키는 동시에 모두 따뜻한 물을 많이 마셔서 진액을 보충해야 한다. 이것이 오령산증 치료의 관건이며 순서이다.

진액을 오령산증을 탐구 토론하는 데 단서로 삼은 것은 일종의 새로운 시험인데, 같이 공부하는 사람들의 주의를 야기해서 함께 깊이 연구해서, 오령산증의 맥증과 작용원리를 분명하게 해석할 수 있는 날을 기약할 수 있기를 희망한다.

역자 현민경 / 교정 김소연

원 저 : 산동중의약대약학보 1998년 1기(98921015)
『傷寒論』五苓散證新識

요 점 : 『상한론』 오령산증은 수습(水濕)의 사(邪)가 안에서 정체되어 이루어진 축수증이 아니라 이미 진액부족이 있는데, 또 진액불포(津液不布)[47]하여 이루어진 병증(病證)이다. 오령산의 작용원리는 행진포진(行津布津)[48]이며, 방후에 언급한 "다음난수(多飮暖水, 따뜻한 물을 많이 마신다)"의 원리는 진액보충이다. 또한 『상한론』 중 오령산증의 조문과 후인의 해석에 대해 비교적 철저한 분석을 하여 새로운 뜻을 부여하였다.

46) 然陰陽津液既偏滲于小便, 則大腸失其潤. 而大便之硬與腸中熱結自是不同, 所以旬日不硬衣亦無所苦也, 以法求之, 救其津液也, 與水及用五苓卽其法也.
47) 진액이 퍼지지 못하는 것을 이른다.
48) 진액을 행하게 해서 퍼지게 하는 것을 이름.

장중경의 '합방'론

河北承德醫學院 賈春華·戰志華
北京中醫藥大學 王慶國

필자가 현재 가지고 있는 자료에 의하면, '합방'이라는 단어를 두 가지 이상의 방제를 상합하여 이용한다는 의미로 논술한 것은 임억(林億) 등 많은 사람들이 『상한론』을 교주(校注)할 때 덧붙인 설명에서 처음으로 나타난다. 『상한론』 제23, 25, 57조의 설명에서 모두 볼 수 있다. 필자는 '합방'의 의미가 『내경(內經)』에서 말하는 '복방(復方)'의 의미인지는 단언할 수 없다. 그렇다고 현존하는 의서에 나타나는 '합방'의 사용이 『상한론』으로부터 나온 것이 아니라고 말하기도 매우 어려울 것이다. 『상한론』에서 합방이라고 할 수 있는 것은 계지마황각반탕(桂枝麻黃各半湯)·계지이마황일탕(桂枝二麻黃一湯)·계지이월비일탕(桂枝二越婢一湯) 세 가지 방이 있다. 또한 비록 합방이라고 할 수는 없지만 실제로 합방인 것은 시호계지탕(柴胡桂枝湯)과 황금가반하생강탕(黃芩加半夏生薑湯) 등이 있다. 『상한론』에 어떻게 합방이 출현하게 되었는지, 그 목적과 의의는 무엇이며 합방의 근거와 법칙은 무엇인지, 합방의 효능이 상합하는 방제효능의 증가가 아닌지, 혹은 새로운 효능이 출현하는지 등의 여러 가지 의문점을 하나씩 밝혀보기로 하자.

1. 합방의 정의

합방은 두 가지 혹은 그 이상의 기존의 방제를 상합하는 방제가감변화의 특수한 방식이다. 이것은 사람들이 숙지하여 기꺼이 받아들일 수 있는 개념일지도 모른다. 그러나 기존의 방제를 상합하는 방법은 두 가지 방제를 나누어 달인 후에 합하는 것이나 먼저 합한 후에 달이는 것이 있으며, 또는 상합할 때 약미(藥味)만을 상합하거나 아니면 제량(劑量)의 변화가 필요한 것이 있다. 합방과 유관한 법칙은 『상한론』 자체에는 "선합후전(先合後煎)"과 "선전후합(先煎後合)" 두 종류로 다르게 기재되어 있다. 선합후전의 제작법은 계지마황각반탕·계지이마황일탕·계지이월비일탕 방의 뒤에 나오는 약물조성에서 나타난다. 또한 선전후합의 방법은 위에서 상술한 방제(方劑)의 주어(注語)에서 나타나는데 예를 들면 "계지탕 3합과 마황탕 3합을 합하면 6합이 되는데 한번에 복용한다"[1], "계지탕 2푼과 마황탕 2푼을 합하면 2승이 되는데 나누어 두 번 복용한다"[2]라고 하였다. 합방 중의 약물 제량의 문제에 관해서도 비교적 엄격한 제한이 있었는데, 이 점은 우리가 상술한 세 가지 합방의 조성과 처방 뒤의 주어를 살펴보면 분명해질 것이다.

합방이 어떻게 출현했느냐 하는 것은 합방의 근거 혹은 전제(前提)가 무엇이냐 하는 것이다. 의심의 여지없이 합방은 기존의 단일(單一)한 방제를 응용함에 있어서 효과가 없거나 적을 때 응용하여 생겨난 것이며, 기존의 방제로는 병증변화에 부적합할 때 다시 새롭게 조성된 처방이다. 만약 한 가지 처방으로 질병을 치유할 수 있었다면 당연히 합방은 필요 없었을 것이다. 합방의 출현은 당연히 합방하는 두 가지 혹은 세 가지 처방의 주치병증(主治病證)과 나타난 질병이 서로 꼭 들어맞기 때문에 합방하여 그것을 치료한 것이다. 그러나 이것은 다른 문제를 야기하게 되는데 즉 합방의 근거가 본 질병의 증상과 방제주치증이 일치하느냐 아니면 병변기전(病變機傳)과 방제효능이 같으냐 하는 것이다. 우리는 먼저 주저없이 『상한론』 중의 합방을 분석해 보기로 하자. 계지마황각반탕의 주치증상은 "발열오한(發熱惡寒), 열다한소(熱多寒少), 기인불구(其人不嘔), 여학상(如瘧狀), 면색유열색(面色有熱色), 신필양(身必痒)"이다. 그리고 마황탕의 주치증은 "두통(頭痛), 발열

---

1) 本云, 桂枝湯三合, 麻黃湯三合, 并爲六合, 頓服.
2) 本云, 桂枝湯二分, 麻黃湯一分, 合爲二升, 分再服.

(發熱), 신동(身疼), 요통(腰痛), 골절동통(骨折疼痛), 오풍(惡風), 무한이천(無汗而喘)"이다. 발열오한(發熱惡寒)과 언급하지 않았던 무한(無汗)을 제외하면 계지마황각반탕의 주치증을 계지탕과 마황탕으로부터 찾아낸다는 것은 매우 어렵다. 그러므로 합방의 근거가 본 질병이 나타내는 증상과 합방하는 방제의 주치증이라는 말은 성립하기가 매우 어렵다는 것을 인식하게 된다. 그러나 병인병기(病因病機)와 합방하는 방제효능을 근거로 서로 결합하여 해석하면 분명히 이치에 맞게 된다. 계지마황각반탕을 예로 들면 사기(邪氣)가 표(表)에 울체(鬱滯)되어 한출(汗出)하지 않을 때는 마황탕으로 준한(峻汗)하는 것은 좋지 않으며, 계지탕 또한 닫힌 주리(腠理)를 열기는 어렵다. 그러므로 양방(兩方)을 합방하여 이용하면 양방의 약력이 한 방으로 집중되어 굳셈과 부드러움이 서로 도와 완만하게 충돌없이 소한사해(小汗邪解)하는 효과를 얻게 된다. 그러므로 합방의 근거는 주로 병인병기와 합방하는 방제효능의 상합과 통일에 있다고 할 수 있다. 만약 이 두 가지가 일치하고 설령 방제주치증과 질병표현증상이 일치하지 않더라도 합방의 방법을 채용할 수 있다. 이것은 사람의 체질이 각기 달라서 질병이 천태만상(千態萬象)으로 나타나지만 병인병기의 차이는 없기 때문이다. 시호계지탕 즉 소시호탕과 계지탕의 합방에서 우리는 합방의 주요 근거가 방제효능과 질병 병기의 통일에 있으며, 그 합방이 "발열, 미오한, 지절번동, 미구, 심하지결(發熱, 微惡寒, 支節煩疼, 微嘔, 心下支結)"을 치료할 수 있다는 것을 알 수 있다. 이러한 증상들이 계지탕증과 소시호탕증으로 나누어지는 것은 확실하다. 그러나 증상만으로 비교하면 계지탕과 소시호탕의 주증은 아니며, 질병증상과 방제 주치증을 근거로 하여 이 방을 상합한다면 일리가 없을지도 모른다. 그러나 그 증상의 병기와 방제의 효능을 분석하면 그 가운데에 이치가 있다. 이상의 두 가지 합방의 분석을 통하여 합방의 근거가 방제효능과 병증병기의 부합에 있으며, 중의학 변증논치 사상의 지도하에서 거듭 새롭게 방을 조성한 것이지, 상합하는 방제주치증과 병증 표현이 서로 유사하거나 같다는 점에 의한 것이 아님을 알 수 있다. 또한 이것은 우리들이 합방을 임

상에서 응용할 때, 방제주치증과 병증 표현을 일일이 맞추어 보지 말아야 한다는 것을 나타낸다.

2. 합방의 법칙

합방할 때는 반드시 합방하는 방제의 효능과 질병의 병기(病機)를 파악하여 병증의 선후관계를 밝히고 상합하는 방제의 주차(主次)와 배오금기(配伍禁忌)를 파악하여야 한다. 합방의 가장 기본적인 법칙은 합방하는 방제효능과 치료하고자 하는 병증의 병기를 서로 일치시키는 것이다. 이것이 합방을 응용하는 전제가 된다. 만약 합방하는 방제효능의 주치와 병증의 병인병기가 조금이라도 다르면 합방이라고 할 수 없다.

합방할 때는 반드시 병증의 표리선후(表裏先後), 경중완급(輕重緩急)을 살펴야 한다. 표급(表急)하면 먼저 해표(解表)하고, 이급(裏急)하면 먼저 치리(治裏)한다. 경중을 분별하지 않고 완급을 나누지 않으며, 표리를 분명히 하지 않으면 한 가지 약물이라도 합방할 수 없다. 치료에는 선후가 있기 때문에 발표공리(發表攻裏)의 차이가 있게 된다. 예를 들면 『상한론』에서는 "헤매면서 추측으로 약을 쓰는 것, 곧 신단과 감수를 합하여 마시고 그 표를 풀고 그 리를 제거한다지만 이는 번드레하게 겉을 꾸미는 말과 유사할 뿐이다. 그 이치는 실로 맞지 않다"[3]라고 하였다.

합방할 때 이용되는 방제에는 주차 혹은 대등(對等)의 관계가 존재한다. 복잡한 병증을 치료하기 위하여 합방할 때는 합방하는 방제가 합방 중에서 차지하고 있는 비율, 즉 균등하고 대등하게 할 것인지 아니면 어느 일방을 위주로 할 것인지를 파악하여야 한다. 『상한론』을 예로 들면, 계지마황각반탕은 계지탕과 마황탕의 관계가 대등하며, 계지이마황일탕은 계지탕을 위주로 하여 마황탕으로 보충한 것이다. 합방하는 방제가 합방 중에서 차지하고 있는 비중의 차이는 합방의 총체적 치료효과에 영향을 미쳐 그 주치증에 변화가 나타나게 된다. 합방

3) 執迷用意者, 乃云神丹甘遂合而飮之, 且解其表, 又除其里, 巧言似是, 其理實違.

할 때는 합방하는 방제약물의 배오금기가 존재하는지 여부에 주의해야 하는데, 배오금기가 있는 것은 되도록이면 합방을 피하여 길항(拮抗) 작용이나 부작용이 없도록 하여야 한다.

3. 합방의 효능

가금(柯琴)은 "오히려 수륙의 군사는 각각 알맞은 것이 있다. 양 군이 서로 표리가 되어 이도를 협공하는 뜻이다"[4]라고 인식하였다. 비록 가금이 논한 것이 계지탕 3홉, 마황탕 3홉을 "선전후합"한 합방과 마황탕·계지탕 제량(劑量)의 각 삼분의 일씩을 동시에 달이는 것은 일정한 차이가 있을 수 있다는 것이지만, 그 인식은 효능의 증가를 더욱 명맥하게 밝힌 것이다. 우이(尤怡)가 『상한관주집(傷寒貫珠集)』에서 "그러므로 양방을 합해서 일방으로 삼는데, 대제(大制)가 변하여 소제(小制)가 되고 계지는 땀을 내고 마황은 발산하는 까닭이다"[5]라고 한 것은 단순한 효과의 증가로 인식하지 않고 어떠한 협동 작용의 출현으로 보았다. 이에 대하여 약간 언급하면, 필자는 합방의 효과를 단일한 효능의 증가가 아니라 한 쌍의 처방이 모두 가지고 있지 않은 효능의 출현으로 인식한다. 합방은 방제가감변화의 특수한 형식이기 때문에 하나의 새로운 처방이라는 면목을 가지고 출현하며, 약물간의 배오에도 많거나 적은 변화를 낳게 된다. 그러므로 효능의 증가로 합방의 효능을 해석하면 옥의 티를 면하지 못할 것이다. 여기에서 우리들은 『금궤요략(金匱要略)·수기병편(水氣病篇)』에서 "심하가 단단한 것이 크기가 쟁반과 같다"[6]고 한 것의 치료에 이용되는 계지거작약가마신부자탕(桂枝去芍藥加麻辛附子湯)을 분석해 보기로 하자. 계지거작약탕은 『상한론』 21조에서 "맥촉, 흉만(脈促, 胸滿)"을 치료하는 방제이며, 마황부자세신탕(麻黃附子細辛湯)은 『상한론』 301조에서 소음병(少陰病) "발열, 침맥(發熱, 脈沈)"을 치료하는 명방(名方)이다. 그러나 양방은

4) 猶水陸之師, 各有節制, 兩軍相爲表裏, 異道夾攻之義也.(『傷寒附翼』)
5) 故合兩方爲一方, 變大制爲小制, 桂枝所以爲汗液之地, 麻黃所以爲發散之用.
6) 心下堅, 大如盤.

모두 "수기병(水氣病)"은 치료하지 못한다. 단지 우리는 계지거작약가마신부자탕의 방의(方義)를 계지거작약탕은 위양(衛陽)을 진분(振奮)하게 하고, 마신부자탕은 이양(裏陽)을 온발(溫發)하게 하여 두 양이 상호 협조하여 표리를 통달(通達)시켜 양기(陽氣)를 통행하게 하고 음응(陰凝)을 해산시켜 수음(水飮)을 사라지게 한다고 해석한다. 오히려 계지거작약탕의 감초와 마황부자세신탕의 마황을 모른다면 '이수(裏水)'를 치료하는 감초마황탕(甘草麻黃湯)을 조성할 수 있다. 그러므로『금궤현해(金匱懸解)』의 작자가 이 방을 분석하면서 처방중 약물의 작용은 직언(直言)하였지만 성방(成方)의 각도에서 해석하지는 않았다.『단계심법(丹溪心法)』의 위령탕(胃苓湯)은『상한론』의 오령산(五苓散)과『화제국방(和劑局方)』의 평위산(平胃散)을 합방한 것이다. 오령산은 하초축수(下焦蓄水)를 치료하는 방이며 평위산은 습체비위(濕滯脾胃)를 치료하므로 오령산의 이수(利水) 작용은 평위산의 조습(燥濕)에 도움이 되고, 평위산의 조습작용은 오령산의 이수를 유리하게 한다. 이것은 수습(水濕)이 동류(同類)이기 때문에 상호협동작용의 결과로 위령탕이 비위상한(脾胃傷寒), 수습내정(水濕內停)으로 인한 일련의 병증을 치료하게 되는 것이다. 또한 유도주(劉渡舟) 교수의『고금접궤론(古今接軌論)』의 경방(經方)과 시방(時方)의 상합에 대한 내용을 보면, 유교수는 감로소독단(甘露消毒丹)과 마황행인의이감초탕(麻黃杏仁薏苡甘草湯)을 합하여 "습열상폐해수(濕熱傷肺咳嗽)"를 치료하여 합방의 효능이 단순히 효능의 증가가 아니라는 것을 증명하였다. 감로소독단은 습온시역(濕溫時疫)을 치료하는 주요 방제이며, 마황의감탕은 풍습재표(風濕在表)를 치료하는 방제이다. 나누어 보면 모두 해수를 치료하는 주요 방제는 아니다. 그러므로 양방을 합용하여 "습열해수"를 치료하는 효과는 세인(世人)들에게는 신기할 것이다. 이러한 신기한 효과의 취득은 심오한 변증논치의 이치가 아니었다면 불가능한 것이었다. 필자는 비록 합방에 '새로운 효능'이 나타난다는 것을 반복 강조하였지만, 두 가지 또는 세 가지 이상의 방제가 상합하면 효능이 상가(相加) 혹은 협동작용을 발휘한다는 주장을 배척하는 것은 아니다.

4. 합방과 합병(合病), 병병(幷病)

합방과 합병, 병병에는 일련의 관계가 존재하고 있는 것 같다. 예를 들면 『상한론』 172조에서는 "태양과 소양이 합병하여 스스로 하리하는 자는 황금탕을 주되, 만일 구역하는 자는 황금가반하생강탕이 이를 주치한다"[7]라고 하였다. 반하와 생강은 『금궤요략』의 소반하탕(小半夏湯)이며 구가(嘔家)의 성약(聖藥)으로 불리운다. '구(嘔)'는 확실히 소양주병(少陽主病)의 하나이다. 이것은 또한 우리들이 『상한론』 32조에서 말한 "태양과 양명이 합병하여 하리하지 않고 단지 구역하는 자"[8]를 치료하는 갈근반하탕(葛根半夏湯) 중에도 소반하탕의 조성이 있지만 소반하탕이 단순히 소양·양명병을 치료한다는 기록이 없다는 사실을 생각하지 못하게 한다. 『상한론』에서 언급한 합병 7조, 병병 5조의 치료에서, 합병과 병병에 해당하는 모든 경(經)의 주방을 상합하여 사용하였다는 조문이 하나도 없어서 실제로 사람들은 곤혹스럽고 이해할 수 없게 한다. 단지 시호계지탕이라는 합방만이 우리들에게 하나의 실마리가 되는데, 그 방이 치료하는 증상을 병병이라고 할 수는 없지만 실제로는 병병임이 확실하며, 태양과 소양 병병을 치료하는 합방이다.

5. 합방의 후세에 대한 영향

중경 합방의 후세에 대한 영향은 대단히 중대하고 심원하여 의가들은 중경의 법을 근본으로 하여 더욱 발전하였다. 예를 들면 금(金)의 유완소(劉完素)가 창제한 '삼일승기탕(三一承氣湯 : 大·小調胃承氣湯의 합방)', '천수량격각반(天水凉膈各半 : 天水散과 凉膈散의 합방)', '천수일량격반(天水一凉膈半)'은 의심의 여지없이 중경합방을 인용한 것이다. 『정체류요(正體類要)』의 팔진탕(八珍湯)은 『화제국방』의 사군자탕(四君子湯)과 사물탕(四物湯)을 합방한 것이며, 『경악전서(景岳全書)』

7) 太陽與少陽合病, 自下利者, 與黃芩湯. 若嘔者, 黃芩加半夏生薑湯主之.

8) 太陽與陽明合病, 不下利, 但嘔.

시평탕(柴平湯)의 출현, 청(淸) 진지정(秦之楨)의 『상한대백(傷寒大白)』의 합방에 대한 운용은 모두 『상한론』에서 기원한 것이다. 여기에서 특별히 제기할 만한 것은 일본 한방의가들의 합방에 대한 운용이다. 한의고방파(漢醫古方派)가 흥함에 따라 『상한론』은 일본에서 더욱 중요시되었으며, 합방의 연구 또한 의가들의 관심을 불러일으켜 많은 합방이 연구되어 나왔다. 예를 들면 시호탕(소시호탕과 小陷胸湯의 합방), 시박탕(柴朴湯 : 소시호탕과 半夏厚朴湯의 합방), 소청룡합마행석감탕(小靑龍合麻杏石甘湯), 대시호합인진호탕(大柴胡合茵蔯蒿湯) 등 일련의 합방들은 일본의가들의 중경합방에 대한 연구가 일정한 성과를 이루었으며, 어떤 방면에서는 우리들보다 앞서고 있다는 것을 설명한다. 이것은 우리들의 주의와 반성을 불러일으킬 만하다. 현재 사용되고 있는 유효한 방제는 일대 혹은 몇 대 사람들이 심혈을 기울여 수백 수천 차례의 임상경험을 거친 것이다. 어떻게 하면 이러한 방제들을 오늘날의 임상적 요구에 부응하여 더욱 큰 효과를 발휘하게 하고, 우리들이 합방의 형식을 습득함에 있어서 하나의 좋은 계책이라도 잃어버리지 않게 할 수 있을까. 합방의 형식을 연구하여 새로운 방제를 창조하는 것은 마치 고인들의 성과 위에서 전진하는 것과 같으며, 약물로 새로운 방을 조성하는 것보다 직접적이고 간단 명료한 것이다.

중경의 합방이론은 중경학설과 방제학설 연구에 있어서 매우 깊이 있게 탐구 토론해야 할 문제인데, 이것은 과거의 연구에서는 매우 부족하였다. 합방이론에 대한 깊이 있는 연구와 토론은 반드시 대량의 유효한 새로운 처방을 출현시켜 방제학의 연구에 새로운 영역을 열어 줄 것이다.

역자 전석수 / 교정 김소연

원 저 : 북경중의약대학학보 96년 6기 (96506007)
張仲景"合方"論

요 점 : 『상한론(傷寒論)』 '합방'의 정의, 법칙, 효능 등의 문제를 탐구 토론하였다. '합방'은 중의(中醫) 변증논치사상(辨證論治思想)에 의한 가감변화(加

減變化)의 특수한 방식이다. '합방'의 효능은 결코 합방하는 방제효능의 첨가가 아니라 병증(病證)의 병인병기(病因病機)를 근거로 하여 다시 새롭게 조성된 것이다. 그러므로 병증의 병인병기와 합방하는 방제효능과의 상합(相合)과 통일은 '합방' 임상응용의 근거가 된다.

주제어 : 장중경 /『상한론』/ 합방 / 정의 / 공효(功效)

『상한론』 침자삼법에 대한 분석

北京聯大中醫藥學院 黃霏莉

『상한론』은 이(理)·법(法)·방(方)·약(藥)이 전부 다 갖추어져 있어 방서(方書)의 시조로서 추종되는 바, 방제학에 대한 공헌은 전세계적으로 공인되었다. 장중경은 방약의 사용에 있어 그 수준이 최고봉에 이르렀지만, 그는 임상에서 방약에만 구속되지 않고 침구 또한 흔히 사용한 방법으로서 『상한론』에서 여러 차례 침구법을 제시하여 장중경 의학기술의 전면을 명확히 나타내었다. 이 책에서 제시하는 침구법은 방약과 마찬가지로 장중경의 변증논치 사상을 구현하지 않은 것이 없다. 이 글은 책 중의 침자삼법에 관한 논술을 고찰하였다.

1. 자기문(刺期門)

기문은 『상한론』 중에 나타나는 횟수가 가장 많은 혈위로서 모두 5개 조문의 증치에서 기문을 자(刺)할 것을 제시하고 있다.

1) 종횡증(縱橫證)

(1) 종증

제108조 원문에 "상한병에 복만·섬어하고 촌구의 맥이 부하면서 긴하면 이는 간기가 비를 승극한 것이니 이름하여 종(縱)이라 하고 기문혈에 침자한다"[1]라고 하였다. 조문에서 이 증의 병기가 간승비라고 명확하게 지적하였는데, 간승비는 비의 운화가 그 기능을 잃게 되어 복

1) 傷寒服滿譫語, 寸口脈浮而緊, 此肝乘脾也, 名曰縱, 刺期門.

만이 나타나게 되는 것이다. 여기에서 섬어는 간병의 증거가 된다. 가운백(柯韻伯)은 "섬어는 곧 간이 왕성해서 발한 것이다"2)라고 하였다. 우재경은 "간사(肝邪)가 비를 승(乘)하면 기가 막혀서 열이 된다"3)라고 하였다. 그러므로 이 섬어의 병기는 실제로 간열병이 자(子)에 영향을 미쳐 심(心)의 신명(神明)이 요란되었기 때문이다.

(2) 횡증

제109조 원문에 "상한병에 발열하고 오싹오싹 오한하며 매우 갈증이 나서 물 마시고자 하며 복부가 반드시 팽만하나, 스스로 땀이 나고 소변이 리하면 그 병세가 풀리고자 함이다. 이는 간기가 폐를 역승(逆乘)함이니 이름하여 횡(橫)이라 하고 기문혈에 침자한다"4)라고 하였다. 원문에서 이 증의 병기는 간승폐라고 명확히 하였다. 폐기가 불리(不利)하면 외(外)로는 피모(皮毛)에 적절하지 못하여 발열하고, 색색오한이 나타난다. 폐가 진액을 수포하지 못하면 대단한 갈증으로 물을 마시고자 하는 증이 있게 된다. 수도(水道)가 불리(不利)하면서 또 많은 물을 마시게 되면 복만의 증이 나타난다.

2) 열입혈실증

(1) 부인열입혈실증

제143조 원문에 "부인의 중풍에 발열·오한하는데 경수가 마침 시작되었다. 이것을 얻은 7~8일이 되어 열은 없어지면서 맥이 지하고 몸이 차나 흉협하가 그득하여 결흉 증상 같으며 섬어한 자는 열이 혈실에 들어간 때문이니 마땅히 기문을 찌르고 그 실함을 따라서 이것을 사해야 한다"5)라고 하였다. 발열오한은 표증으로, 7~8일에 낫지 않으면 사(邪)는 마땅히 리(裏)로 전하여 부(腑)로 들어가게 되는데, 마침 경수(經水)가 시작되어 혈실(자궁)이 공허해지면 사가 아직 부로 들어가지

---

2) 譫語乃肝旺所發也.

3) 肝邪乘脾, 氣窒而熱也.

4) 傷寒發熱, 濇濇惡寒, 大渴欲飮水, 其腹必滿, 自汗出, 小便利, 其病欲解, 此肝乘肺也, 名曰橫, 刺期門.

5) 婦人中風, 發熱惡寒, 經水適來, 復之七八日, 熱除而脈遲身凉, 胸脇下滿, 如結胸狀, 譫語者, 此爲熱入血室也. 當刺期門, 隨其實而瀉之.

않고 허(虛)를 틈타 혈실에 들어가게 된다. 혈실에서 사열(邪熱)과 혈이 뭉쳐서 장혈(藏血)의 장(臟)인 간의 경맥불리를 야기하기 때문에 결흉증과 같은 흉협하만이 나타난다. 혈열이 위로 신명을 요란하면 섬어를 듣게 된다. 이 증의 기본 병기는 실제로 간혈열결(肝血熱結)이다.

⑵ 양명병열입혈실증

제216조 원문에 "양명병에 하혈하고 섬어한 자는 열이 혈실로 들어간 것이다. 그러나 머리에만 땀이 나는 자는 기문을 침자하고 그 실한 것을 따라서 사하여 축축하게 땀을 내면 낫는다"6)라고 하였다. 양명에 열이 성하면 혈실에까지 침입하여 혈을 핍박하여 하행하게 한다. 혈실은 간이기 때문에 이 증의 기본 병기도 간혈열결이다.

3) 태소병병오한후섬어증(太少幷病誤汗後譫語證)

원문 제142조에 "태양과 소양이 병합하여 두통이 있고 뒷목이 뻣뻣하며 혹은 현기증이 나고 머리에 뭔가 씌여진 것 같으며 때로는 결흉과 같이 심하부가 비경한 자는 마땅히 대추 제일간과 폐수·간수에 침놓고 조심하여 발한하지 못하도록 한다. 발한시키면 곧 섬어한다. 맥이 현하고 5~6일까지 섬어가 그치지 아니하면 마땅히 기문을 찔러야 한다"7)라고 하였다. 이 병은 태양과 소양 병병의 증이다. 만약 잘못 발한(發汗)하게 되면 섬어를 일으킬 수 있는데, 이것은 발한으로 진액을 손상시키고, 진액이 손상되면 위가 건조해져서 섬어를 일으키게 되기 때문이다. 또 소양의 사는 허를 틈타 위를 간조하게 하는데 토는 목형(木刑)이기 때문에 섬어가 더욱 심해진다. 그 증의 현맥은 소양이 승(勝)한 모양이다.

이상 다섯 증(症)의 치료방법은 모두 기문을 자하는 것이다.

기문은 유두직하, 제6늑골간극에 위치한다. 『황제명당경(黃帝明堂經)』에서는 그것을 "제2늑골 끝에 있는데 옆으로 각 1촌5푼을 허용하지 않

6) 陽明病, 下血譫語者, 此爲熱入血室, 但頭汗出者, 刺期門, 隨其實而瀉之, 濈然汗出則愈.

7) 太陽與少陽幷病, 頭項强痛, 或眩冒, 時如結胸, 心下痞硬者, 當刺大椎第一間, 肝兪, 肺兪, 愼不可發汗, 發汗則譫語, 脈弦, 五日譫語不止, 當刺期門.

는다"[8)]라고 하였다. 이 책에서는 이 혈을 간의 모혈이면서 족태음·궐음·음유의 회라고 말하였다.

족태음비경은 하(다리)에서부터 복부로 들어와서 비장에 속하고 위에 락한다. 족궐음간경은 하(다리)에서 상행해서 음부를 돌고 소복에 이르며 위(胃)를 협(挾)하고 담(膽)에 락(絡)하고 상해하여 횡격(橫膈)을 지나서 협륵에 분포된 연후에 위로 "목계(目系)"에 연접한다. 음유맥은 대퇴내측을 지나고 상행하여 복부에 이르러 족태음경과 합한 연후에 흉부를 지난다. 때문에 이상 3조 경맥에 병변이 발생할 때, 『황제명당경』에 서술한 기문의 주치증인 "복대견(腹大堅)", "복만(腹滿)", "소복우대(少腹尤大)", "협하적취(脇下積聚)", "심하대견(心下大堅)", "협하만(脇下滿)", "음식불하(飮食不下)", "흉협지만(胸脇榰滿)", "현목(眩目)" 등이 나타날 수 있으며 이러한 것들이 바로 앞에서 서술한 기문을 자하는 오증(五症)의 주요 증상이다.

본문 그 자체에서 알 수 있듯이 이상의 다섯 증은 모두 실증이기 때문에 기문을 자할 때는 사법(瀉法)을 쓰는 것이 마땅하다. 이를테면 중경이 상술한 제143, 216조에서 말한 "그 실함을 따라서 사한다"[9)]는 간의 성기(盛氣)를 사(瀉)하는 것이다. 종증(縱證)은 간열(肝熱)을 사한 후에 비(脾)의 운화가 정상을 회복하여 복만은 자연히 없어지고 열이 사하여지면 정신이 맑아지므로 섬어도 저절로 그치게 된다. 횡증에서 간열을 사한 후에는 폐기가 회복되어 발열오한이 자연히 풀리게 된다. "간폐의 기가 화평하면 물이 산포되고 진액이 잘 통해서 밖으로는 저절로 땀이 나고 안으로는 소변이 잘 나오면서 풀린다"[10)]는 것인즉 복만이 자연히 줄어들게 된다. 열입혈실증의 기본 병기는 간혈열결(肝血熱結)이므로 기문을 자하여 간열을 사한 후에는 혈열호결(血熱互結)로 야기된 증은 모두 없어지게 된다. 고래(古來)로 혈실(血室)에 대해 다른 의견이 있었는데 혈실을 간이라고 말하는 사람이 있었고, 혈실을

---

8) 在第二肋端, 不容旁各一寸五分.
9) 隨其實而瀉之.
10) 肝肺氣平, 水散而津液得通, 外作自汗出, 內爲小便利而解也.

포궁(胞宮)이라고 말하는 사람도 있었고, 혈실을 충맥(衝脈)이라고 말하는 사람도 있었다. 지금 열입혈실에 간의 모혈인 기문을 자하면 낫게 된다는 것을 근거로 한다면 혈실은 간이 되어야 마땅하다. 태소병병에서 오한(誤汗) 후의 섬어증은 비록 위실(胃實)이긴 하지만 소양의 사가 허함을 틈타 범하게 된 것임을 생각하지 않을 수 없다. "토가 실해지려 하면 목이 당연히 그것을 평형되게 하려 하는데 반드시 간기를 맑히고 수토를 치료한다. 그러므로 기문을 찌르면 삼양이 저절로 조화된다"11)고 하면 섬어는 저절로 그치게 된다.

위에서 서술한 다섯 증은 임상 증상에서 각기 다른 바가 있는데 어찌해서 모두 기문만을 취하는가? 이것이 바로 중경 변증논치(辨證論治)의 뛰어난 점이다. 그는 증을 변별하여 원인을 분석하고, 원인을 분석하여 치료를 논의하였으므로 어떤 증인가를 문제삼지 않고 모두 간경의 기가 성하여 야기된 것이므로 모두 간의 모혈인 기문을 사하여 치료할 수 있는 것이다.

2. 자풍지·풍부(刺風池·風府)

제24조 원문에 "태양중풍병에 처음 계지탕을 복용하여도 도리어 흉번하여 열이 풀리지 아니한 자는 먼저 풍지와 풍부를 침자하고 바로 계지탕을 투여하면 곧 낫는다"12)라 하였다. 이 병은 태양중풍증으로 계지탕을 복용한 후 전신에 미미하게 땀이 나고 병이 풀려야 하는데 지금 오히려 번하면서 병이 풀리지 않는 것은 태양풍이 심해 아직 흩어지지 않은 것으로 "풍사(風邪)가 태양의 주요 통로에 응결되었다"13)는 것으로 사기가 나갈 곳이 없기 때문이다. 그러므로 중경은 법 중의 법을 제정하여 먼저 풍지·풍부를 자하고 다시 계지탕을 주어 병을 낫게 하였다.

『황제명당경』에 기재된 "풍지는 관자놀이 후발제가 들어간 곳 가운

---

11) 土欲實, 木當平之, 必肝氣淸而水土治, 故刺期門而三陽自和.
12) 太陽病, 初服桂枝湯, 反煩不解者, 先刺風池風府, 却與桂枝湯則愈.
13) 風邪凝結于太陽之要路.

데에 있는데 족소양경과 양유맥의 교회처이다. …… 열병에 땀이 나지 않는 것, 경항통 …… 한열·두통을 주치한다"[14]는 것에 근거하여 풍지를 취하는데, 관건은 풍지가 양유의 회(會)라는 곳에 있다. 양유라는 것은 제양이 연결되는 곳이다. 예를 들면 『난경(難經)·이십팔난(二十八難)』에 "양유맥은 모든 양경이 만나는 부위에서 시작한다"[15]라 하였고, 또 『소문(素問)·자요통(刺腰痛)』에 "양유의 맥은 태양맥과 장딴지의 아래 사이에서 합하는데 땅에서 일 척 정도 되는 곳에 있습니다"[16]라 하여 양유맥과 족태양은 밀접한 관계가 있음을 알 수 있다. 그러므로 "거기에 침을 놓아서 양비(陽庳)를 통하게 하는 까닭이다"[17]라고 한다. 이 외에 이 증은 태양중풍증으로 계지탕을 복용한 후 전신에 미미하게 땀이 난 후 풀려야 하는데 지금 풀리지 않은 것은 분명히 전신에 땀이 나게 하는 목적에 이르지 못했기 때문이며 풍지는 "주열병한불출(主熱病汗不出)"에 땀이 나도록 도와주는 효과가 있기 때문에 역시 이 증에 합당한 것이다. 또 풍지는 경항에 위치하므로 국부혈로 사용되면 "경항통 …… 두통(頸項痛 …… 頭痛)"을 치료할 수 있고 한열을 제거하므로 모두 이 증의 치료에 도움이 된다.

풍부는 독맥(督脈)의 수혈(腧穴)이다. 『황제명당경』에 풍부는 "독맥양유지회(督脈陽維之會)"와 "주두통항급(主頭痛項急)"이라고 기재되어 있다. 독맥은 "총독제양(總督諸陽)"으로 "양맥지해(陽脈之海)"가 된다. 『소문(素問)·골공론(骨空論)』에 "독맥이라는 것은 소복에서 일어나서 횡골 중앙으로 내려가는데, 여자는 정공(산문)으로 들어가 연계되며-그 공은 뇨공(오줌 구멍)의 끝(산문)이며-그것의 락맥은 음기를 순행하여 찬간에 합해져, 찬 뒤를 둘러 감싸며, (여기서 갈라져 나가는) 별락은 볼기를 둘러 소음경맥에 이르며, 거양(태양경) 중의 낙하는 것과 서로 합해지는데, (이 때의) 소음경은 허벅다리 안쪽 후렴을 올라가 척추를 뚫고

---

14) 風池在顳顬後髮際陷者中, 足少陽陽維之會, …… 主熱病汗不出, 頸項痛, …… 寒熱, 頭痛.

15) 陽維起于諸陽會也.

16) 陽維之脈, 脈與太陽合腨下間, 去地一尺許.

17) 刺之所以通陽痺.

신에 귀속하고, 태양과 더불어 목내자(目內眦)에서 일어나 이마를 올라가 머리 꼭대기 위에서 교회하고, 뇌에 들어가 연락하며 돌아나와 별도로 갈라져 목으로 내려가고"[18]라 하였다. 『영추(靈樞)·경맥(經脈)』에 "독맥의 별락을 장강이라 이름한다. 추골을 끼고 뒷목으로 올라가 머리에 산포되고, 내려와 견갑 좌우에 해당하고 별락은 태양을 주행하고 추골을 관통해 들어간다"[19]라고 하였다. 위 문장에서 알 수 있듯이 독맥은 두 조의 분지가 있고 족태양방광경과 밀접한 관계가 있다.

풍부는 독맥·양유맥의 교회혈이기 때문에 족태양과 관계가 대단히 밀접하므로 풍지와 같이 선택하여 자침하면 태양의 중요한 도로를 소통시킬 수 있다. 따라서 "도로를 소통하여 그 사기를 내보낸다"[20]처럼 한 연후에 다시 계지탕을 복용하면 병이 물러나고 치유될 수 있다.

이 조문의 법 중의 법을 통해 중경이 경문을 확실하게 숙독하였음을 알 수 있으며 경락의 순행 및 혈위, 주치에 대해서도 파악하고 있었기 때문에 풍지·풍부 두 혈을 선택한 것은 지극히 교묘하다고 말하기에 충분하다.

계지탕을 복용한 후에 병이 풀리지 않는 것에 관해 『상한론』 중에 일찍이 언급한 조문이 있다. 예를 들면 제12조 태양중풍에 계지탕을 복용하는 증의 계지탕방 뒤에 한 단락의 이야기에 "만일 한번 복용하여 땀이 나고 병이 나으면 다음에는 복용할 필요가 없다. 만일 땀이 나지 아니하면 다시 복용하되 앞서의 규칙을 따른다. 또 땀이 나지 아니하면 뒤의 복용은 조금 시간을 단축하여서 반나절만에 세 번 복용을 다하여야 한다. 만일 병이 중하면 하룻낮 하룻밤에 복용하되 주시해 보아 한 제를 다 복용하고 병증이 아직 있는 자는 다시 복용하는데, 만일 땀이 나지 아니하면 이에 2~3제를 복용하여야 한다"[21]라고 하였

---

18) 督脈者, 起于少腹以下骨中央, 女子入系廷孔, 其孔溺孔之端也. 其絡循陰器合簒間, 繞簒後, 別繞臀, 至少陰與巨陽中絡者, 合少陰上股內後廉, 貫脊屬腎, 與太陽起于目內眦, 上額交巔上, 入絡腦, 還出別下項.

19) 督脈之別, 名曰長强, 夾膂上項, 散頭上, 下當肩胛左右, 別走太陽, 入貫膂.

20) 疏通來路, 以出其邪.

21) 若一服汗出病差, 停後服, 不必盡劑, 若不汗 更服依前法, 又不汗, 後服小促其間, 半日許令三服盡, 若病重者, 一日一夜服, 周時觀之, 服一劑盡, 病證猶在者, 更作服, 若汗不

다. 이 단락은 계지탕의 복용법으로 이를 통해 한 첩을 다 복용하였으나 여전히 땀이 나지 않고 병이 풀리지 않음을 알 수 있다. 중경이 채택한 대책은 "후복소촉기간(後服小促其間)", "갱작복(更作服)", "내복지이삼재(乃服至二三劑)"로 즉 끊임없이 약력을 강하게 하여 사를 밖으로 몰아내는 것이다. 여기에서 중경이 아직 풍지·풍부를 자하라고 지적하지 않은 것은 풍사가 아직 태양의 중요한 도로에 응결되지 않았으므로 사는 여전히 나갈 길이 있기 때문으로, 다만 약력만을 강하게 하면 되는 것이다. 이 방법이 만약 제24조에 이용된다면 효과가 있지 않을까. 역시 이로부터 중경의 "그 맥증을 관찰하여 어떤 역치를 범했는가를 알아서 증에 따라 치료한다"[22]는 변증논치 사상을 엿볼 수 있다.

3. 자대추·폐수·간수(刺大椎·肺兪·肝兪)

제171조 원문에 "태양과 소양이 병합되어 심하가 단단하고 앞뒷목이 뻣뻣하면서 어지러운 자는 대추와 폐수를 침자하고 조심하여 이것을 하(下)하지 말아야 한다"[23]라고 하였다. 서로 같은 내용의 조문은 142조에도 있다. 제142조는 또 치료상에서 "조심하여 발한하지 않는다. 발한시키면 곧 섬어한다"[24]를 강조하였다. 이 증은 이양병병이기 때문에 한법을 쓸 수 없을 뿐 아니라 또 하법도 쓸 수 없는 경우로 "이것을 발한하여 태양의 사기를 공격하면 (곧) 소양의 사기는 더욱 심해져 위에 들어가 반드시 섬어하고 …… 소양의 사기를 공격하면 태양의 사기가 허한 틈을 타서 속으로 들어가 반드시 결흉이 된다"[25]는 것이기 때문에 침자법을 선택하는 것이다.

『황제명당경』에서 "대추는 제일추가 들어간 곳 가운데로 삼양경과 독맥이 교회하는 곳에 위치하고 상한에 열이 심하고 번조, 구역한 것

出, 乃服至二三劑.

22) 觀其脈證, 知犯何逆, 隨證治之.

23) 太陽少陽并病, 心下硬, 頸項强而眩者, 當刺大椎·肺兪·肝兪, 愼勿下之.

24) 愼不可發汗, 發汗則譫語.

25) 是發汗攻太陽之邪, (則)少陽之邪益甚干胃, 必發譫語. …… 攻少陽之邪, (則)太陽之邪乘虛入里, 必作結胸.

을 다스린다. 폐수는 제3추 아래 양옆으로 각각 1촌 5푼 되는 곳에 있다. 폐의 한열, 흉만하면서 등이 당기는 것, 흉중유열(胸中有熱), 지만(支滿), 오풍(惡風)할 때 찬기운에 적중된 것을 주치한다. 간수는 제9추 아래 양옆으로 각각 1촌 5푼 되는 곳에 있다. 기침하면서 옆구리가 그득하고 당기며, 어지럽고 눈이 빙빙 도는 듯한 증상을 주치한다"[26]라고 하였다. 폐수·간수 2혈은 모두 족태양방광경의 수혈로서 나누어 구분하면 폐·간의 배수혈이기 때문에 이상 세 혈을 자하면 태양의 사를 사할 뿐만 아니라 소양의 사를 사할 수 있을 뿐 아니라 이 증과 같이 태양에 한법을 쓸 수 없고 소양에 하법을 쓸 수 없는 것에 장애되지 않기 때문에 모든 증이 없어지고 섬어가 발생하지 않고 결흉을 일으킬 염려도 없으므로 진실로 중경이 심사숙고한 방법이다.

이상의 침자삼법을 종합 관찰하면 중경은 임상 치료에서 영활다변(靈活多變)하지만 변화에 일정한 규칙이 있음을 알 수 있다. 그 하나는 옛것을 본받아 경전의 논술을 기초로 삼기 때문에 변화가 있으나 혼란스럽지 않다는 것이며, 그 두번째는 옛것에 얽매이지 않고 병인병기(病因病機), 변증시치(辨證施治)를 파악하므로 변화가 없는 중에 변화가 있으며 변화 가운데 변화가 있다는 것이다.

역자 김혜선 / 교정 김소연

원　저 : 중국침구 1997年 7期(97337415)
傷寒論針刺三法淺析
주제어 : 『상한론(傷寒論)』 / 침자요법

26) 大椎在第一椎陷者中, 三陽督脈之會, 傷寒熱甚, 煩嘔. 肺兪在第三椎下兩傍各一寸五分, 主肺寒熱, 胸滿背膺急, 胸中有熱, 支滿, 惡風時中寒. 肝兪在第九椎下兩傍各一寸五分, 主咳而脇滿急, 眩, 目中循循然.

제 V 편

경혈학
침구학

임상침구처방

國際中醫學研究所 千葉勝吾·山內雅之·石川家明
中國山東中醫學院 劉昭純·吳富東·崇桂琴·孟令軍·葛寶和

1. 서론

중의학(中醫學)은 진단체계와 치료체계가 밀접한데, 진단에 의하여 증(證)이 구해지면 저절로 치료방침이 분명해지고 그에 따라 치료할 수 있는 이론적인 시스템을 가지고 있다. 즉 이론(理論), 치료(治療), 처방(處方), 선약(選藥)(또는 配穴)의 일련의 사고 순서의 흐름이 있는 것이다. 근년에 일본의 의사 중에 한방의학(漢方醫學)의 체계를 중의학으로부터 배우기 시작하는 사람이 많은 것도 이 시스테믹한 논리성의 매력 때문인지도 모른다.

그러나 침구는 한약에 비하면, 종래로부터 이 일련의 흐름인 진단으로부터 치료에 이르기까지의 과정에서 처방의 개념이 희박했던 것을 부인할 수 없다. 변증에 의해서 치료해야 할 장부(臟腑)·경락(經絡)을 분명히 밝혀도, 실제적 경락선택에 있어서는 치료자에 의해 어느 정도 주관성과, 평균에서 벗어나는 것이 인정되기 때문이다. 그 자체는 침구의 유효성과 편리성에 있어서 하나의 장점이지만, 침구학의 체계를 구축함에 있어서는 대단한 결점이기도 하다. 또한 중의학 서적의 배열 자체도 '수모배혈법(兪募配穴法)'이라든가 '원락배혈법(原絡配穴法)' 등과 같이 자칫하면 허술한 구조가 기본이 되고, 개개의 병증에 대응하는 것이 아니라 그것도 요혈(要穴) 중심이라고 말해도 좋다. 일반적인 경혈도 그 조합의 특수한 효과에 대해 언급은 되어 있어도 처방이라고 해야 할 완성된 것은 없었다.

그런데 중국에서 최근에 몇 권의 침구 처방 책이 출판되고 있다. 이것은 침구에 있어서도 배혈(配穴)의 선택을 체계적인 처방으로 만드는 것을, 침구계가 다음 단계로서 추구하고 있기 때문일 것이다. 이것은 역대 의가에 의한 비계통적이었던 침구 처방과 오늘날의 중국침구학의 집대성인 침구 변증논치의 이론과의 종합성을 구하려고 시도하는 것인데, 거기에 현대의 의가(醫家)가 고안해 낸 처방을 첨가하여 침구 처방학을 다시 발전시키려는 움직임이다.

그러나 유감스러운 것은 그런 것의 대부분이 종래의 서적을 본보기로 하여 한약의 치법에 따라 경혈의 처방이 이루어져 있는 것이다. 예를 들면 해표법(解表法)·청열법(淸熱法)·치습법(治濕法) 등과 같다. 이런 표현은 탕액가라면 모르지만, 중의학을 처음 배우는 침구가에게는 극히 받아들이기 어려운 것이 사실이고, 무엇보다도 장부 변증을 배운 뒤의 순서로서는 대부분의 일본 침구가에게 의혹을 부여하는 것이다.

그래서 이 글은 어디까지나 배우기 쉬운 것에 주안점으로 두고 있다. 또 위화감이 없도록 순서에 있어서도 '처방배혈(處方配穴)'을 배울 수 있도록 구성해 보았다. 즉, 중의학을 입문으로부터 배우고 그 중심적 이론인 장부 변증까지를 끝마친 독자에게 있어서, 지금 배운 장부 변증에 응용해서 그대로 임상에서 쓸 수 있는 '처방배혈(處方配穴)'이 제시되어 있는 것이 특징이다. 이것에 의해서 중의학의 하나의 진수인 이론, 치료, 처방, 배혈 등 일련의 흐름을 체득할 수 있다고 생각한다.

2. 중국의 사고구조와 경락

상고의 사람들이 『침구치료』를 발견하고 돌침을 사용해서 피부 표면으로부터 병을 치료했는데, 당시에는 대부분이 국소 치료였고 "이통위륜(以痛爲輪)"[1]의 아시혈(阿是穴)에 "기지유효(氣至有效)"[2]의 치료 기

1) 『黃帝內經靈樞·經筋』

술을 시행하는 것을 경험을 통해 느꼈을 것이다. 돌침으로 인체를 치료하는 것은 단순히 중국대륙에만 한정된 것은 아니었다. 그러나 그 뒤에 다른 민족과는 다르게 고대 중국인은 원격(遠隔) 부위로부터의 효과에 대한 주의 깊은 관찰과 경혈 자극의 감각 전파 등으로부터, 점에서 선으로, 표면에서 안으로 연결되는 '경락(經絡)'이라는 기능적 연관이 존재한다고 하는 커다란 발견을 이루어 내었다. 이것은 혁명적인 사고의 전환이었다. 중국에서는 고대로부터 16세기에 걸쳐서는 많은 과학분야에서 세계보다 앞서서 여러 가지 발견이 이루어지고 많은 뛰어난 기술이 완성되었다. 그에 따라 중국인의 과학적 사고에는 공통의 사고 구조라고 불러야 할 것이 있게 있었다. 그 중에서도 경혈과 경락의 관련과 그것을 체계화함에 기여했다고 생각되는 중국 사고의 구조에는 사물간에는 항상 의미적인 관계가 있다고 하는 감응의 논리가 있다.[3] 이것은 여러 가지 현상이 일정한 규칙에 따르고, 멀리 있는 현상과 다른 현상에 의미적으로 또는 기능적으로 연관되어 있다고 하는 홀리스틱한 유기관이다. 이렇게 말한 것은 자석이 북쪽을 가리키는 것과, 달과 조석의 간만의 관계를 유럽보다 수백년 전에서 1000년 이상을 앞서서 발견했다는 유명한 사실로부터도 알 수 있다. 의학에 있어서는 피부와 내장의 반사와 환경과 인체의 의미적 연관 등을 예로 들 수 있는데, 이러한 것도 유럽 의학보다도 훨씬 일찍이 생각해 내었다. 그밖에 당시의 많은 선구적인 과학적 발견과 기술이, 특히 천문학과 기계공학들의 분야를 필두로 중국적 과학사상에 특징 지워져 이루어진 예를 일일이 들 수 없을 정도다.[4] 어쨌든 기능적 실천주의의 고대 중국인에게 있어서 기를 통하여 존재하는 경락을 발견하는 것은 시간의 문제이고 필연이었을 것이다. 이와 같이 고대 중국의 과학의 수준과 자연 관찰력은 현대의 우리들로부터는 상상할 수 없을 정도로 정밀하고, 그것도 현상을 꽤 정확하게 실천적으로 파악하고 때에 따라서는 멋지

2) 『黃帝內經靈樞·九鍼十二原』
3) 山田慶兒 : 『혼돈의 바다로』(築摩書房, 1975, pp.134~135)
4) 조셉 니담 : 『중국의 과학과 문명』(思索社, 1974)

게 기호화하였다.

이와 같은 고대 과학의 연구 환경 중에서 의학 분야에서는 경혈·경락의 발견으로부터 기혈진액(氣血津液)의 생리적 요소의 개념과 팔강(八綱)·오행(五行) 등의 현상 파악을 위한 개념이 창출되어 왔다. 그 후에 역대 의가에 의한 임상 경험의 축적에 수반되는 경혈의 주치도 정리되어 왔다. 특히 몇 가지 경혐을 배합함으로써 어느 일정 범위의 치료 대상이 정해지고 치료 효과도 높아지는 것을 인식하게 되었다.

3. 침구처방의 형성

실제 임상에서는 많은 혈을 취해도 좋은 치료 효과가 나타나지 않고, 도리어 극히 적은 취혈로 바꾸어야 뚜렷한 효과를 나타내는 증례를 볼 수 있다. 또 경혈의 조합을 바꿈으로써 치료 효과를 얻는 경우도 있다. 역대의 의가들도 마찬가지의 경험을 거듭하여 어느 일련의 증상에 대응해야 할 몇 가지 처방을 고안해 낸 것은 상상하기 어렵지 않다. 사마천(司馬遷)이 쓴 『사기(史記)』[5]에 의하면, 지금의 산동 출신인 순우의(淳于意)는 상세한 진료부를 기록하여 스스로의 진단의 적부를 검증하였다. 일설에 기원전 203년 생이라고도 하는 순우의가 남긴 진료부는 현존하는 중국 최고의 진료부인데 무엇보다도 그 실증적 태도가 놀랍다.[6] 아마 명의라고 말하는 그 후의 의가들도 같은 실천을 거쳐서 다른 분야의 과학자와 기술자와 마찬가지로 실증적 진리 탐구의 경험 공식으로써 몇 가지 경험 처방을 남기려 했음이 틀림없다.

침구 처방을 역사적으로 보면 최초의 의학 서적은 『황제내경(黃帝內經)』인데 거기에는 침구 처방 400여 가지가 수록되어 있다. 『내경(內經)』에 이어 계통적인 최초의 침구서인 진의 황보밀(皇甫謐)의 『침구갑을경(針灸甲乙經)』에는 500가지 이상의 처방이 기재되어 있다. 그 후 당대의 명의 손사막(孫思邈)은 『비급천금요방(備急千金要方)』과 『천금

5) 司馬遷 : 『史記』「扁鵲倉公列傳」

6) 丸山敏秋 : 『淳于意의 醫術과 醫療觀』(『黃帝內經과 中國 古代學』 東京美術, 1988)

익방(千金翼方)』을 저술하여 당대(唐代) 이전의 침구 처방을 집대성하여 처방학의 기초를 이루었다. 그러나 동시에 손사막은 아시혈에 대해서도 그 효과를 말할 정도로 실증적 진리 탐구의 전통적 태도를 가지고 있었다.[7] 또 명(明) 말기에는 양계주(楊繼洲)가 백과 사전적인 『침구대성(鍼灸大成)』을 저술하였다. 양계주는 고대로부터의 침구학 문헌을 수집·정리·분류하고, 또 자신의 처방을 가하여 침구 처방을 크게 발전시켰다. 이러한 서적들은 특히 침구 처방뿐만 아니라, 후세의 침구학 그 자체에 커다란 영향을 미치고 있다. 근년 중국에서는 서양 의학의 도입에 따라 전통적인 중국 의학과 서양의학의 결합이 계획되고 여러 가지 연구가 이루어지고 있다. 그러기 위해 서양의학에 있어서의 병명과 증상에 대응한 침구 처방도 만들어지고 있다. 예를 들면 '위하수방(胃下垂方)'이 그것이다.

4. 경혈 효과의 특이성과 침마취

경혈과 그 조합의 특이적인 효과에 대해서는 필자의 침마취 실험 연구[8]로부터도 흥미로운 지식을 얻을 수 있다. 예를 들면 치과 침마취의 경혈 처방을 보면 거의 수양명대장경(手陽明大腸經)과 족양명위경(足陽明胃經)으로 구성되고 있다.

표1. 치과침마취의 국소취혈

	上顎	下顎
切齒	人中透迎香	承漿, 頰車
犬齒	人中透迎香, 顴髎	承漿透大迎, 頰車
小臼齒	下關, 顴髎	承漿, 頰車
大臼齒	頰車, 顴髎	承漿, 頰車, 下關

※ 원격취혈(遠隔取穴)은 三間透合谷(삼간에서 합곡)(病齒의 반대측)

7) 손사막 : 『천금요방』 구례 제6.
8) 石川家明 외 : 「치과 침마취의 실험 의학적 연구」(『물리치료의 과학』 제7권, 제1호, 1979)

인중(人中)과 승장(承漿)은 각각 독맥(督脈)과 임맥(任脈)인데 전자는 수양명대장경·족양명위경과의, 후자는 족양명위경과의 교회혈(交會穴)이기 때문에[9] 양자는 수양명대장경·족양명위경의 변동혈(變動穴)이라고 보아도 된다. 이 처방 중에서 유일하게 그룹으로부터 벗어나 있는 것이 관료혈(顴髎穴)이다. 삼차신경 제2지의 말초를 겨냥한 현대 해부학적 취혈인데, 신경 블록적인 경혈이라고도 생각할 수 있을 것이다. 그러나 지금은 전해지지 않는 최고의 경혈서 『명당경(明堂經)』에서 발췌하여 만든 『의심방(醫心方)』의 경혈편 부분에는 관료의 주치로서 치통이 기재되어 있기 때문에 고대로부터 치통의 경혈로서 인식되어 왔을 것이다. 이와 같이 침마취의 경혈처방은 근대의학의 지식으로부터라기보다는 고전적인 생각과 특히 경락의 유주에 따른 취혈로부터 생각해 낸 처방이 많다.

무엇보다도 흥미 있는 것은 구강의 좁은 가운데에서, 예를 들면 대구치(大臼齒)와 소구치(小臼齒)는 인접되어 있는데, 상악(上顎)이라면 하나의 경혈을 이동시키는 것만으로, 또 하악(下顎)이라면 하나의 경혈만을 부가하는 것만으로도 동통(疼痛) 역치의 상승이 서로 변화한다는 것이다. 경혈의 조합 차이에 의하여 이 좁은 두 부위에서조차도 동통 역치에 변화를 끼치는 사실은 경혈의 효과에는 특이성이 있고 배혈의 주의 깊은 음미가 중요하다는 것을 나타내고 있다. 또 이러한 경혈은 건강한 자에 대해서도 같은 효과가 있고, 경혈 부위에 동통과 동통의 해소 또는 무엇인가의 사기가 존재해 있다는 견해가 인정될 수 없는 경우에도 마찬가지의 효과가 있다는 것이 확인되고 있다. 이것도 치료자와 환자의 경혈 부위에 있어서의 감각의 유무를 넘어서, 엄연히 언제라도 경혈의 효과가 존재하고 있다는 것을 나타내고 있는 것이다. 대전(代田)씨의 침마취실험에 의하면 어느 효과 부위를 가진 경혈과 다른 효과 부위를 가진 경혈·두혈을 동시에 자극해도 단순한 산술적인 효과 부위가 출현한다고 한정지울 수 없다고 보고하고 있다.[10] 동양 사상에서 말하는 부분의 총화가 반드시 전체를 대표하지

9) 단파강뢰 : 『의심방』 권제2 「침구」, 「공혈주치법」제1.

않는 것의 여실한 예이다. 이것으로부터도 배혈의 복잡함과 동시에 임상에 있어서의 배혈의 묘를 시사하고 있다. 침마취라고 하는 근대에 개발된 기술은 단순히 침으로 마취 효과가 출현하여 수술할 수 있다고 하는 사실만이 아니라, 침구 치료라고 하는 임상 현상에 대해서 위에서 말한 것말고도 많은 중요한 정보를 치료자에게 제공하고 있다. 특히 이 글의 주제인 침구처방을 생각할 때에 임상에서 배혈을 음미할 필요성과 중요성이 있다는 것을 실험 의학적으로 나타내고 있는 것이다.

5. 침구 처방

침구 처방은 고방(古方)과 현대방(現代方)의 두 부분을 포함하고 있다. 고방이라는 것은 고대 의가로부터 전해져 온 침구 처방인데, 예를 들면『황제내경(黃帝內經)』중의 치위열방(治胃熱方),『갑을경(甲乙經)』중의 석수방(石水方),『침구대성(鍼灸大成)』중의 보심기방(補心氣方) 등이다. 현대방은 현대 의가가 창안한 침구 처방인데, 예를 들면 육수연(陸瘦燕)씨가 심신하교(心腎下交)를 치료하는 처방인 교태방(交泰方), 중국 침구 치료학 중의 중소방(中消方) 등이다. 또 현대방에는 오늘날 일반적으로 임상에서 사용하고 있는 경험 처방도 포함되어 있다. 예를 들면 온위강역방(溫胃降逆方)·귀비방(歸脾方) 등이다. 본 편의 처방은 대부분이 역대의 중의문헌으로부터 정선한 것이다. 처방명, 출전, 조성, 주치, 처방해설, 조작, 임상 가감 응용의 항목으로 편집하여 가능한 한 알기 쉽게 정리하였다. 출전이 없는 처방은 본 중의 학원 혹은 필자가 자주 사용하는 경험방이다. 일부의 경혈주치와 경혈 처방에 대해서는 그때그때 일본과 중국의 차이를 분명히 하여 독자들의 참고에 도움을 주고자 한다. 또 각 처방의 주치 항목은 주로 중의학의 병명과 용어를 사용하여 설명하였는데, 이해하기 쉽도록 일부에 서양의학의 병명과 증상명도 사용하였다.

---

10) 대전문언 :「침마취에 대해서」(『의도의 일본』 제32권, 9호, 1973)

심 계통의 병증 처방

1. 침구 처방의 구성

고대부터 현대에 이르기까지 많은 의가에 의해 창설되어 온 침구 처방의 구성을 분석해 보면, 그 처방의 선혈(選穴) 방법과 선혈에 의해 얻어지는 경혈의 조합방법에는 일정한 패턴이 보인다. 예를 들면 전호(제2호)에서 서술한 치과의 침마취의 처방을 예로 들어보자. 병치 또는 침마취를 하려는 측과 반대측의 삼간투합곡(三間透合谷)을 취혈한다. 게다가 국소 치아의 종류에 의한 취혈을 그 치아의 어떤 측에 잡고 삼간투합곡과 조합하여서 배열한다.(표2)

표2. 치과 침마취의 국소 취혈

	上顎	下顎
切齒	人中透迎香	承漿, 頰車
犬齒	人中透迎香, 顴髎	承漿透大迎, 頰車
小臼齒	下關, 顴髎	承漿, 頰車
大臼齒	頰車, 顴髎	承漿, 頰車, 下關

※ 원격취혈(遠隔取穴)은 삼간(三間)에서 합곡(合谷).(아픈 치아의 반대측)

이 경우 국소(局所)의 선혈과 원격의 선혈을 조합시키고 있는데, 원근의 배혈 방법이다. 주지한 대로 합곡은 다른 많은 침마취에서도 사용되는 경혈이며 전신의 동통 역치의 변화에 관여하는데, 국소의 선혈은 이 경우 국소만의 효과가 기대되고 있다. 그러나 이것을 조합시키는 것보다 배혈 처방으로서는 큰 잇점이 있다. 일반적으로 삼간투합곡만으로는 동통 역치 상승의 확실성이 결핍되고, 또 국소 취혈만으로는 원격 취혈을 더한 진통 효과에 못 미친다. 고대의 의가들은 주의깊은 관찰로부터 국소 취혈과 원격 취혈을 조합한 가산적인 효과에 관심을 기울여 왔다. 또 삼간투합곡은 목적으로 하는 치아의 반대측을 취혈하기 때문에 병이 오른쪽에 있으면 왼쪽을 취하고 병이 왼쪽에 있으면 오른쪽에 취하는 좌우배혈법(巨刺)이기도 하다.

주요한 선혈법(選穴法)과 배혈법(配穴法)의 분류는 다음과 같다.

※침구처방선혈법(鍼灸處方選穴法)

(1) 국소 선혈법

병이 있는 장부(臟腑)·오관(五官)·지체(肢體)로부터 취혈하는 방법이다. 예를 들면 '반위방(反胃方)'의 중완(中脘), '소식도적방(消食導積方)'의 천추(天樞), '편통방(偏痛方)'의 태양(太陽)·솔곡(率谷) 등이다. 이 방법은 임상에 있어서 잘 사용되는데 장부·경락의 국부에 있어서 음양혈기(陰陽血氣)를 조절하는 것을 목적으로 하고 있다.

(2) 원격 선혈법

병이 있는 장부·오관·지체로부터 비교적 먼 곳에서 취혈하는 방법이다. 예를 들면 '후두통방(後頭痛方)'의 곤륜(崑崙), '온위강역방(溫胃降逆方)'의 족삼리(足三里), '활심방(活心方)'의 음극(陰郄) 등이다. 이 방법은 경락의 이론과 경혈의 전신에 대한 치료 효과의 작용에 기초를 두고 있다. 임상에 있어서는 장부의 질환과 전신성의 병기를 치료하는 목적으로 사용된다.

(3) 대증(對症) 선혈법

개별의 증상에 대해 취혈하는 방법이다. 예를 들면 발열(發熱)에는 대추(大椎), 혼미(昏迷)에는 인중, 이명(耳鳴)에는 이문(耳門)을 취혈하는 것 등이다.

※ 침구 처방의 배혈법

(1) 전후배혈법(前後配穴法)

전(前)은 흉복부(胸腹部)이고 후(後)는 배요선부(背腰線部)이다. 전후배혈법은 흉복부의 혈과 배요선부의 혈을 배합하는 방법이다. 체간부(體幹部)는 장부가 있는 곳이기 때문에 전후배혈법은 장부의 변증에 곧잘 사용된다. 예를 들면 위완통(胃脘痛)에는 복부에 있는 양문(梁門), 배부에 있는 위창(胃倉)을 취혈한다. 또 '반위방(反胃方)'의 처방 중에서 중완·비수(脾兪)를 조합하여 배합하고 있다.

(2) 상하(上下) 배혈법

상(上)은 상지(上肢)와 요부(腰部) 이상(以上)의 곳이고, 하(下)는 하지(下肢)와 요부 이하(以下)의 곳이다. 상하 배혈법은 상부의 혈과 하부의 혈을 배합하는 방법이다. 이 방법은 기기(氣機)의 승강을 조절하는 것이 목적인데, 음양기기(陰陽氣機)의 실조(失調)에 의한 병증에 잘 사용된다. 예를 들면 위(胃)병에는 상지의 내관(內關), 하지의 족삼리를 취혈한다. '제궁고탈방(提宮固脫方)'의 처방 중에서 백회(百會)·족삼리를 조합하여 배합하고 있다.

(3) 좌우(左右) 배혈법

좌우 배혈법은 좌측의 혈과 우측의 혈을 배합하는 방법이다. 이 방법은 두부(頭部)·안면부(顔面部)의 질환에 잘 사용된다. 예를 들면 좌측 안면 신경 마비에는 우측의 합곡, 우측의 안면 신경 마비에는 좌측의 합곡을 취혈한다. 또 좌측 편두통에는 우측의 양릉천(陽陵泉), 우측의 편두통에는 좌측의 양릉천을 취혈하는 경우도 있다.

(4) 표리(表裏) 배혈법

표는 양경(陽經)이고 리(裏)는 음경(陰經)이다. 표리 배혈법은 음경의 혈과 양경의 혈을 배합하는 방법이다. 다시 말하면 음경의 병증에는 음경의 혈만으로 해서는 안 되며, 표리 관계에 있는 양경의 혈을 취혈한다. 양경의 병증에는 양경의 혈만으로 해서는 안 되며, 표리 관계에 있는 음경의 혈을 취혈한다. 예를 들면 폐경의 병에 수태음폐경(手太陰肺經)의 태연(太淵)과 수양명대장경(手陽明大腸經)의 편력(偏歷)을 배합한다. 또 대장경의 병에 수양명대장경의 합곡과 수태음폐경의 열결(列缺)을 배합하는 방법이다.

(5) 원근(遠近) 배혈법

원은 질환의 부위로부터 먼 곳에 있는 혈이고, 근은 질환의 부위로부터 가까운 곳에 있는 혈이다. 원근 배혈법은 국소 배혈법과 원격 배혈법을 결합하여 사용하는 방법이다. 예를 들면 위병(胃病)에 국소의 중완, 위수와 원격의 내관, 족삼리를 배합하는 방법이다.

2. 심 계통 임상 병증류방 - 개괄

심(心)은 흉중에 있고 바깥을 심포(心包)가 싸고 있다. 그 주요한 생리 기능은 혈맥(血脈)을 주하고 신(神)을 간직하는 것이다. 다른 조직과의 관계로서는 혀로 열리고 그 화(華)는 얼굴에 있다.

심의 병리 변화는 주로 심기허(心氣虛), 심양허(心陽虛), 심음허(心陰虛), 심혈허(心血虛), 심화항성(心火亢盛), 심혈어조(心血瘀阻), 담화요심(痰火擾心) 등이 있다. 심 계통의 병증은 주로 정신 활동과 기혈(氣血) 운행의 이상에 기인한다. 예를 들면 심계(心悸)·번조(煩躁)·실면(失眠)·다몽(多夢)·건망(健忘)·전광(癲狂)·치매(痴呆)·심통(心通) 등과 같은 것이다.

보심기방(補心氣方)

출전 : 『침구대성(鍼灸大成)』

조성 : 내관, 심수(心兪), 음극, 통리(通理)

효능 : 보심기(補心氣), 안심신(安心神)

주치 : 심기허 ; 심계, 불안감(不安感), 불면(不眠), 현기증(眩氣症), 정신권태(精神倦怠), 흉민(胸悶), 숨 헐떡거림, 안색담백(顔色淡白), 설질담(舌質淡), 설태백(舌苔白), 맥허약(脈虛弱)

처방 해설 : 본방은 보심기·안심신의 상용방의 하나인데, 심기허에 의한 각종 병증에 사용된다. 이 병증은 만성병이 계속되어 체력이 소모되었거나 노화에 따른 심기 쇠약, 혹은 선천성 허약, 또는 스트레스 등에 의해 생긴다. 그래서 보심기방으로 보심기·안삼신을 치료 원칙으로 한다. 처방 중의 내관은 팔맥교회혈(八脈交會穴)인데, 음유맥(陰維脈)에 통하고 심포경의 락혈이다. 내관에는 영심안신(寧心安神), 소통기혈(疏通氣血), 진정지통(鎭靜止痛)의 작용이 있다. 내관은 심맥관계 질환 치료의 중요한 혈로서 관상 동맥의 혈류를 개선하는 효과의 업적이 근대 연구에서도 입증되고 있다. 심수는 심의 배수혈(背兪穴)로서 통심락(通心絡), 안심신, 조기혈(調氣血)의 작용이 있다. 심의 기혈음양의 이

상에 의해 야기되는 각종 질환을 치료하는 중요한 혈이다. 음극과 통리는 모두 수소음심경(手少陰心經)의 혈이다. 두 혈은 모두 영심안신의 작용이 있다. 각종 원인에 의한 심계, 불안감, 불면 등을 치료하는 중요한 혈이다.

조작 : 표3

표3. 보심기방의 조작

穴名	鍼灸法	手技	補瀉	留鍼
內關	直刺0.5~1.0寸	捻轉, 提插	補法	30분
心兪	斜刺0.5~1.0寸	捻轉, 提插	補法	30분
陰郄	直刺0.3~0.5寸	捻轉, 提插	補法	30분
通里	直刺0.3~0.5寸	捻轉, 提插	補法	30분

임상가감응용 : ① 심통을 겸하는 경우는 사간(間使)·신문(神門)을 가한다.

② 불면, 현기증이 심하면 백회(百會)·인당(印堂)(經外奇穴)을 가한다.

③ 어혈(瘀血)을 겸하는 경우는 혈해(血海)·전중(膻中)을 가한다.

④ 냉성(冷性)을 겸하는 경우는 기해(氣海)·관원(關元)을 가한다.(灸法)

온심양방(溫心陽方)

조성 : 심수, 궐음수(厥陰兪), 내관, 통리, 전중, 기해

효능 : 온양익기(溫陽益氣), 강심안신(强心安神)

주치 : 심양허약 ; 심계, 숨 헐떡거림, 불안감, 활동시의 증상악화, 오한(惡寒), 수족냉증(手足冷症), 안색이 어둡고 좋지 않음, 흉민, 흉통(胸痛), 설질담백, 맥결대(脈結代)

처방 해설 : 본방은 온심양, 안심신의 처방으로 심양허에 의한 각종 병증에 사용된다. 이 병증은 오랜 병으로 체력이 소모되었거나 급증을 일으킨 비교적 중한 병증도 있다. 또 노인성과 선천 부

족 등의 원인으로 발증한다. 처방 중의 심수와 궐음수는 심과 심포락의 배수혈로서 심기(心氣)를 보(補)하고, 심양(心陽)을 도와주는 작용이 있다. 내관과 통리는 각각 심포락과 심경의 낙혈로서 영심안신, 소통기혈, 진정지통의 작용이 있다. 전중은 양유두 사이에 있는데 관흉이기(寬胸理氣)의 작용이 있고, 여러 가지 원인에 의한 흉민, 심계, 숨 헐떡거림 등을 치료하는 중요한 혈이다. 기해는 일명 단전(丹田)이라고도 하는데, 원기(元氣)가 있는 곳이다. 본 혈은 원기를 보하고 신양(腎陽)을 돋우어 세우며, 심양을 따뜻하게 하는 작용이 있다.

조작 : 표4

표4. 온심방의 조작

穴名	鍼灸法	手技	補瀉	留鍼
心兪	斜刺0.3~0.5寸	捻轉, 提插	補法	30분
厥陰兪	斜刺0.3~0.5寸	捻轉, 提插	補法	30분
內關	直刺0.5~1.0寸	捻轉, 提插	補法	30분
通里	直刺0.3~0.5寸	捻轉, 提插	補法	30분
膻中	위쪽을 향해 平刺 0.3~0.5寸	捻轉, 提插	補法	30분

임상가감응용 : ① 어혈을 겸하는 경우는 혈해·격수(膈兪)를 가한다.
② 불면을 겸하는 경우는 신문·백회를 가한다.
③ 냉성이 심하면 관원을 가한다.(溫灸)

양심혈방(養心血方)

조성 : 격유, 비유, 통리, 신당(神堂), 족삼리

효능 : 양심혈(養心血), 안심신

주치 : 심혈허 ;심계, 불면다몽, 건망, 현기증, 설순담색(舌脣淡色), 맥세약(脈細弱), 안색위황(顔色萎黃)

처방 해설 : 본방은 혈을 보하고 심신(心神)을 안정시키는 처방으로서, 심혈허에 의한 각종 병증에 사용된다. 이 병증은 만성병에 의한 영양 불량 혹은 스트레스에 의한 음혈소모(陰血消耗), 또

각종 출혈 등에 의해 생기는 것이다. 양심방에서는 양심혈, 안심신을 치료 원칙으로 한다. 처방 중의 격수는 팔회혈의 "혈회(血會)"로서 혈액을 생성, 조화하는 효능을 갖고 있으며, 혈액에 관계하는 각종 질병을 치료한다. 통리는 수소음심경의 혈로서 영심안신의 작용이 있기 때문에 심계, 불안감, 불면 등을 치료하는 중요한 혈이다. 신당은 심수의 곁에 있는데 역시 영심안신의 작용을 한다. 족삼리에서 기혈생화(氣血生化)의 위천인 중초(中焦)(脾胃)를 건강하게 하고 보혈(補血)을 한다.

조작 : 표5

표5. 양심혈방의 조작

穴名	鍼灸法	手技	補瀉	留鍼
膈兪	斜刺0.5~1.0寸	捻轉, 提插	補法	30분
脾兪	斜刺0.5~1.0寸	捻轉, 提插	補法	30분
神堂	直刺0.5~1.0寸	捻轉, 提插	補法	30분
通里	直刺0.3~0.5寸	捻轉, 提插	補法	30분
陰郄	直刺0.3~0.5寸	捻轉, 提插	補法	30분

임상가감응용 : ① 심기허를 겸하는 경우는 보심방과 같이 쓴다.
② 오심번열(惡心煩熱)을 겸하는 경우는 노궁(勞宮)·태계(太谿)를 가한다.
③ 이명을 겸하는 경우는 중저(中渚)·청회(聽會)를 가한다.

보심음방(補心陰方)

조성 : 내관, 신문, 심수, 격수, 삼음교(三陰交)

효능 : 보심음(保心陰), 안심신

주치 : 심음부족(心陰不足) ; 심계, 현기증, 숨 헐떡거림, 불면, 구인후건조(口咽喉乾燥), 설홍(舌紅), 맥세삭(脈細數)

처방 해설 : 본방은 보심음, 안심신의 작용이 있고, 심음부족에 의한 각종 병증에 사용한다. 본 병증은 열병이 계속되어 심음을 소모했거나 만성 출혈, 스트레스 등에 의해 생긴다. 처방 중의 심수

는 심의 배수혈이고, 신문은 심의 원혈(原穴)이다. 두 혈을 배합하면 양심안신의 작용을 한다. 내관은 심포의 낙혈로서 음유맥에 통하고 기혈을 소통하여 심신을 안정시키는 중요한 혈이다. 삼음교는 족태음비경(足太陰脾經)과 족궐음간경(足厥陰肝經) 및 족소음신경(足少陰腎經)의 교회혈이고, 격수는 팔회혈의 하나로서 '혈회'이다. 두 혈을 배합하여 양음화혈(養陰和血)하고 심음부족을 자양(滋養)하는 효과를 가진다

조작 : 표6

표6. 보심음방의 조작

穴名	鍼灸法	手技	補瀉	留鍼
內關	直刺0.5~1.0寸	捻轉, 提插	補法	30분
神門	直刺0.3~0.5寸	捻轉, 提插	補法	30분
心兪	斜刺0.5~1.0寸	捻轉, 提插	補法	30분
膈兪	斜刺0.5~1.0寸	捻轉, 提插	補法	30분
三陰交	直刺0.5~1.3寸	捻轉, 提插	補法	30분

임상가감응용 : ① 현기증이 심하면 인당(印堂), 백회를 가한다.
② 이명을 겸하는 경우는 예풍(翳風)·풍지(風池)를 가한다.
③ 오심번열을 겸하는 경우는 태계·신수(腎兪)를 가한다.

사심방(瀉心方)

조성 : 신문, 내관, 열결, 곡지(曲池)

효능 : 청심사화(淸心瀉火)

주치 : 심화항성 ; 불면, 심번(心煩), 다몽, 구갈(口渴), 구설창양(口舌瘡瘍), 설질홍(舌質紅), 맥삭(脈數)

처방 해설 : 본방은 청심사화의 작용이 있기 때문에 심화항성에 의한 각종 병증에 쓰인다. 이 병증은 스트레스, 매운 음식의 과식, 온보(溫補) 약물의 과량복용 등에 의해 생긴 것이고, 심의 실열증(實熱證)에 속한다. 그러므로 사심방으로 심의 실열을 없애게 된다. 처방 중의 신문은 수소음심경의 수혈인데 심열(心熱)을 치

는 작용과 양혈안영(養血安營)의 작용이 있다. 심화항성에 의한 각종 증상을 치료한다. 내관은 수궐음심포경(手闕陰心包經)의 낙혈인데 팔맥교회혈 중 하나이다. 심열을 치고 삼초(三焦)의 기를 소통시키는 작용이 있다. 열결은 수태음폐경의 낙혈인데, 팔맥교회혈의 하나로 임맥과 통하고 통경활락(通經活絡)의 작용이 있다. 곡지는 열사(熱邪)를 제거하고 기혈을 조화시킨다.

조작 : 표7

표7. 사심방의 조작

穴名	鍼灸法	手技	補瀉	留鍼
神門	直刺0.3~0.5寸	捻轉, 提插	瀉法	30분
內關	直刺0.5~1.0寸	捻轉, 提插	瀉法	30분
列缺	유주방향과 반대로 斜刺0.3寸	捻轉, 提插	瀉法	30분
曲池	直刺0.5~1.0寸	捻轉, 提插	瀉法	30분

임상가감응용 : ① 침한(寢汗)에는 음극·복류(復溜)를 가한다.
② 오심번열에는 노궁·태계를 가한다.

활심방(活心方)

출전 : 『침구치료학(鍼灸治療學)』

조성 : 전중, 거궐(巨厥), 격수, 음극, 심수

효능 : 활혈화어(活血化瘀), 통맥지통(通脈止痛)

주치 : 심혈어조 ; 심계, 번민, 심흉부 시시 자통(刺痛), 설질자암(舌質紫暗), 어반(瘀斑), 맥세삭(脈細數) 혹은 결대(結代)

처방 해설 : 본방은 활혈화어의 효능이 있으므로 심혈어조에 의한 각종 병증에 쓰인다. 이 병증은 심기부족(心氣不足) 또는 심양부족(心陽不足)으로 혈맥의 온운(溫運)이 무력해짐에 따라 생긴 것이다. 처방 중의 전중은 흉부에 있고 상기해(上氣海)라고도 말한다. 기혈의 운행을 촉진시킴으로써 활혈화어, 통맥지통의 효과를 나타낸다. 격수는 팔회혈의 혈회인데 활혈화어, 통맥지통의 작용을 가지고 있다. 음극은 심의 극혈(郄穴)인데 통심락(通心

絡), 지심통(止心痛), 영심안신의 작용이 있다. 거궐은 심의 복모혈(腹募穴)인데 관흉이기(寬胸理氣), 영심안신의 작용이 있어서 심흉통, 심계 등을 치료할 수 있다. 심수는 심의 배수혈인데, 통심락, 안심신, 조기혈의 작용이 있고, 심의 기혈음양의 이상에 의한 각종 질환을 치료하는 중요한 혈이다.

조작 : 표8

표8. 활심방의 조작

穴名	鍼灸法	手技	補瀉	留鍼
膻中	平刺0.3~0.5寸	捻轉, 提插	平補平瀉	30분
巨闕	直刺0.3~0.8寸	捻轉, 提插	平補平瀉	30분
膈兪	斜刺0.5~1.0寸	捻轉, 提插	平補平瀉	30분
陰郄	直刺0.3~0.5寸	捻轉, 提插	平補平瀉	30분
神門	斜刺0.3~0.5寸	捻轉, 提插	平補平瀉	30분

임상가감응용 : ① 심양허를 겸하는 경우는 기해·관원을 가한다.(溫灸)
② 맥미(脈微)(막 끊어진 상태)하면 내관·태연을 가한다.
③ 부종(浮腫)이 있으면 수분(水分)·삼음교를 가한다.

흉비방(胸痹方)

출전 :『침구역학(鍼灸易學)』

조성 : 대릉(大陵), 기문(期門), 전중, 노궁

효능 : 이기(理氣), 활락(活絡), 지통(止痛)

주치 : 흉비(胸痹) ; 심흉부의 격통(激痛), 흉내고민(胸內苦悶), 심계, 불안감, 설질자암, 맥삭 혹은 결대

처방 해설: 본방은 이기활락지통의 작용이 있고 기체혈어(氣滯血瘀)에 의한 심흉부의 동통에 흔히 쓰인다. 처방 중의 전중은 양 유두 사이에 있고 이기관흉의 작용이 있으며 모든 기통(氣病)에 응용된다. 대릉은 수궐음심포경의 수혈인 동시에 원혈(原穴)이기도 하다. 노궁은 수궐음심포경의 형혈(滎穴)이다. 두 혈 모두 관흉, 이기, 활락, 지통의 작용이 있고 흉비에 상용되는 혈이다. 기

문은 족궐음간경의 복모혈(腹募穴)이고 이기, 활혈, 화담(化痰)의 작용이 있고, 또한 기체(氣滯)에 의한 흉협통(胸脇痛)에 흔히 쓰인다.

조작 : 표9

표9. 흉비방의 조작

穴名	鍼灸法	手技	補瀉	留鍼
大陵	直刺0.5~0.8寸	捻轉, 提插	平補平瀉	30분
期門	斜刺0.5~0.8寸	捻轉, 提插	平補平瀉	30분
膻中	平刺0.3~0.8寸	捻轉, 提插	平補平瀉	30분
勞宮	直刺0.3~0.5寸	捻轉, 提插	平補平瀉	30분

임상가감응용 : ① 냉증을 겸하는 경우는 기해·관원을 가한다.
② 동계(動悸)가 심하면 내관·음극을 가한다.

관흉화담방(寬胸化痰方)

출전 :『비급천금요방(備急千金要方)』

조성 : 지구(支溝), 태계, 연곡(然谷)

효능 : 화담이기(化痰理氣), 통락지통(通絡止痛)

주치 : 흉비 ; 심흉부의 격통, 흉부비민, 심계, 복창(服脹), 전신권태(全身倦怠), 설태활니(舌怠滑膩), 맥현활(脈弦滑) 혹은 유완(濡緩)

처방 해설 : 본방은 화담리기, 통락지통의 작용이 있고, 담탁(痰濁)에 의한 흉비심통에 쓰인다. 이 병은 비(脾)의 운화(運化) 기능의 부족으로 담탁이 생기고, 그 담탁이 심장의 맥락에 체(滯)함으로써 일어난 것이다. 처방 중의 지구는 수소양삼초경(手少陽三焦經)의 경혈인데, 삼초의 기기를 조절하고 담탁을 화(化)함으로써 흉통(胸痛), 흉민(胸悶)에는 흔히 사용되는 경혈이다. 연곡은 족소음신경의 형혈이고, 태계는 수소음심경의 혈인 동시에 원혈이다. 두 혈을 배합하여 심기를 보하고, 기기를 조절하여 담탁를 화하는 것이다.

조작 : 표10

표10. 관흉화담방의 조작

穴名	鍼灸法	手技	補瀉	留鍼
支溝	直刺0.8~1.2寸	捻轉, 提插	平補平瀉	30분
太谿	直刺0.8~1.2寸	捻轉, 提插	平補平瀉	30분
然谷	直刺0.8~1.2寸	捻轉, 提插	平補平瀉	30분

임상가감응용 : ① 담(痰)이 많으면 풍륭(豊隆)·족삼리를 가한다.
② 흉통이 심하면 심수·궐음수를 가한다.
③ 식욕부진(食慾不振)에는 중완을 가한다.

누씨심통방(樓氏心痛方)

출전 :『의학강목(醫學綱目)』

조성 : 간사, 영도(靈道), 공손(公孫), 태충(太衝), 족삼리, 음릉천

효능 : 보기양심(補氣養心), 통락지통

주치 : 흉비 ; 심흉부의 위화감(違和感), 흉민, 심계, 안색불화, 현기증, 정신피로, 식욕부진, 설질담홍(舌質談紅), 맥침완(脈沈緩)

처방 해설 : 본방은 주로 기허에 의한 흉비(胸痹)를 치료한다. 이 병증은 스트레스, 혹은 나이가 들어서 심비의 기가 쇠함에 의해 야기된다. 그러므로 본 처방의 목적은 보기(補氣), 양심(養心), 통락(通絡), 지통이 되는 것이다. 처방 중의 간사는 수궐음심포경의 경혈로서 영심안신, 통경활락의 작용이 있고, 심부통증, 동계(動悸) 등에 흔히 쓰인다. 영도는 수소음심경의 경혈인데 심기능을 전달하는 길이 되고 영심안신의 효용이 있으므로, 심장(心臟)의 각종 병에 널리 응용된다. 두 혈을 배합함으로써 양심, 통락, 지통의 작용을 가질 수 있다. 공손은 족태음비경의 낙혈(絡穴)이고, 음릉천은 족태음비경의 합혈(合穴)이며 또한 족삼리는 족양명위경의 합혈이다. 이 세 혈을 배합하여 비위를 튼튼히 하고 기혈을 보할 수 있다. 태충은 족궐음간경의 혈이

고 원혈인데 이기활혈(理氣活血), 통락을 목적으로 사용하고 있다.

조작 : 표11

표11. 누씨심통방의 조작

穴名	鍼灸法	手技	補瀉	留鍼
間使	直刺0.5~1.0寸	捻轉, 提插	平補平瀉	30분
靈道	直刺0.3~0.5寸	捻轉, 提插	平補平瀉	30분
公孫	直刺0.5~0.7寸	捻轉, 提插	補法	30분
太衝	直刺0.5~1.0寸	捻轉, 提插	平補平瀉	30분
足三里	直刺0.5~1.3寸	捻轉, 提插	補法	30분
陰陵泉	直刺0.5~1.0寸	捻轉, 提插	補法	30분

임상가감응용 : ① 냉증에는 기해·관원을 가한다.
② 동계가 심하면 내관·전중을 가한다.

정간방(定癎方)

출전 :『의학강목(醫學綱目)』

조성 : 구미(鳩尾), 후계(後谿), 용천(涌泉), 심수, 양교(陽交), 족삼리, 태충, 간사, 상완(上脘)

효능 : 강기해울(降氣解鬱), 식풍화담(熄風化痰), 사화영심(瀉火寧心)

주치 : 전간(癲癎) ; 심번, 불면, 광조(狂躁) 혹은 졸도(卒倒), 인사불성(人事不省), 호흡곤란(呼吸困難), 사지강직(四肢强直), 구금(口噤), 경련(痙攣)

처방 해설 : 본방은 담화요심(痰火擾心)에 의한 전간에 사용된다. 이 병증은 스트레스, 기울(氣鬱), 담결(痰結)로 심신을 어지럽히게 되어 나타난다. 처방 중의 구미는 임맥의 혈인데 강기해울의 효용이 있고 각종의 전간을 치료하는 중요한 혈이다. 후계는 수태양소장경(手太陽小腸經)의 혈인데 팔맥교회혈의 하나로서 독맥과 통하고 청열(淸熱), 영심, 안신의 작용이 있으며 전간을 치료할 때에 사용되는 중요한 혈이다. 간사는 영심안신, 화위거담(和

胃去痰)의 효능이 있다. 태충은 강기해울, 평간식풍(平肝熄風)을 목적으로 응용되고, 양교는 족소양담경(足少陽膽經)의 혈인데 간담(肝膽)을 맑게 한다. 용천은 개규진경(開竅鎭驚), 안신의 작용이 있다. 심수는 통심락, 안심신, 조기혈의 작용이 있다. 족삼리와 상완은 화위(和胃), 강기화담(降氣化痰)을 목적으로 선택된 혈이다. 이상의 모든 혈을 배합하여 강기해울, 식풍화담, 사화영신의 효과를 얻을 수 있다.

조작 : 표12

표12. 전간방의 조작

穴名	鍼灸法	手技	補瀉	留鍼
鳩尾	아래쪽으로 斜刺0.3~0.8寸	捻轉, 提插	補法	30분
後谿	直刺0.5~0.8寸	捻轉, 提插	補法	30분
湧泉	直刺0.3~0.5寸	捻轉, 提插	平補平瀉	30분
心兪	斜刺0.5~1.0寸	捻轉, 提插	平補平瀉	30분
陽交	直刺1.0~1.5寸	捻轉, 提插	補法	30분
足三里	直刺0.5~1.3寸	捻轉, 提插	平補平瀉	30분
太衝	直刺0.5~0.8寸	捻轉, 提插	補法	30분
間使	直刺0.5~1.0寸	捻轉, 提插	補法	30분
上脘	直刺0.3~0.8寸	捻轉, 提插	平補平瀉	30분

임상가감응용 : ① 전간발작시에는 인중·협거(頰車)·내관을 우선적으로 선택한다.

② 두통, 현기증을 겸하는 경우는 백회·풍지를 가한다.

③ 담이 많으면 풍륭을 가한다.

손씨진광방(孫氏鎭狂方)

출전 : 『비급천금요방(備急千金要方)』

조성 : 지정(支正), 어제(魚際), 합곡, 소해(少海), 곡지, 완골(腕骨)

효능 : 청심사열(淸心瀉熱), 화담영신(火痰寧神)

주치 : 광증(狂證) ; 심번, 불면, 다몽, 구갈, 안색홍조(顔色紅潮), 기

천(氣喘), 변비(便秘), 언어불리(言語不利), 행동실상(行動失常), 설질홍, 설태황니(舌苔黃膩), 맥현활(脈弦滑)

처방 해설 : 본방은 담화요심(痰火擾心)에 의한 광증에 쓰인다. 이 병증은 스트레스로 기가 울체(鬱滯)되어서 화(火)로 되기도 하고, 혹은 육음(六淫)의 사기(邪氣)가 울체되어서 화로 되고 담과 결합하여 심신을 어지럽히게 되어 생긴다. 처방 중의 지정은 수태양소장경의 낙혈이고, 완골도 이 경맥의 원혈이며 각각 수소음심경에 연락되고, 이 두 혈은 심열(心熱)을 치고 신지(神志)를 편안히 하는 작용이 있다. 어제는 수태음폐경의 형혈인데, 상초(上焦)의 열사(熱邪)를 제거할 수 있다. 합곡은 수양명대장경의 원혈인데, 양명경의 실열을 치고 진정안신(鎭靜安神)시키는 작용이 있다. 소해는 수소음심경의 합혈인데 통심규(通心竅), 안심신(安心神)의 효용이 있다. 곡지는 수양명대장경의 합혈인데 청열화담(淸熱化痰), 장부기기(臟腑氣機) 조절의 효능이 있다. 이상의 혈들을 배합하여 청심사열, 화담영신의 작용을 기대할 수 있다.

조작 : 표13

표13. 손씨진광방

穴名	鍼灸法	手技	補瀉	留鍼
支正	直刺0.3~0.5寸	捻轉, 提插	瀉法	30분
魚際	直刺0.5~0.8寸	捻轉, 提插	瀉法	30분
合谷	直刺0.5~0.8寸	捻轉, 提插	瀉法	30분
少海	斜刺0.5~1.0寸	捻轉, 提插	平補平瀉	30분
曲池	直刺1.0~1.5寸	捻轉, 提插	瀉法	30분
腕骨	直刺0.3~0.5寸	捻轉, 提插	瀉法	30분

임상가감응용 : ① 고열(高熱)에는 대추(大椎)·백회를 가한다.

② 광노(狂怒)가 있으면 태충·지구를 가한다.

③ 담이 많으면 풍륭·삼음교를 가한다.

화담지전방(化痰止癲方)

조성 : 신문, 대릉, 인당, 전중, 풍륭, 삼음교

효능 : 화담이기(化痰理氣), 청심안신(淸心安神)

주치 : 전증(癲證) ; 정신억울 혹은 의식혼미, 행동이상, 독언(獨言), 식욕부진, 안색불화(顔色不和), 설질담(舌質淡), 맥현세(脈弦細)

처방 해설 : 본방은 담미심규(痰迷心竅)에 의한 전증을 치료하는 처방이다. 처방 중의 대릉은 수궐음심포경의 원혈인데 전광병을 치료하는 중요한 혈이다. 신문은 수소음심경의 원혈인데 심열을 치고 심신을 편안히 할 수 있다. 전중·인당은 기기를 조절하고 각성시키는 효과가 있다. 풍륭·삼음교는 비위를 튼튼히 하고 담탁(痰濁)을 제거하는 효능이 있다.

조작 : 표14

표14. 화담지전방

穴名	鍼灸法	手技	補瀉	留鍼
신문	直刺0.3~1.5寸	捻轉, 提插	瀉法	30분
대릉	直刺0.5~0.8寸	捻轉, 提插	瀉法	30분
인당	下方平刺 0.3~0.5寸	捻轉, 提插	瀉法	30분
전중	下方平刺 0.3~0.8寸	捻轉, 提插	平補平瀉	30분
풍륭	直刺0.5~1.0寸	捻轉, 提插	瀉法	30분
삼음교	直刺0.5~1.0寸	捻轉, 提插	平補平瀉	30분

임상가감응용 : ① 두통을 겸하는 경우에는 태양(太陽)·풍지를 가한다. ② 선망(善忘)을 겸하는 경우에는 거궐(巨闕)·사신총(四神聰)을 가한다.

심신양허방(心腎陽虛方)

출전 : 『중국침구치료학(中國鍼灸治療學)』

조성 : 심수, 신수, 관원(關元), 기해, 내관, 족삼리

효능 : 온보심신(溫補心神)

주치 : 심신양허 ; 심계, 오한, 수족냉증, 소변량감소, 부종, 순조색불

화(脣爪色不和), 설질자색(舌質紫色), 맥침지(脈沈遲)

처방 해설 : 본방은 온보심신하는 상용방 중 하나인데, 심신양허에 의하여 생기는 각종 병증에 쓰인다. 이 병증은 만성병이 지속되어 양기가 소모되었거나, 또는 노령에 의한 질환, 혹은 육체적인 피로 등에 의하여 심신의 양기가 쇠약해져서 생기는 질환이다. 그러므로 본 처방에서는 심신의 양기를 온보하는 것을 목적으로 이 혈들을 배합하고 있다. 먼저 심수는 심의 배수혈인데 심양을 보하고, 심신을 편안히 한다. 신수를 사용하여 신기를 보하고 신양을 따뜻하게 한다. 관원·기해는 임맥상에 있고, 두 혈 모두 온신장양(溫腎壯陽), 배보원기(培補元氣)의 중요한 혈이며, 또 강장보건(强壯保建)의 작용도 있다. 내관은 심포락(心包絡)의 낙혈인데 팔맥교회혈의 하나로서, 소통기혈(疏通氣血), 영심안신의 작용을 가지고 있다. 족삼리는 중초를 튼튼히 함으로써 전신의 양기를 보할 목적으로 배합하고 있다.

조작 : 표15

표15. 심신양허방

穴名	鍼灸法	手技	補瀉	留鍼
腎兪	斜刺0.5~1.0寸	捻轉, 提插	補法	30분
心兪	斜刺0.5~1.0寸	捻轉, 提插	補法	30분
內關	直刺0.5~0.8寸	捻轉, 提插	平補平瀉	30분
足三里	直刺0.5~0.8寸	捻轉, 提插	補法	30분
關元	艾柱灸 또는 艾條溫灸	5~7장 혹은 10~15분		
氣海	艾柱灸 또는 艾條溫灸	5~7장 혹은 10~15분		

임상가감응용 : ① 심계가 심하면 신문·간사를 가한다.

② 부종이 심하면 수분·삼음교를 가한다.

③ 성기능저하가 나타나면 명문(命門)·지실(志室)을 가한다.

귀비방(歸脾方)

조성 : 비수, 심수, 신문, 삼음교

효용 : 보익심비(補益心脾)

주치 : 심비구허 ; 심계, 건망, 불면, 다몽, 식욕부진, 이상변(泥狀便), 피로권태(疲勞倦怠), 안색불화, 설질담, 설태박백(舌苔薄白), 맥세약(脈細弱)

처방 해설 : 본방은 심비를 보익하는 상용방인데 심비양허에 의하여 생기는 각종 병증에 응용된다. 만성병이 지속되어 기혈을 소모하였거나 혹은 만성출혈(慢性出血), 음식부조(飮食不調), 스트레스 등에 의하여 생기기 쉽다. 처방 중의 비수·삼음교는 기혈생화의 근원인 비위를 튼튼히 하고 기혈 모두를 보한다. 심수·신문은 심기를 보하여 심혈을 기르고 심신을 편안히 한다.

조작 : 표16

표16. 귀비방

穴名	鍼灸法	手技	補瀉	留鍼
脾兪	斜刺0.5~1.0寸	捻轉, 提插	補法	30분
心兪	斜刺0.5~1.0寸	捻轉, 提插	補法	30분
神門	直刺0.3~0.5寸	捻轉, 提插	瀉法	30분
三陰交	直刺1.0~2.0寸	捻轉, 提插	補法	30분

임상가감응용 : ① 현기증을 겸하는 경우에는 풍지·백회를 가한다. ② 기혈부족이 현저하면 격수·족삼리를 가한다.

보원방(保元方)

조성 : 심수, 신문, 내관, 폐수, 태연, 족삼리

효용 : 보익심폐

주치 : 심폐구허 ; 심계, 천식(喘息), 흉민, 해수(咳嗽), 호흡미약, 피로권태, 활동시 증상악화, 안색불화, 순설청자색(脣舌靑紫色), 맥세약

처방 해설 : 본방은 심폐를 보익하는 상용방이다. 이 병증은 만성해수, 천식이 계속되어 심폐의 기를 소모하였거나 혹은 과로, 스트레스에 의하여 생긴다. 처방 중의 심수와 신문은 심기를 보하고

심혈을 기르며 심신을 편안히 한다. 내관은 팔맥교회혈의 하나로서 심포락의 낙혈이며 영심안신의 중요한 혈이다. 폐수와 태연은 폐기를 보익하고 천식, 해수를 치료하는 중요한 혈이다. 족삼리는 비위를 튼튼히 하고 기를 보한다.

조작 : 표17

표17. 보원방

穴名	鍼灸法	手技	補瀉	留鍼
心兪	斜刺0.5~1.0寸	捻轉, 提插	補法	30분
神門	直刺0.3~0.5寸	捻轉, 提插	平補平瀉	30분
內關	直刺0.5~1.0寸	捻轉, 提插	補法	30분
肺兪	斜刺0.5~1.0寸	捻轉, 提插	補法	30분
太淵	直刺0.3~0.5寸	捻轉, 提插	補法	30분
足三里	直刺0.5~1.0寸	捻轉, 提插	補法	30분

임상가감응용 : ① 담이 많으면 척택(尺澤)을 가한다.

② 냉증에는 관원을 가한다.

③ 천식이 심하면 정천(定喘)·고황(膏肓)을 가한다.

관심장담방(寬心壯膽方)

출전 : 『침구대성(鍼灸大成)』

조성 : 심수, 내관, 신문

효용 : 양심안신(養心安神), 장담영지(壯膽寧志)

주치 : 심담기허(心膽氣虛) ; 심계, 흉병, 심신불안, 이경(易驚), 불면증, 다몽, 기단(氣短), 권태, 설태박백, 맥세약

처방 해설 : 본방은 심담기허에 의한 각종 병증에 쓰인다. 이 병증은 스트레스, 과로로 생긴다. 처방 중의 심수와 신문은 심기를 보하고 심신을 편안히 한다. 내관은 팔맥교회혈의 하나이고 심포락의 낙혈로서 관심이기, 영심안신의 작용이 있다. 이 세 낙혈을 배합함으로써 양심, 안신의 작용이 기대되는데 심기를 보함으로써 담기(膽氣)를 강장시키는 효과도 함께 가진다. 다만 경기(驚

氣)가 심하면 처방의 변화도 고려할 수 있다. 임상 가감 응용 참조.

조작 : 표18

표18. 관심장담방

穴名	鍼灸法	手技	補瀉	留鍼
神門	直刺0.3～0.5寸	捻轉, 提插	平補平瀉	30분
內關	直刺0.5～1.0寸	捻轉, 提插	平補平瀉	30분
心兪	艾條溫灸	溫灸時間 10～15分		

임상가감응용 : ① 담기허가 현저하면 담수(膽兪)·양릉천을 가한다.

② 원기허에는 관원·기해를 가한다.

③ 불면증이 심하면 대릉을 가한다.

④ 흉민을 동반하는 경우에는 전중·태충을 가한다.

교태방(交泰方)

출전 : 『육수연침구논저의안선(陸瘦燕鍼灸論著醫案選)』

조성 : 심수, 신수, 신문, 삼음교

효용 : 자음강화(滋陰降火), 교통심신(交通心腎)

주치 : 심신불교(心腎不交) ; 심계, 오심번열(惡心煩熱), 불면, 족요무력(足腰無力), 설홍, 설태소(舌苔少), 맥세삭(脈細數)

처방 해설 : 본방은 육수연(陸瘦燕)씨가 창안한 심심불교를 치료하는 처방이다. 본증은 만성병(성생활 부절제) 등으로 신음(腎陰)을 소모할 때와 스트레스 등으로 심화가 항성하게 되어 발생한다. 처방 중의 신수는 신음을 자보(滋補)하고 삼음교는 비위를 튼튼히 하여 음혈을 보한다. 또 두 혈은 조합되어 수(水)를 북돋움으로써 심화를 제어하는 작용이 있다. 심수에 뜸을 뜰 때는 사법으로 하는데 이는 심화를 당겨내어 화를 하강시키는 데 목적이 있다. 신문은 심화를 치고 심신을 안정시킨다. 이러한 네 혈을 배합하여 신음을 보하고 심화를 사하고 심신음양의 균형을 조절

하고 있다.

조작 : 표19

표19. 교태방

穴名	鍼灸法	手技	補瀉	留鍼
腎兪	斜刺0.5~1.0寸	捻轉, 提插	補法	30분
心兪	艾柱灸	3~5壯		
神門	直刺0.3~0.5寸	捻轉, 提插	瀉法	30분
三陰交	直刺1.0~2.0寸	捻轉, 提插	補法	30분

임상가감응용 : ① 이명, 두훈(頭暈)에는 백회·풍지를 가한다.

② 침한(寢汗)에는 음극·태계를 가한다.

③ 유정(遺精)을 겸할 경우는 중봉(中封)·태계를 가한다.

치매방(痴呆方)

출전 :『침구대성(鍼灸大成)』

조성 : 신문, 귀안(鬼眼), 백회, 구미

효용 : 영신, 안신, 건뇌(健腦)

주치 : 치매증 ; 감정실금(感情失禁), 행동이상, 정신우울, 슬픔, 흉민, 번조, 불면, 설질담, 맥현세

처방 해설 : 본방은 치매증을 치료하는 처방이다. 이 병증은 노화에 의해 심기가 쇠약해졌거나 각종 뇌질환, 심신과로, 스트레스 등에 의해 발생한다. 처방 중의 신문은 심경의 수혈·원혈인데 진정, 안신, 영신의 작용이 있다. 귀안은 성뇌개규(醒腦開竅)의 작용이 있다. 백회는 수족의 삼양경과 독맥의 교회혈인데 건뇌, 영신의 중요한 혈이다. 구미는 임맥의 혈인데 영심, 안신의 상용혈이다.

조작 : 표20

임상가감응용 : ① 불면이 심하면 뇌간·심수를 가한다.

② 변비를 겸하면 지구·풍륭을 가한다.

③ 두통, 두훈을 겸하면 인당·풍지를 가한다.

표20. 치매방

穴名	鍼灸法	手技	補瀉	留鍼
神門	直刺0.5~1.05寸	捻轉, 提插	補法	20분
鬼眼	直刺0.1寸	捻轉, 提插	平補平瀉	20분
百會	橫刺0.5~0.8寸	捻轉, 提插	補法	20분
鳩尾	아래를 향하여 斜刺0.5寸	捻轉, 提插	平補平瀉	20분

건뇌영신방(健腦寧神方)

출전 : 『의학강목(醫學綱目)』

조성 : 열결, 심수, 신문, 중완, 족삼리, 소해, 백회

효용 : 보심(補心), 건뇌, 영신

주치 : 건망 ; 정신피로, 기억력 저하, 두훈, 불면, 전신권태, 무력감, 설담, 맥허약

처방 해설 : 본방은 신경쇠약을 치료하는 처방이다. 이 병증은 만성병이 계속되어 정기(精氣)가 소모되었거나 심신과로 등이 원인이 되어 일어난다. 처방 중에 심수와 신문은 심기를 보하고 심신을 안정시킨다. 소해는 수소음심경이 합혈인데 통심규, 안신지의 작용이 있다. 백회는 수족의 삼양경과 독맥의 교회혈인데 건뇌안신의 중요한 혈이다. 중완과 족삼리를 배합하면 건비화위(健脾和胃), 조리기기(調理氣機), 진정안신, 보익기혈의 작용을 기대할 수 있고 기혈허쇠(氣血虛衰)에 의한 심신불안, 심계, 불면 등을 치료할 수 있다. 열결은 수태음폐경의 낙혈이며 팔맥교회혈의 하나인데 또 임맥에 통하고 통경활락의 작용이 있다.

조작 : 표21

임상가감응용 : ① 혈허에는 삼음교·혈해(血海)를 가한다.

② 이명에는 예풍(翳風)·중저(中渚)를 가한다.

심계통요람(心系統要覽)

심계통의 일상병인 심계·흉비·불면 등의 처방을 중심으로 하고, 이

표21. 건뇌영신방

穴名	鍼灸法	手技	補瀉	留鍼
神門	直刺0.5~1.0寸	捻轉, 提插	補法	30분
心兪	直刺0.3~0.5寸	捻轉, 提插	補法	30분
中脘	直刺1.0~2.0寸	捻轉, 提插	平補平瀉	30분
足三里	直刺0.5~1.0寸	捻轉, 提插	平補平瀉	30분
少海	直刺0.3~0.5寸	捻轉, 提插	補法	30분
百會	直刺0.5~0.8寸	捻轉, 提插	補法	30분
列缺	直刺0.5~0.8寸	捻轉, 提插	平補平瀉	30분

에 정신활동의 이상에 해당되는 전증·광증의 처방을 부가하여 서술하였다. 서양의학에서는 부정맥, 협심증, 심근경색, 심부전, 고혈압, 저혈압, 노이로제, 심신증(心身症), 울병(鬱病), 치매증 등의 질환에 해당된다.

심계통의 병리변화는 『심계통임상병증류방 개설』에서 서술한 심장변증 외에 몇가지 장부겸병의 변증을 조합하여 감별하지 않으면 안 된다. 심비구허(心脾具虛), 심신불교, 심폐기허(心肺氣虛), 심신양허(心腎兩虛) 등이다. 각각의 병인·병기를 분석하고 경혈의 배합을 음미하여 임상에 응용해야 한다. 이를 위한 대표적인 경혈처방을 각각 귀비방·교태방·보원방·심신양허방에서 서술하였다.

심계통의 병증에 대한 기본적인 치료원칙은 허증은 그 모자람을 보하는 치법으로 각각 보심기·온심양·양심혈·보심음을 치료하는 것이고, 실증은 우선 병세를 억누르기 위하여 청심강화, 활혈화어, 화담개규 등의 치료법을 이용하여 경기(經氣)의 운행을 순조롭게 한다. 또 심의 주된 생리기능은 혈맥을 주관하는 것과 신을 간직하고 있는 것에 있으므로 위의 치료원칙에 허증·실증을 불문하고 양심혈과 안심신의 치료법을 고려해야 한다.

경락·경혈은 당연히 심계가 중심인데 심뇌상관(心腦相關)의 관점으로부터 신경·독맥·임맥의 경혈도 사용한다.

또 해울(解鬱)·이기·양혈(養血) 등을 목적으로 간경의 혈들과 기혈의 운화와 생성촉진을 위하여 비위의 혈들을 사용한다. 이 경우 비경·위경 및 간경은 또한 중초를 조절하여 정신을 안정시킬 목적으로도 쓰이고 있다.

각각의 경혈로는 전완내측부의 간사혈보다 원위부에 있는 신문·음극·통리·내관·대릉의 심경과 심포경의 혈들이 자주 사용되고 있다. 심경의 신문·음극·통리혈의 효용 차이는 대근(大筋)에 대한 각각의 원혈(原穴)·극혈(郄穴)·낙혈의 효용이 다르기 때문이다. 신문과 통리는 모두 영심안신, 청심열, 보심기, 양심혈 등의 작용이 있으므로 이 작용을 기대할 경우는 엄밀한 차이가 없다.

그러나 신문은 그 주치 범위가 넓고 근본적 근원적 혹은 기질적인 작용을 기대할 때에 흔히 사용되고 심 그 자체의 질환과 심과 장부겸병증의 경우에 사용된다. 또 불면의 상용혈로써 알려져 있는 특효혈이다. 통리는 낙혈인데 비교적 기능적인 조절작용을 기대할 수 있고 소장병과 연락하여 혈뇨와 소변열통(小便熱痛)을 치료하기도 하고 기혈소통을 기대할 경우에 사용된다. 통리는 또한 설락(舌絡)을 조절함으로써 혀의 운동장애와 언어장애 등 혀질환에 효용이 있다. 음극은 영심안신, 통심락외에 양음고표(養陰固表)의 작용이 있으므로 도한(盜汗) 등에 사용되고 또 극혈이므로 모든 경우에 지통 효과를 기대할 수 있다. 심포경의 내관은 그 주치범위가 다양하므로 임상적인 활용 범위도 매우 넓다. 특히 심계통질환에 관하여 최근 부정맥과 관상동맥의 혈행을 개선시키는 중요한 혈로서 연구되고 있다. 또 침마취의 중요한 경혈인데 흉복부 등의 동통에 진통 작용이 있다.

내관과 간사는 모두 영심안신, 소통기혈, 이기화위의 작용이 있으면서 상대적으로 볼 때 전자는 관흉해울(寬胸解鬱), 음증(陰證), 내부 등에 효과가 있고 후자는 청심제번(淸心除煩), 양증(陽證), 외부 등에 효과가 있다는 차이가 있으므로 임상에서는 선별하여 이용하지 않으면 효과를 기대할 수 없을 때도 있다. 또 대릉혈은 사기산퇴(邪氣散退), 청심안신(淸心安神), 청강담화(淸降痰火) 등의 효능이 있고 실증에 많이 쓰인다.

심경·심포경 이외의 경혈로써는 전중·족삼리·심수 등이 심계통의 병증에 흔히 사용된다. 전중은 일명 상기해라고 하는데 상초 부위의 기해이며 일체의 기병에 사용될 수 있는데, 특히 심폐의 병변에 밀접한 관계가 있다. 보익종기(補益宗氣), 관흉이기(寬胸理氣) 외에 활혈화어(活血化瘀), 통맥지통(通脈止痛)의 효과가 있다. 또 인당·상성·백회는 모두 뇌성 작용이 있으므로 각종 정신활동의 병변에 사용된다. 족삼리는 건비, 강담(講談), 행기 등의 작용으로 심계통의 병증에 응용된다. 심수는 통심락, 보심기, 안심신, 양심혈, 산어혈(酸瘀血)의 작용 외에 뜸에 의한 온심양(溫心陽)의 작용이 있다. 『침구대성』 등의 고전에도 심수에 뜸을 뜨는 것이 많이 기재되어 있다. 특필해야 할 것은 교태방에서 서술한 심수에 뜸을 뜨는 것에 의한 청열 효과이다. 뜸에 의한 청열효과는 일본에서는 풍한(風寒)·풍열(風熱) 모두 대추에 뜸을 떠서 풍사를 치료하는 것으로부터도 알 수 있다.

위에서 말한 경혈은 단순히 한 혈의 효용과 두 혈의 효용을 비교한 것에 불과하다. 『침구 처방학의 필요성』(연재 첫회 4월호)에서 말한 것처럼 침구 처방의 진수는 경혈의 무수히 많은 조합과 그 응용에 있다.

폐계통의 병증처방

총론

폐는 흉강에 좌우 하나씩 있고 위로는 기관을 통하여 후두에 연결되어 있다. 그 주된 생리기능은 선발(宣發)과 숙강(肅降)을 주관하고 호흡을 담당하고 기를 담당하는 것이고 또 수도(水道)를 통조(通調)하고 백맥(百脈)을 통솔하고 있다. 다른 조직과의 관계로서는 피(皮)에 합하고 코에 개규하고 그 화는 모(毛)에 나타난다.

폐의 병리변화는 주로 폐기허, 폐음허, 풍한범폐(風寒犯肺), 열사옹폐(熱邪壅肺), 조사범폐(燥邪犯肺), 담습조폐(痰濕阻肺) 등이 있다. 폐계통의 병증은 폐의 선발과 숙강의 이상과 수액대사의 이상에 의하여 일어난다. 예를 들면 외감병·해수·천식·수종·소갈(消渴)·비연(鼻淵) 등이다.

풍한속표방(風寒束表方)

출전 :『침구갑을경(鍼灸甲乙經)』

조성 : 풍지, 천주, 상양, 관충, 액문

효용 : 발한해표(發汗解表)

주치 : 풍한감모(風寒感冒) ; 오한, 발열, 무한, 두통, 신체통, 항강(項强), 설태박백, 맥부긴(脈浮緊)

처방 해설 : 본방은 풍한에 의한 감모를 치료하는 처방이다. 풍한의 사기가 표에 있기 때문에 거사(去邪)를 주로 하는 치료를 시행해야 한다. 처방 중의 풍지는 족소양담경과 양유맥의 교회혈이고 천주는 족태양방광경의 혈이다. 두 혈을 배합함으로써 발한해표와 소풍산한(消風散寒)을 꾀하고 동시에 족태양방광경의 경기를 소통시키고 항배부(項背部)의 강직을 치료한다. 상양은 수양명대장경의 정혈(井穴)인데 청열해표(淸熱解表)의 작용이 있다. 관충은 수소양삼초경의 정혈이며 음양경의 경기를 교통시키고 정기(正氣)를 보하고 사기를 제거하는 작용이 있다. 액문은 삼초경의 형혈인데 표부에 있는 병사를 제거한다.

조작 : 표22

표22. 풍한속표방의 조작

穴名	鍼灸法	手技	補瀉	留鍼
風池	鼻尖을 향하여 0.5~0.8寸	捻轉, 提插	瀉法	20분
天柱	直刺0.5~0.8寸	捻轉, 提插	瀉法	20분
商陽	三稜針으로 點刺出血		瀉法	
關衝	三稜針으로 點刺出血		瀉法	
液門	斜刺0.3~0.5寸	捻轉	瀉法	20분

임상가감응용 : 발열이 심하면 대추·풍문(風門)을 가한다.

산열해표방(散熱解表方)

출전 :『침구집금(鍼灸集錦)』

조성 : 풍지, 대추, 도도, 신주, 합곡, 소상

효용 : 소풍(消風), 산열, 해표

주치 : 풍열감모(風熱感冒) ; 발열, 오풍(惡風), 두통, 유한 혹은 무한, 인후종통(咽喉腫痛), 해수, 황색담(黃色痰), 구갈, 설태박황, 맥부삭

처방 해설 : 본방은 풍열에 의한 감모를 치료하는 처방이다. 풍열의 사기가 표에 있기 때문에 거사를 주로 한다. 본 방의 주된 혈은 대추·도도·신주이다. 대추는 독맥과 수족육양경의 교회혈이고 도도는 독맥과 족태양방광경의 교회혈이고 신주는 독맥의 혈인데 이 세 가지 혈은 모두 산열해표의 작용이 있다. 풍지는 족소양담경과 양유맥의 교회혈이며 산풍퇴열(散風退熱)의 작용이 있기 때문에 풍지를 위에서 말한 세 가지 주요혈에 배합하여 산열해표의 효력을 증강시킬 수 있다. 합곡은 수양명대장경의 원혈인데 많은 작용이 있지만 이 처방 중에서는 소풍산혈의 효과를 꾀하고 있다.

조작 : 표23

표23. 산열해표방의 조작

穴名	鍼灸法	手技	補瀉	留鍼
大椎	위를 향하여 斜刺0.8~1.2寸	捻轉, 提插	瀉法	20분
陶道	直刺0.8~1.2寸	捻轉, 提插	瀉法	20분
身主	直刺0.8~1.2寸	捻轉, 提插	瀉法	20분
風池	鼻尖을 향하여 0.5~0.8寸	捻轉, 提插	瀉法	20분
合谷	直刺0.6~1.0寸	捻轉, 提插	瀉法	20분
少商	三稜針으로 點刺出血		瀉法	

임상가감응용 : ① 담이 많으면 폐수·열결을 가한다.

② 두통의 심하면 태양·상성을 가한다.

청백방(淸白方)

출전 :『신구경론(神灸經論)』

조성 : 열결, 백로, 폐수, 중완

효용 : 자음청폐, 지해화담(止咳化痰)

주치 : 음허폐열(陰虛肺熱) ; 발열, 오후에 악화, 해수, 혈담(血痰) 혹은 심한 경우 객혈, 설질홍, 맥세삭

처방 해설 : 본방은 폐음부족, 담열내성(痰熱內盛)에 의한 발열해수(發熱咳嗽)를 치료하는 처방이다. 본병은 평소 체력이 허약한 사람이 풍열의 사기에 맞아서 열사와 체내에 있는 담탁이 결합되어 폐음이 소모됨으로써 생기는 것이다. 처방 중에 폐수는 족태양방광경의 혈인데 폐열을 치고 표에 있는 열사를 제거한다. 백로는 경외기혈에 속하고 대추혈의 위쪽에 있는데 허열과 골증조열(骨蒸潮熱) 등을 치고 또 해수와 천식을 치료한다. 열결은 수태음폐경의 낙혈인데 폐기를 선통(宣通)시키고 표부에 있는 사기를 제거한다. 중완은 임맥의 혈이고 족양명위경의 모혈이며 또한 팔회혈의 부회(部會)이기도 하고 비위를 튼튼히 하고 지해화담의 작용을 가지고 있다. 이상 네 혈을 배합하여 자음청열, 선폐이기(宣肺理氣), 지해화담의 효과를 기대할 수 있다.

조작 : 표24

표24. 청백방의 조작

穴名	鍼灸法	手技	補瀉	留鍼
肺兪	斜刺0.2~0.3寸	捻轉	瀉法	20분
百勞	斜刺0.3~0.5寸	捻轉	瀉法	20분
列缺	直刺0.3~0.5寸	捻轉	瀉法	20분
中脘	直刺1.0~2.0寸	捻轉	瀉法	20분

임상가감응용 : ① 골증조열에는 어제·태연을 가한다.

② 담이 많으면 척택·풍륭을 가한다.

③ 객혈에는 공최(孔最)·어제·격수를 가한다.

④ 도한에는 음극·복류를 가한다.

담열후비방(痰熱喉痺方)

출전 : 『침구취영(針灸聚英)』

조성 : 합곡, 용천, 천돌, 풍륭

효용 : 청열제담이인(淸熱除痰利咽)

주치 : 담열조후(痰熱阻喉) ; 인후종통, 호흡곤란에 천명동반, 사성(嗄聲) 혹은 무성(無聲), 매핵기 혹은 연하곤난(嚥下困難), 발열, 설태황니, 맥활삭

처방 해설 : 본방은 담과 열이 폐에 뭉쳐서 인후부에서 맺혀서 생기는 일련의 증상에 대응하는 처방이다. 처방 중의 합곡은 수양명대장경의 원혈이고 경락은 인후부를 통과하고 있다. 또 대장경은 수태음폐경과 서로 표리관계에 있기 때문에 합곡을 사하면 폐열을 치고 인후를 이롭게 하는 효과가 있다. 천돌은 인후부에 있고 임맥의 혈에 속하며 인후부의 기기를 조절하는 작용이 있다. 합곡과 천돌을 배합하여 청열 이인(利咽) 지통의 효과를 증강시키고 있다. 풍륭은 족양명위경의 락혈인데 비위에 경기를 조절하며 동시에 청열화담의 작용이 있다. 족소음신경의 용천은 신경의 정혈인데 신경의 낙맥은 위로는 인후부까지 도달하므로 본 혈을 사용하면 자음청열, 리인지통을 꾀할 수 있다. 이상의 네 혈을 배합하여 위열(胃熱)과 폐열을 제거하고 화담·이인·지통을 꾀할 수 있고 담열저후를 치료하는 상용방이 된다.

조작 : 표25

표25. 담열후비방의 조작

穴名	鍼灸法	手技	補瀉	留鍼
合谷	直刺0.5~1.0寸	捻轉, 提插	瀉法	20분
天突	0.2寸 直刺한 뒤에 흉골 후하방을 향하여 斜刺0.5~2.0寸	捻轉	瀉法	得氣한 뒤 발침
豊隆	直刺0.5~1.0寸	捻轉, 提插	瀉法	20분
湧泉	直刺0.3~0.5寸	捻轉	瀉法	20분

임상가감응용 : ① 담이 많으면 척택·태연을 가한다.

② 발열에는 대추·곡지를 가한다.

③ 두통에는 두유(頭維)·상성·태양을 가한다.

후풍침결방(喉風鍼訣方)

출전 : 『중루옥약(重樓玉鑰)』

조성 : 소상, 소충, 합곡, 신회(顖會), 전정, 백회, 후정, 풍부, 협거, 풍지

효용 : 소풍청열(疎風淸熱), 이인지통(利咽止痛)

주치 : 풍열범폐 ; 인후부종통, 사성, 발열오풍, 설태황, 맥부삭

처방 해설 : 본방은 풍열범폐에 의한 인후종통에 쓰인다. 처방 중의 소상은 수태음폐경의 정혈인데 청열리인의 작용이 있다. 소충은 수소음심경의 정혈이며 청열의 작용이 있다. 삼릉침(三稜鍼)으로 두 혈을 사혈시키면 발열·인후종통에 효과가 현저하다. 풍지는 족소양담경의 혈이고 합곡은 수양명대장경의 혈이다. 두 혈을 배합하여 풍열을 소산하고 해표한다. 협거는 족양명위경의 혈인데 국소의 경기를 조절하고 소풍청열, 이인지통의 작용을 가지고 있다. 신회·전정·백회·후정·풍부는 독맥의 혈인데 풍열을 소산시키는 작용 외에 독맥의 분지는 인후부에 순행하여 임맥에 연결되므로 이인지통의 작용을 가진다. 특히 풍부는 풍사로 인한 인후종통을 치료하는 중요혈이다. 이상의 혈들을 배합하여 소풍산혈, 통경활혈(通經活血), 이인지통의 효과를 기대하고 있다.

조작 : 표26

표26. 후풍침결방의 조작

<table>
<tr><th>穴名</th><th colspan="2">鍼灸法</th><th>手技</th><th>補瀉</th><th>留鍼</th></tr>
<tr><td>小商</td><td colspan="2">三稜針으로 點刺出血</td><td></td><td>瀉法</td><td></td></tr>
<tr><td>少衝</td><td colspan="2">三稜針으로 點刺出血</td><td></td><td>瀉法</td><td></td></tr>
<tr><td>風池</td><td colspan="2">鼻尖을 향하여 0.5～0.8寸</td><td>捻轉, 提插</td><td>瀉法</td><td>20분</td></tr>
<tr><td>合谷</td><td colspan="2">直刺0.5～1.0寸</td><td>捻轉, 提插</td><td>瀉法</td><td>20분</td></tr>
<tr><td>風府</td><td colspan="2">直刺0.5～0.8寸</td><td>捻轉</td><td>瀉法</td><td>20분</td></tr>
<tr><td>頰車</td><td colspan="2">直刺0.3～0.5寸</td><td>捻轉, 提插</td><td>瀉法</td><td>20분</td></tr>
<tr><td>顖會</td><td>橫刺0.3～0.5寸</td><td rowspan="4">이것은 매번 1～2穴을 선택한다.</td><td>捻轉</td><td>補法</td><td>20분</td></tr>
<tr><td>前頂</td><td>橫刺0.3～0.5寸</td><td>捻轉</td><td>補法</td><td>20분</td></tr>
<tr><td>百會</td><td>橫刺0.3～0.5寸</td><td>捻轉</td><td>補法</td><td>20분</td></tr>
<tr><td>後頂</td><td>橫刺0.3～0.5寸</td><td>捻轉</td><td>補法</td><td>20분</td></tr>
</table>

임상가감응용 : ① 인후부의 격통(激痛)에는 천용(天容)·천돌을 가한다.
② 발열에는 천주·곡지·외간(外間)을 가한다.
③ 해수에는 폐수·천돌·태연을 가한다.

비연방(鼻淵方)
출전 :『신구경론(神灸經論)』
조성 : 상성, 곡차, 풍문, 합곡
효용 : 청열선폐개규
주치 : 비연 ; 비색(鼻塞), 다량의 황색점조(黃色粘稠)한 콧물, 두통, 발열오한, 황색담, 설태황, 맥삭
처방 해설 : 본방은 풍열 혹은 풍한이 폐장에 침입한 뒤 울체되어 열을 발생시켜서 생기는 비연에 사용한다. 처방 중의 상성은 독맥의 혈인데 소산풍열, 선폐개규의 작용이 있다. 풍문과 곡차는 족태양방광경의 혈인데 풍열에 의한 표증에 흔히 사용되는 경혈이다. 합곡은 수양명대장경의 혈이며 폐열을 선산시키고 콧구멍을 소통시키는 작용이 있다. 이상의 혈들을 배합하면 청열선폐리규의 효과를 볼 수 있다.
조작 : 표27

표27. 비연방의 조작

穴名	鍼灸法	手技	補瀉	留鍼
上星	橫刺0.3~0.5寸	捻轉	瀉法	20분
風門	斜刺0.5~0.7寸	捻轉, 提插	瀉法	20분
曲差	橫刺0.3~0.5寸	捻轉	瀉法	20분
合谷	直刺0.5~1.0寸	捻轉, 提插	瀉法	20분

임상가감응용 : ① 미릉골통(眉稜骨痛)에는 찬죽(攢竹)을 가한다.
② 두통이 심하면 백회를 가한다.
③ 후각실조(嗅覺失調)에는 천주를 가한다.
④ 발열에는 대추·곡지를 가한다.

비뉵방(鼻衄方)

출전 : 『침구대성(鍼灸大成)』

조성 : 합곡, 상성, 백로, 풍부

효용 : 청열지혈(淸熱止血)

주치 : 비혈 ; 비출혈, 호흡기조(呼吸氣粗), 발열, 구갈, 혹은 변비, 설홍, 설태황, 맥삭

처방 해설 : 폐는 코에 개규한다. 폐에 있는 화열의 사기가 비규로 올라오므로 혈열망행(血熱妄行)이 되어 비혈을 유발한다. 따라서 청열지혈의 방법으로 치료해야 한다. 처방 중의 백로(白露)와 독맥(督脈)의 혈인 상성은 청열사화(淸熱瀉火), 양혈지혈(凉血止血)의 작용이 있다. 합곡은 수양명대장경의 혈이며 폐와 대장이 표리관계에 있기 때문에 합곡을 사함으로써 폐열을 치고 동시에 비혈을 멈추게 하는 작용도 있다. 풍부는 족태양방광경·독맥·양유맥의 교회혈인데 청열지혈의 작용이 있다.

조작 : 표28

표28. 비뉵방의 조작

穴名	鍼灸法	手技	補瀉	留鍼
合谷	直刺0.5~1.0寸	捻轉, 提插	瀉法	20분
百勞	위를 향하여 斜刺0.5~1.0寸	捻轉	瀉法	20분
上星	橫刺0.3~0.5寸	捻轉	瀉法	20분
風府	直刺0.5~0.8寸	捻轉	補法	20분

임상가감응용 : ① 고열이 있을 때는 곡지를 가한다.

② 담을 토하기 어려울 때는 폐수를 가한다.

③ 변비에는 천추·풍륭을 가한다.

④ 위열을 겸하는 경우에는 내정을 가한다.

풍진방(風疹方)

출전 : 『침구집성(鍼灸集成)』

조성 : 곡지, 곡택, 합곡, 열결, 폐수, 어제, 신문, 내관

효용 : 소풍청열, 화영투진(和營透疹)

주치 : 풍진 ; 피부가 부어오른다. 작은 점상의 발진으로 적색 혹은 백색을 띤다. 가려움은 하루종일 몇 번이고 계속 반복된다. 대부분은 발열, 오풍, 인후불리를 동반한다. 설태박백, 맥부삭

처방 해설 : 본방은 풍열습표(風熱襲表), 영위실조(營衛失調)에 의한 풍진에 쓰인다. 처방 중의 폐수는 폐의 배수혈인데 선폐, 해표, 투진의 작용이 있다. 열결과 어제는 수태음폐경의 수혈인데 폐수와 배합하면 선폐선혈, 해표투진을 강화하는 효과가 있다. 곡지와 합곡은 수양명대장경의 수혈인데 청열해독의 작용이 있다. 곡택과 내관은 수궐음심포경의 혈인데 청열양혈해독(淸熱凉血解毒)의 작용이 있다. 수소음심경의 신문도 또한 청열양혈의 작용이 있다. 이상의 혈들은 선폐해표와 청열양혈을 목적으로 상호 배합하여 효과를 높이고 있다.

조작 : 표29

표29. 풍진방의 조작

穴名	鍼灸法	手技	補瀉	留鍼
肺兪	斜刺0.5~0.7寸	捻轉	補法	20분
曲池	直刺0.5寸 혹은 三稜針으로 點刺出血	捻轉, 提插	補法	20분
列缺	直刺0.5~1.0寸	捻轉, 提插	補法	20분
魚際	直刺0.5~0.8寸	捻轉, 提插	補法	20분
合谷	直刺0.5~0.8寸	捻轉, 提插	補法	20분
曲澤	直刺0.5~0.8寸	捻轉, 提插	補法	20분
內關	直刺0.5寸 혹은 三稜針으로 點刺出血	捻轉, 提插	補法	20분
神門	直刺0.3~0.5寸	捻轉, 提插	補法	20분

임상가감응용 : ① 고열을 동반할 때는 대추를 가한다.

② 소양(瘙痒)이 심하면 풍지·격수를 가한다.

③ 인두통(咽頭痛)을 겸할 때는 소상을 가한다.

구수방(久嗽方)

출전 : 『침구대성(鍼灸大成)』

조성 : 폐수, 족삼리, 전중, 유근, 풍문, 결분

효용 : 보익폐기(補益肺氣), 지해화담

주치 : 해수 ; 장기간에 걸친 해수, 기침소리 저약, 소량의 백색담, 기천(氣喘), 자한(自汗), 음성무력, 식욕부진, 평소 풍사에 쉽게 걸린다, 설질담, 맥허약

처방 해설 : 본방은 폐기허약에 의한 해수를 치료하는 처방이다. 본증(證)은 만성의 해수나 다른 장부의 만성병으로 폐기를 손상함으로써 생기는 것이다. 그러므로 보익폐기, 지해화담을 목적으로 치료한다. 처방 중의 폐수는 폐의 배수혈인데 폐기를 보하는 중요한 혈이다. 족삼리·유근·결분은 모두 족양명위경의 수혈인데 비위를 튼튼히 하는 중요한 혈인 동시에 비위(토)는 폐(금)의 모(母)에 해당되는데, 허하면 모를 보하는 법칙에 따라 이러한 혈들을 보하여 폐기를 보익할 수 있다. 유근은 선폐이기 지해평천의 작용이 있고 해수·천식에 쓰이는 혈이다. 족삼리는 습을 제거하고 화담을 촉진시킨다. 또 전중은 임맥의 수혈인데 기해혈이기도 하므로 종기(宗氣)를 보하고 관흉시켜서 해수를 그치게 하는 작용이 있다. 풍문은 족태양방광경의 수혈인데 기표(肌表)를 보호하고 외사를 방어하는 작용이 있다.

조작 : 표30

표30. 구수방의 조작

穴名	鍼灸法	手技	補瀉	留鍼
肺兪	斜刺0.5~0.7寸	捻轉	補法	30분
足三里	直刺0.5~1.2寸	捻轉, 提插	補法	30분
膻中	橫刺0.3~0.5寸	捻轉	平補平瀉	30분
乳根	斜刺0.3~0.5寸	捻轉	補法	30분
缺盆	直刺0.3~0.5寸	捻轉	補法	30분
風門	斜刺0.5~0.7寸	捻轉	補法	30분

임상가감응용 : ① 담이 묽고 많으면 비수·태백·풍륭을 가한다.

② 기허가 현저하면 기해·관원·고황을 가한다.
③ 외감병을 겸하는 경우는 풍지·열결·태연·외관을 가한다.

정천방(定喘方)

출전 : 『신구경론(神灸經論)』

조성 : 천돌, 선기, 화개, 전중, 유근, 기문, 기해

효용 : 조창기기(調暢氣機), 강기평천(降氣平喘)

주치 : 천식 ; 호흡곤란, 심하면 비익호흡(鼻翼呼吸)·기좌호흡(起坐呼吸) 등, 흉민, 해수, 객담 혹은 오한발열을 동반한다, 설질홍, 설태황, 맥활삭

처방 해설 : 본방은 폐실선강(肺失宣降)에 의한 천식에 쓰인다. 처방 중의 전중은 일명 상기해라 말하고 배꼽 아래의 기해와 함께 임맥의 혈인데 두 혈을 조합하여 기기를 조창하고 폐의 선강 기능을 회복시키는 작용이 있다. 선기와 화개도 또한 임맥의 혈인데 이들은 강기평천의 작용이 있다. 천돌은 후두에 가깝고 국부의 경기를 조절해서 기도를 소통시키는 작용이 있다. 유근은 족양명위경의 혈이고 기문은 족궐음간경의 혈인데 위는 내리는 것을 주관하고 간은 오르는 것을 주관하므로 횡경막 근처의 유근과 기문은 배합하여 장부기기의 승강(昇降)을 조절하고 폐기의 선강 기능을 회복시키려 하고 있다. 본 처방을 종합해 보면 기기를 조절하는 경혈의 조합을 중심으로 평천을 꾀한다.

조작 : 표31

임상가감응용 : ① 오한발열을 겸하는 경우는 폐수·열결·합곡·풍지를 가한다.
② 황색점조(黃色粘稠)한 담이 많으면 풍륭·어제·소상·합곡을 가한다.
③ 양협창통(兩脇脹痛)을 겸하는 경우는 태충·간수를 가한다.

표31. 정천방의 조작

穴名	鍼灸法	手技	補瀉	留鍼
天突	흉골 후하방을 향해 斜刺0.5~1.0寸	捻轉	瀉法	20분
璇璣	橫刺0.3~0.5寸	捻轉	瀉法	20분
華蓋	橫刺0.3~0.5寸	捻轉	瀉法	20분
膻中	橫刺0.3~0.5寸	捻轉	瀉法	20분
乳根	斜刺0.3~0.5寸	捻轉	平補平瀉	20분
箕門	斜刺0.3~0.5寸	捻轉	平補平瀉	20분
氣海	斜刺0.8~1.2寸	捻轉, 提插	補法	20분

화담지효방(化痰止哮方)

출전 : 『침구대성(鍼灸大成)』

조성 : 유부, 천돌, 전중, 폐수, 족삼리, 중완

효용 : 선강폐기(宣降肺氣), 화담지해

주치 : 천명(喘鳴) ; 호흡곤란에 천명을 동반한다. 심하면 기좌호흡 등이 있다. 설태니, 맥현활

처방 해설 : 본방은 천명의 발작기에 적용한다. 처방 중의 전중은 임맥의 혈인데 기회(氣會)이고 강기평천의 작용이 있다. 천돌은 인후의 국부의 경기를 소통시키고 기도를 개통시킬 수 있다. 두 혈을 배합하면 평천의 효과가 증강된다. 폐수는 선폐평천의 중요혈이고 유부는 납기평천(納氣平喘)의 주요혈이다. 또 족삼리와 중완은 모두 족양명위경의 혈인데 비위를 튼튼히 하고 화담시키는 작용이 있다. 이상의 혈들에 의해 본 처방은 담탁을 없애고 폐색된 기도를 뚫고 폐기를 소통시켜서 진해평천(鎭咳平喘)을 꾀하고 있다.

조작 : 표32

임상가감응용 : 완해기(緩解期)에는 고황·기해·관원·유근·족삼리·중완을 사용한다.

표32. 화담지효방의 조작

穴名	鍼灸法	手技	補瀉	留鍼
兪府	斜刺0.5～0.7寸	捻轉	平補平瀉	30분
天突	흉골 후하방을 향해 斜刺0.5～1.0寸	捻轉	瀉法	20분
膻中	直刺0.8～1.2寸	捻轉	瀉法	20분
肺兪	直刺0.5～1.0寸	捻轉	平補平瀉	30분
足三里	直刺0.8～1.2寸	捻轉	平補平瀉	30분
中脘	直刺0.5～1.0寸	捻轉, 提插	平補平瀉	30분

허천방(虛喘方)

조성 : 폐수, 전중, 대추, 풍문

효용 : 부정고본(扶正固本), 양폐평천(養肺平喘)

주치 : 천식 ; 천식, 해수, 호흡곤란, 기좌호흡, 밤에 악화, 외한(畏寒), 구후건조(口喉乾燥), 선열음(善熱飮), 전신권태, 설질담, 맥세약

처방 해설 : 본방은 만성의 해천과 다른 장부의 만성병으로 폐기를 손상시킴으로써 일어나는 천식에 적용한다. 처방 중의 폐수는 폐기를 보익하는 작용이 있다. 전중은 기해혈이므로 상초의 기기를 통창(通暢)시키고 폐기를 보익하며 관흉이기와 함께 강기평천하는 작용이 있다. 독맥은 전신의 양경을 모두 감독하므로 양맥지해(陽脈之海)라고 말하고 전신의 양기의 작용을 총괄하고 있다. 대추는 독맥의 혈인데 익양고표(益陽固表)의 작용을 하고 있다. 풍문은 족태양방광경의 혈인데 족태양방광경은 전신의 표부를 담당하므로 이 혈은 폐기를 소통시키는 데 효과적이다. 이상의 혈들을 통합함으로써 양폐고표평천(陽肺固表平喘)의 효과를 기대할 수 있다.

조작 : 표33

임상가감응용 : ① 담이 많으면 중완·풍륭을 가한다.

② 요통, 이명을 겸하는 경우는 고황·신수·기해를 가한다.

표33. 허천방의 조작

穴名	鍼灸法
大杼	艾柱灸3~7壯
膻中	艾柱灸3~7壯
大椎	艾柱灸3~7壯
風門	艾柱灸3~7壯

청상초열방(淸上焦熱方)

출전 :『소문(素問)·수열혈론(水熱穴論)』

조성 : 대저, 응수, 결분, 배수

효용 : 청열사화(淸熱瀉火), 제번평천(除煩平喘)

주치 : 열옹상초(熱壅上焦) ; 발열, 해수, 심번, 구갈, 천식, 기천(氣喘), 설질홍, 설태황, 맥삭

처방 해설 : 본방은 상초열성(上焦熱盛)에 의한 각종 변증을 치료하는 처방이다. 처방 중의 응수는 수태음폐경의 모혈인 중부인데 수태음경의 경기가 흉복부에 모이는 수혈이다. 폐장과 흉복부의 질환에 흔히 쓰인다. 결분은 족양명위경의 혈인데 위경의 경기를 조절하고 상초의 열사를 제거할 수 있다. 배수 즉 풍문혈 및 대저는 족태양방광경의 수혈인데 두 혈을 배합해서 방광경의 경기를 소통시키고 상초의 사열을 소산청열시킬 수 있다. 이상 네 혈의 선택은 배부에 있는 혈위와 흉부에 있는 모혈과의 배합인 전후배혈법(前後配穴法)에 속한다. 좌우 여덟 혈에 의해 흉중에 사열을 치고 제번평천을 꾀한다.

조작 : 표34

임상가감응용 : ① 발열이 심하면 대추를 가한다.

② 해수가 심하면 폐수·천돌을 가한다.

③ 심번이 심하면 궐음수·내관·신문을 가한다.

표34. 청상초열방의 조작

穴名	鍼灸法	手技	補瀉	留鍼
大杼	斜刺0.5~0.8寸	捻轉, 提插	瀉法	20분
風門	斜刺0.5~0.8寸	捻轉, 提插	瀉法	20분
中府	斜刺0.5~0.8寸	捻轉, 提插	瀉法	20분
缺盆	直刺0.3~0.5寸	捻轉	瀉法	20분

굉성방(宏聲方)

출전 : 『신구경론(神灸經論)』

조성 : 천돌, 기문(期門), 간사

효용 : 청간화(淸肝火), 이폐기(利肺氣)

주치 : 실음(失音) ; 갑자기 사성 혹은 무성, 번조, 현기증, 이명, 흉협고만(胸脇苦滿), 설질홍, 맥현삭

처방 해설 : 본방은 간화범폐(肝火犯肺)에 의한 실음에 쓰인다. 폐는 기를 담당하고 인후에 연결되어 음성과 밀접한 관계가 있다. 이 병증은 간기울결, 간경의 열사온결(熱邪蘊結)이 화로 바뀌어 상역하여 폐를 범하고 폐의 숙강기능이 실조됨으로 인하여 발생한다. 그러므로 본방으로 간화를 치고 폐기를 이롭게 한다. 처방 중의 기문은 간의 모혈인데 소간사화(疏肝瀉火)의 작용이 있다. 간사는 수궐음심포경의 수혈인데 기문과 배합하여 간화를 치고 관흉시켜 폐기를 이롭게 한다. 천돌은 임맥의 수혈인데 후두에 가까운 국소취혈이고 인후부의 경기를 소통시킨다. 세 가지 혈을 배합함으로써 간화를 치고 폐기를 이롭게 하고 음성을 크게 하는 효과를 발휘한다.

조작 : 표35

임상가감응용 : 간화왕성에는 태충·통리를 가한다.

표35. 굉성방의 조작

穴名	鍼灸法	手技	補瀉	留鍼
箕門	斜刺0.3~0.5寸	捻轉	瀉法	20분
間使	直刺0.5~0.7寸	捻轉, 提插	瀉法	20분
天突	흉골 후하방을 향해 斜刺1.0~0.5寸	捻轉	平補平瀉	20분

양허자한방(陽虛自汗方)

출전 : 『신구경론(神灸經論)』

조성 : 고황, 대추, 복류

효용 : 온양(溫陽), 고표(固表), 지한(止汗)

주치 : 자한 ; 활동시에 악화, 외한, 사지궐냉(四肢厥冷), 식욕부진, 복창(腹脹), 희열음(喜熱音), 니상변, 안면담백(顔面淡白), 설담, 맥허약

처방 해설 : 본증은 폐신양허(肺腎陽虛)로 고표할 수 없게 되고 음액(陰液)이 외설(外泄)하여 발생한다. 그러므로 온양, 고표, 지한의 방법으로 치료해야 한다. 처방 중의 대추는 독맥과 수족삼양경의 교회혈인데 모든 양경의 경기를 소통시키고 양기를 돕고 지한하는 작용이 있다. 복류는 신경의 수혈인데 전신의 양기를 보하는 작용이 있다. 고황은 족태양방광경의 혈로 각종 허증을 치료하고 음양의 균형을 조절하는데 여기서는 그러한 효과와 아울러 대추와 배합하여 익기, 고표, 지한의 작용을 강화시킨다.

조작 : 표36

표36. 양허자한방의 조작

穴名	鍼灸法	手技	補瀉	留鍼
大椎	위쪽을 향하여 斜刺0.5~1.0寸	捻轉	補法	30분
復溜	直刺0.5~0.7寸	捻轉	補法	30분
膏肓	斜刺0.3~0.5寸	捻轉	補法	30분

임상가감응용 : ① 외한이 심하면 기해·관원을 가한다.

② 식욕부진을 겸하는 경우는 족삼리·중완을 가한다.

③ 니상변을 겸하는 경우는 풍륭·천추를 가한다.

기허자한방(氣虛自汗方)

조성 : 기해, 폐수, 중완, 족삼리, 관원

효용 : 익기, 고표, 지한

주치 : 자한 ; 기천, 전신권태, 안면위황(顔面萎黄), 설질담, 맥침세

처방 해설 : 본증은 폐기부족으로 고표하지 못하게 되고 음액이 외설되어 일어나는 것이다. 그러므로 익기, 고표, 지한의 방법으로 치료해야 한다. 처방 중의 폐수는 폐기를 보하는 중요혈이다. 중완과 족삼리는 비위를 튼튼히 하여 후천의 기를 보하는 동시에 허하면 그 모를 보하는 원칙에 따라 폐기를 보하고 지한을 꾀한다. 기해와 관원은 선천의 원기(元氣)를 보하고 또 폐기를 기를 수 있다.

조작 : 표37

표37. 기허자한방의 조작

穴名	鍼灸法	手技	補瀉	留鍼
肺兪	斜刺0.5~0.7寸	捻轉	補法	20분
氣海	直刺0.8~1.2寸	捻轉	補法	20분
中脘	直刺1.0~1.2寸	捻轉	補法	15분
足三里	直刺0.5~1.2寸	捻轉, 提插	補法	15분
關元	斜刺0.8~1.2寸	捻轉	補法	15분

임상가감응용 : 오한 비색을 겸하는 경우는 풍지를 가한다.

기허변비방(氣虛便秘方)

조성 : 폐수, 비수, 기해, 복결, 천추, 족삼리

효용 : 익기, 윤장(潤腸), 통변

주치 : 변비 ; 건조변에 의한 배출곤란, 배변 횟수 감소, 피로권태, 설질담, 설태황백, 맥허약

처방 해설 : 폐와 대장은 표리관계를 가지고 있고 폐기가 부족하면

숙강기능을 상실하게 되어 진액이 대장에 이르지 못하기 때문에 변비를 초래하게 된다. 그러므로 익기, 윤장, 통변의 방법으로 치료한다. 처방 중의 폐수는 폐기를 보익한다. 기해는 원기를 보한다. 비수, 복결, 천추, 족삼리는 기혈생화의 근원인 비위를 튼튼히 하고 익기하고 진액을 만들어 낸다. 동시에 비위의 승강을 조절하고 강기통변(降氣通便)의 효과를 나타낸다.

조작 : 표38

표38. 기허변비방의 조작

穴名	鍼灸法	手技	補瀉	留鍼
肺兪	斜刺0.5~0.7寸	捻轉	補法	20분
脾兪	斜刺0.5~0.7寸	捻轉	補法	20분
氣海	直刺0.8~1.2寸	捻轉	補法	20분
腹結	直刺0.5~1.0寸	捻轉, 提插	補法	15분
天樞	直刺0.8~1.2寸	捻轉, 提插	補法	15분
足三里	直刺0.5~1.0寸	捻轉, 提插	補法	15분

임상가감응용 : ① 탈항(脫肛)을 겸하는 경우에는 백회, 장강(長强)을 가한다.

폐계통요람(肺系統要覽)

폐장은 화개라고도 부르는데 대단히 섬세한 장기이고 외사에 침습을 받기 쉬울 뿐 아니라 안에서 생기는 사와 담 등에 의해 혹은 다른 장부의 병변으로부터 폐가 침습받는 경우도 많다. 그 밖에 기기음양실조(氣機陰陽失調)와 진액의 수포장애(輸布障碍) 등의 폐 자체의 병증도 고려해야 한다. 외감병이나 내상병이나 폐의 병리 증후는 선발과 숙강의 실조이고 그에 따른 기와 진액 운행의 이상이 주요 증상이다.

그러므로 폐계통 병증의 환자치료와 지도는 "침습받기 쉽다"고 하는 폐의 특징을 언제나 염두에 두고 변증시치(辨證施治)할 필요가 있다. 또 그 다음에는 어떻게 "침습받기 어려운" 체질을 만들고 유지하는가가 중요하다.

예를 들면 외감병에 있어서는 주로 '산풍거사(散風去邪)'의 치료법으로 밖을 다스려서 병사를 제거하는 것, 병사를 표부터 이로 진행시키지 않는 것, 그 다음에 위기(衛氣)를 길러 방위력을 높이는 것 등에 주의한다. 각각의 육음(六淫)의 사기를 자세히 살피고 나서 그것들을 위한 경혈과 수기(手技)가 선택되는 것이다. 위기를 기르기 위해서는 종기·영기·신기와 관계가 깊은 폐·비·신의 익기를 목표로 치료의 경혈을 가미하는 것이다.

또 "오직 폐만 있지 않다"고 하는 폐의 증상에 대한 주의가 언제나 필요하다. 병위(病位)가 폐에 있어도 그밖의 장기로부터 병증이 파급되기 때문이다. 폐계통 병증의 처방에 있어서는 폐경 그 자체의 경혈 사용이 다른 장의 계통 병증과 비교해서 적은 것은 이러한 이유 때문이기도 하다. 예를 들면 '공성방'이 그 예인데 폐경에 속해 있는 경혈은 사용되지 않는다.

역자 이봉효 / 교정 이은경

원 저 : 동양의학 1993년 제2호~제9호
臨床鍼灸處方

십이경맥기혈유주와 오수혈의 향심성 순행 방향이 서로 어긋나는 것에 대한 연구

北京中醫藥大學鍼推系 李瑞·唐玉秀

경락 수혈이론 중 십이정경은 경락계통의 주요 간선인데, 『영추·맥도』에서 이르길, "경맥은 안이 되는데, 갈라지고 옆으로 행하는 것을 낙맥이라 하고 낙맥의 나누어진 것을 손락이라 한다"1)라 하였다. 십이정경의 순행 순서는 『영추·역순비수』의 "수의 삼음은 장에서 나와 손으로 가고 수의 삼양은 손에서 나와 머리로 가고 족의 삼음은 머리에서 발로 가고 족의 삼양은 발에서 배로 간다"2)는 것과 같다. 수족경맥은 표리되는 경과 동명의 경의 순서에 의해 순서대로 서로 전하여져서 기혈 운행의 "음양이 서로 관통하는 것이 마치 고리와 같아 끝이 없다"3)는 순환경로를 구성한다. 오수혈은 십이경의 사지 주슬관절 이하의 중요 부위에 분포하는데, 먼저 『영추·구침십이원』에 "오장의 오수는 오오이십오수이고 육부의 육수는 육육삼십육수이다. …… 나오는 것은 정혈이 되고 머무르는 것은 형혈이 되고 흐르는 것은 수혈이 되고 행하는 것은 경혈이 되고 들어가는 것은 합혈이 되는데, 이십칠기의 행하는 바가 모두 오수혈에 있다"4)에 보인다. 그 수혈은 사지말단으로부터 주슬로 이르는 향심성 순행이다. 십이경의 기혈유주 중에서 수삼양

1) 經脈爲裏, 支而橫者爲絡, 絡之別者爲孫.
2) 手之三陰從臟走手, 手之三陽從手走頭, 足之三陽從頭走足, 足之三陰從足走腹.
3) 陰陽相貫, 如環無端.
4) 五臟五腧, 五五二十五腧, 六腑六腧, 六六三十六腧. …… 所出爲井, 所溜爲榮, 所注爲輸, 所行爲經, 所入爲合, 二十七氣所行, 皆在五輸也.

과 족삼음경의 순행방향은 향심성인데, 오수혈의 유주방향과 일치한다. 그러나 수삼음과 족삼양경의 순행은 이심성(離心性)(원심성)이다. 양자간의 주행방향은 상반되는데, 여기서 십이경의 순행과 오수혈의 유주 양자간의 운행 방향의 불일치함이 드러난다. 이 글은 영기·위기의 생성과 운행으로부터 경기의 생성과 운행 방향에 이르기까지 두 가지 이론 체계가 병존했던 현상에 대해 탐구하려 한다.

『난경·팔난』에 이르길 "기는 인체의 근본이다"[5]라 하였다. 기는 인체 생명활동을 유지하는 가장 기본이 되는 물질로, 이것은 오장육부와 사지백해를 감싸고 관통하여 없는 곳이 없으며, 존재치 않는 곳이 없고 쉬지 않고 운동한다. 인체의 기를 살펴보면 원기·종기·영기·위기에서 장부의 기, 경락의 기, 수곡의 기(청탁의 二氣를 구별하여) 등이 있는데, 종류가 번다하며, 각각은 그 독특한 생리 기능을 가지고 있다. 그 중 특히 영기·위기·경기는 생리기능과 병리 표현에 있어 진단과 치료 과정에 중요 작용을 한다. 십이경의 순환과 오수혈 유주 이론에 대해 탐구를 하는데, 먼저 십이경 기혈 유주 중의 기혈과 그 수혈 중 경기 운행의 성질과 내포하는 의미에 대해 분석해야 한다.

1. 영기의 생성과 운행

'영(營)'은 '영(榮)'과 통하는데, 그것은 영양 작용이 있음을 말한 것이다. 그것은 중초 비위에서 화생(化生)된 것인데, 수곡 정기 중의 정(精)이다. 그러므로 영기는 또 영기·영혈이라 지칭된다. 『영추·영위생회』에서 말하길, "인체는 곡식에서 기를 받는데 곡식은 위에 들어가서 폐에 전해져서 오장육부가 모두 기를 받게 되며, 기의 정미한 것은 영(營)이 되고, 탁한 것은 위(衛)가 된다"[6]라고 했다. 동시에 또 이르길 "영기는 중초에서 나오고, …… 중초(기) 또한 위구를 아울러 나오며 상초로 나온 후에 이것은 기를 받아서 조박을 비별(泌別)하고 진액을 증등하여

5) 氣者人之根本也.
6) 人受氣于穀, 穀入于胃, 而傳于肺, 五臟六腑, 皆以受氣, 氣精者爲營, 濁者爲衛.

정미물질을 화생하여서 위쪽에 폐맥으로 보낸다. 이것이 화생되어 혈이 되고 이로써 몸을 유양하니 이보다 귀한 것은 없다. 고로 단독으로 경맥 속을 운행하는 것을 영기라 한다"[7]했다. 『소문·경맥별론』 중에 또 이르길, "음식이 위에 들어가면 정기가 흘러 넘치게 되어 위로 폐에 운반되는데 비기가 정을 흩어서 위로 폐에 들어가며, (폐의) 통조수도에 의해 아래로 방광에 전하여져 수진이 두루 퍼져서 오경이 모두 행하게 된다"[8]고 했는데, 이것은 영기의 생성이 중초 비위의 부숙운화 기능에 힘입으며, 비위의 수곡에 대한 부마(腐磨) 전수(轉輸)를 통해, 위로는 폐에 전해지며, 다시 폐의 숙강과 폐조백맥의 작용에 의해 12경맥에 퍼짐을 설명한 것이다. 그러므로 『소문·비론』에 그 기능을 서술하여 "영이라는 것은 수곡정기이다. 오장에 조화되고 육부에 흩어져서 이에 능히 맥에 쓰여진다. 고로 맥의 상하를 따르고 오장을 꿰뚫고 육부에 낙한다"[9]라 하였다. 영기는 수곡의 정미가 되고 혈맥 중에 분포되며, 혈액의 부분이 되니 곧 경맥 중에서 운행되어 맥의 상하를 따라 온몸을 경영하며 돌아다닌다. 『영추·영기』에서 이르길 "영기가 생성되는 도는 수곡이 들어오는 것이 중요하며, 수곡이 위에 들어오면 이에 맥에 전하여 중초를 넘치게 하고 외부로는 퍼트리며 정한 것이 전해진 것은 경수를 행하여 항상 영양하여 그치지 않고, 끝나면 다시 시작한다"[10]라 했다. 그 순행 경로는 『영추·영기』 중에 기재되어 있는데, "고로 기가 태음을 따라 나와서 양명에 흘러가서 위로 얼굴에 이르고 족양명에 흘러간다. 아래로 발등에 이르러 엄지발가락 사이에 흘러가서 태음과 합하고 위로 올라가서 비(脾)에 이르고 비(脾)를 따라서 심중으로 흘러가고 수소음을 따라 겨드랑이 아래의 팔로 나와서 새끼

---

7) 營出于中焦, …… 中焦亦幷胃口, 出上焦之後, 此所受氣者, 泌糟粕, 蒸津液, 化其精微, 上走于肺脈, 乃化而爲血, 以奉生身, 莫貴于此, 故獨行于經脈, 命曰營氣.

8) 飮入于胃, 游溢精氣, 上輸于脾, 脾氣散精, 上歸于肺, 通調水道, 下輸膀胱, 水津四布, 五經幷行.

9) 營者, 水穀之精氣也, 和調于五臟, 洒陳于六腑, 乃能用于脈也, 故順脈上下, 貫五臟, 絡六腑也.

10) 營氣之道, 內穀爲寶, 穀入于胃, 氣傳之脈, 流溢于中, 布散于外, 精專者行于經髓, 常營無已, 終而復始.

손가락 끝으로 흘러 수태양과 합한다. 상행하여 겨드랑이를 올라가 광대뼈 안쪽에서 나와서 목내자로 흘러가며 위로 머리꼭지로 올라갔다가 아래로 목으로 행하여 족태양과 합하고 척추를 돌아 아래로 꽁무니로 가고 (다시) 아래로 행하여 새끼발가락 끝으로 흘러가서 족심을 돌아 족소음에 흘러가서 상행하여 신에 흘러간다. 신을 따라 심에 흘러가서 밖으로 전중에 흩어지고 심포맥을 돌아 겨드랑이 아래의 팔로 나오고 두 근 사이에서 나와서 손바닥으로 들어가고 중지의 끝에서 나와서 무명지의 끝을 돌아 흘러가서 수소양에 합하여 상행하여 전중으로 흘러가서 삼초에 흩어진다. 삼초를 따라 담으로 흘러가서 옆구리로 나와 족소양으로 흘러간다. 하행하여 발등에 이르러 다시 발등을 따라 엄지발가락에 흘러가 족궐음과 합한다. 상행하여 간에 이르고 간을 따라 위로 폐에 흘러가고 위로 후롱을 돌아 코로 들어가 축문(畜門)에 들어간다. …… 이것이 영기의 순행함에 역순의 상규이다."[11] 그 순행은 『영추·경맥』 중의 십이경맥 순행 경로와 완전 일치되어 영기의 순행이 십이경의 유주 순서에 의해 운행 불식하며, 또 십이경맥의 기혈 순환 유주는 주로 영기의 운행이며, 수태음폐경에서 시작하여, 수양명대장경을 경과하여 족궐음간경락에 이르러 끝남을 설명한다. 다시 임·독맥을 경유하여 다시 수태음폐경에 합하여 일주하게 된다. 영기와 위기는 십이경맥의 순환 유주를 따라 낮에는 양에서 25번 행하고, 밤에는 음에 들어가 또한 25번 행하니, 영기는 맥중에 있고, 위기는 맥외에 있어 서로 나란히 행한다.

2. 위기의 생성과 순행

위기의 생성은 『영추·영위생성』에서 "위기는 상초에서 나오고, ……

---

11) 故氣從太陰出, 注于陽明, 上行至面, 注足陽明. 下行至跗上, 注大指間, 與太陰合, 上行抵髀. 從髀注心中, 循手少陰出腋下臂, 注小指之端, 合手太陽. 上行乘腋出䪼內, 注目內眥, 上巔下項, 合足太陽, 循脊下尻, 下行注小指之端, 循足心注足少陰, 上行注腎. 從腎注心, 外散于胸中, 循心主脈出腋下臂, 出兩筋之間, 入掌中, 出中指之端, 還注小指次指之端, 合手少陽. 上行注膻中, 散于三焦. 從三焦注膽出脇注足少陽. 下行之跗上, 復從跗注大指間, 合足厥陰. 上行至肝, 從肝上注肺, 上循喉嚨, 入頏顙之竅, 究于畜門. …… 此營氣之行, 逆順之常也.

상초(기)는 위상구에서 나온다"[12]라 한 것처럼 상초에서 나오는 것임을 언급한 것이 있다. 또 위기와 영기는 중초에서 같이 나오는 것으로, 위기는 위중의 수곡정미로부터 화생된 것으로 수곡의 한기(悍氣)임을 인식하였는데, 『영추·영위생회』에서 이르길 "사람은 수곡에서 기를 받는데, …… 그 청한 것은 영이 되고, 탁한 것은 위가 된다"[13]라 한 것과 같다. 『소문·비론』에서 또한 "위라는 것은 수곡의 한기(悍氣)이다"[14]라 했다. 위기의 운행은 비교적 복잡하지만 크게 세 가지로 귀납된다.

(1) 영기와 동행하여 영기는 맥중을 행하고, 위기는 맥외를 행한다

『영추·영위생회』에서 "영은 맥중에 있고 위는 맥외에 있어서 영은 쉬지 않고 주행하며 50회를 순행하고 다시 모여 음양이 서로 꿰어져 고리같이 끝이 없다. 위기는 음분에서 25회를 순행하고 양분에서 25회를 순행하여 주야를 나누는 고로 기가 양분에 이르러 시작하고 음에 이르러 끝난다"[15]라 했다. 『영추·위기행』에서는 "고로 위기가 순행함에 주야로로 전신을 50회 도는데 낮에는 양분에서 25회를 행하고, 밤에는 음분에서 25회를 행하여 오장을 순행한다"[16]라 했다. 『영추·사객』에서 "위기는 한기의 빠름을 보여, …… 낮에는 양분에서 행하고, 밤에는 음분에서 행하여 항상 족소음의 사이를 따라 오장육부를 행한다"[17]라 했다. 위 글에서는 위기의 순행규율, 즉 낮에는 족태양·수태양·족소양·수소양·족양명·수양명경에서 순행하고, 음분(눈)으로 들어가 다시 족태양에 이르러서 일주하게 되는데 낮에는 이십오번 주행함을 천술하였다. 밤에는 곧 수양명경으로부터 양교를 거쳐 오장에 이르는데, 신장에서부터 시작하여 심폐간비를 경유, 일주하여 한밤에 공히 25번을 주행한

---

12) 衛出于上焦, …… 上焦出于胃上口.

13) 人受氣于穀, …… 其淸者爲營, 濁者爲衛.

14) 衛者水穀之悍氣也.

15) 營在脈中, 衛在脈外, 營周不休, 五十而復大會, 陰陽相貫, 如環無端. 衛氣行于陰二十五度, 行于陽二十五度, 分爲晝夜, 故氣至陽而起, 至陰而止.

16) 故衛氣之行, 一日一夜五十周于身, 晝日行于陽二十五度, 夜行于陰二十五周, 周于五臟.

17) 衛氣者, 出其悍氣之慓疾, …… 晝行于陽, 夜行于陰, 常從足少陰之分間, 行于五臟六腑.

다. 동이 트면 또 음분으로부터 양교맥을 경유하여 족태양경에 이르는데, 이것이 하루 밤낮 몸에서 오십 번 행하는 것이다. 이로 인해 위기의 운행은 비록 영기(營氣)와 나란히 행한다 하였으나, 함께 순행하는 경로는 오히려 영기와 더불어 완전히 서로 같은 것은 아니다. 영기는 12경의 순서에 따라 유주를 진행하고, 음양경맥은 교체하여 행하니, 낮은 양이고 밤은 음이라 하여, 밤이 되면 오장에서만 운행하는 것은 아니다. 그러나 위기의 운행에 대한 이론은 밤낮과 장부 경락의 음양속성을 참조하였으니, 낮에는 육경의 양분에서 행하고 밤에는 오장의 음분으로 들어간다. 경맥 장부 음양이 분명하여 주야와 더불어 같은 성질을 띠니 절대로 뒤섞임이 없다. 이것이 영기와 위기의 순행이 같지 않은 것이다.

(2) 영기와 병행하여 맥의 가운데서 행하면 곧 영기이고 맥외에서 행하면 위기이다

『소문·거통론』에 이르길, "경맥의 흐름이 그치지 않고 계속해서 쉬지 않는데, 한기(寒氣)가 경맥에 들어오면 점점 늦어져 뭉쳐져서 행하지 않고, 맥외에 침입하면 혈이 작아지며, 맥중에 침입하면 기가 통하지 않는다"[18]라 했다. 기혈은 상호의존하여 행하므로 한기(寒氣)가 맥외에 침입하면 비록 먼저 기를 상하더라도 혈은 또한 그것으로 인해 적어지며, 맥중에 침입하면 비록 먼저 혈을 상하더라도 기는 또한 그것으로 인해 통하지 않게 된다. 고세식(高世栻)이 주(注)하여 이르길, "사람의 12경맥은 기혈이 출입하는 길이다. 흐름이 그치지 않고, 계속해서 쉬지 않는다. 만약 한기가 경맥에 들어오면 정기가 점점 늦어져 혈이 응삽하여 행하지 못한다. 기는 맥외를 행하고 혈은 또한 기를 따르는데 지금 한기가 맥외에 침입하면 혈이 적어진다. 혈은 맥중에서 행하고 기 또한 혈을 따르는데 지금 한기가 맥중에 침입하면 기가 통하지 못한다"[19]라 했다. 이는 병리상 영기·위기는 맥내 혹은 맥외에서

18) 經脈流行不止, 環周不休, 寒氣入經而稽遲, 泣而不行, 客于脈外則血小, 客于脈中則氣不通.
19) 人身十二經脈, 乃血氣出入之道, 流行不止, 環周不休. 若寒氣入經而正氣稽遲, 則血凝

나란히 행함을 반증한 것이다. 이외에 기와 혈간의 관계에 있어서 분석하면, 기는 혈의 장수가 되고 혈은 기의 어미가 되며, 혈은 기에 힘입어 움직이고 기는 혈에 힘이 실리게 되며, 기가 행하면 혈도 행하고 기가 응체되면 혈은 어체된다. 동시에 기는 또 혈을 통섭할 수 있다. 이로부터 기가 비록 맥외에서 행하나 역시 맥의 가운데에서도 존재한다는 원리가 증명된다. 만약 위기가 단지 맥외에 있으면 어떻게 혈액을 추동하여 운행할 수 있으며, 영기가 만약 맥내에서 홀로 존재한다면 어떻게 기를 싣고 운행하겠는가?

(3) 온몸을 흩어 행한다

『소문·비론』에 실려 있기를 "위라는 것은 수곡의 한기(悍氣)이다. 기가 빠르고 매끄러워 맥에 들어가지 못하는 고로 피부의 속, 분육의 사이에서 순행하고 황막을 데우고 흉복에 흩어진다"[20]라 하였다. 즉 이는 위기가 인체 전신 각부의 피부·기육·황막·흉막의 사이에서 포산됨으로써 "분육을 덥히고, 피부를 충실히 하며 주리를 비후하게 하여 개합을 맡는다"[21]는 생리 기능을 완성한다. 이것은 또 위기 운행 중의 중요 부분이다. 이로부터 위기는 영기와 더불어 서로 짝을 지어 행하니, 곧 "영기는 맥속을 행하고, 위기는 맥외를 행한다"[22]라는 부분이 있고, 영기는 동시에 십이정경의 기혈 유주 중의 주요 성분을 이루며, 또한 십이경의 기혈 유주의 실제에 있어서는 영기와 위기가 온몸에서 순환과 유주하게 됨을 볼 수 있게 된다. 위기의 순행하는 경로가 같지 않는 원인에 대해서는 『내경』이 한 사람 한 시대의 저작이 아니기 때문인데, 각 시대의 의가들은 부동한 각도에서 위기의 부동한 특성과 기능을 천술하였다.

澁而不行. 氣行脈外, 血亦隨之, 今寒客于脈外則血少. 血行脈中, 氣亦隨之, 今寒客于脈中則氣不通.

20) 衛者, 水穀之悍氣也, 其氣慓疾滑利, 不能入于脈也, 故循皮膚之中, 分肉之間, 熏于肓膜, 散于胸腹.

21) 溫分肉, 充皮膚, 肥腠理, 司開闔.

22) 營行脈中, 衛行脈外.

3. 경락지기(經絡之氣)의 생성, 순행 및 오수혈 이론과 함께 유래된 관계

(1) 경기의 내포(內包)와 순행

영·위 이기(二氣) 이외에도 온몸에서 유동 불식하는 것에는 경락의 기도 있는데, 경기라 간략히 칭한다. 『소문·이합진사』에서 이르길, “진기는 경기이다”[23]라 하였는데, 진기는 『영추·자절진사』에서 이르길, “진기는 하늘에서 받은 것이고, 곡기와 함께 신체를 충실히 하는 것이다”[24]라 하였다. 이는 경기가 선천의 원기와 후천의 곡기가 합하여 형성된 것으로 온몸을 충실히 영양하는 것이고, 선천의 원기는 장부의 원기와 그 기능이 외재의 신기(神氣)로 표현되는 것이며, 그것은 수곡정미와 합한 기, 즉 경기임을 말한 것이다. 수곡의 청탁 이기(二氣)와 함께 또한 영·위기가 완전히 서로 같은 것은 아니다. 경기는 곧 인체의 정기(正氣)인데, 몸을 굳게 지키고 외사에 대항함을 주요 기능으로 삼는다. 경기는 경맥의 안에서 행하는데, 소속 장부 신기(神氣)의 외재 기능이 표현된 것이다. 그러므로 장부로써 경맥을 명명하는데, 수태음폐경 등이 그러하다. 동시에 장부신기는 경락의 유주를 통과하고 체표의 부위에 밖으로 응하니 곧 수혈을 이루어, 장은암(張隱庵)은 “혈은 기가 모이는 곳이다”[25]라 말하였다. 『영추·구침십이원』에서 이르길, “관절의 접합은 365곳에서 만나는데, …… 관절이란 것은 신기가 흐르고 출입하는 곳으로 피·육·근·골이 아니다”[26]라 하여 수혈이 장부 신기가 유행 출입하는 장소임을 강조하여 설명하였다. 오수혈 안의 기혈 유주는 장부의 원기와 수곡지기에 근본한다. 그러나 십이경맥의 기혈이 순환 유주하는 것은 곧 온몸을 돌아 흐르는 영기와 위기이다. 양자가 내포하는 것은 다르고, 임상지도 의의 또한 같지 않지만, 오수혈은

---

23) 眞氣者, 經氣也.
24) 眞氣者, 所受于天, 與穀氣幷而充身者也.
25) 穴乃氣之所注.
26) 節之交, 三百六十五會, …… 所言節者, 神氣之所流行出入也, 非皮肉筋骨也.

이러한 이론의 지도하에서는 장부 본체의 병증 진료에 광범하게 응용된다.

(2) 『내경』에 있어서 이 두 이론 체계의 병존

『영추·구침십이원』에 이르길, "오장에는 다섯 수혈이 있으므로 5에 5를 곱하여 25개의 수혈이 있고, 육부에는 여섯 수혈이 있으므로 6에 6을 곱하여 36개의 수혈이 있다. 12경맥, 15락맥이 있어서 모두 27경락의 기가 상하를 순행하는데, (기가) 나오는 곳은 정이라 하고, 얕게 흐르는 곳을 형이라 하며, 깊게 흐르는 곳을 수라 하고, 힘차게 운행되는 곳을 경이라 하며, 본장으로 들어가는 곳을 합이라 하여 27경락의 기가 운행하는 곳에 모두 다섯 수혈이 있다"[27]라 하였다. 『영추·본수』에는 "자침하는 방법은 반드시 12경락의 처음과 끝, 낙맥의 갈라지는 부위, 오수혈이 흘러가는 부위, 육부의 표리상합, 사시의 출입하는 관계, 오장의 기가 흘러가는 곳을 통하여 …… 폐의 기는 소상에서 시작하는데 소상은 엄지손가락 끝내측에 있으며 정목혈이 된다. 어제로 흘러가며 어제는 수어부에 있으며 형혈이 된다. 태연으로 흘러가며 태연은 어제 후 1촌 함요처에 있으며 수혈이 된다. 경거에 행하는데 경거는 촌구에 있으며 쉬지 않고 박동하므로 경혈이 된다. 척택에 들어가는데 척택은 팔꿈치의 맥이 움직이는 부위에 있으며 합혈이 된다. 수태음경의 수혈들이다. ……"[28]라 실려 있다. 이는 곧 경락 27맥의 경기가 전신을 상하로 출입하며, 각개 경락의 경기는 모두 사지말단의 정혈(井穴)에서 시작하여 오수혈에 유주하며 사지의 손발바닥, 손목관절과 발목관절, 하완(下腕)과 소퇴(小腿), 주슬관절의 향심성 운행을 통해서, 오수혈로부터 안으로 들어가 장부에 속락함을 말한 것이다. 만약 수태

27) 五臟五腧, 五五二十五腧, 六腑六腧, 六六三十六腧. 經脈十二, 絡脈十五, 凡二十七氣以上下, 所出爲井, 所溜爲滎, 所注爲輸, 所行爲經, 所入爲合, 二十七氣所行, 皆在五腧也.

28) 凡刺之道, 必通十二經絡之所始終, 絡脈之所別處, 五輸之所留, 六腑之所與合, 四時之所出入, 五臟之所溜處, …… 肺出于少商, 少商者 手大指之端內側也, 爲井木. 溜于魚際, 魚際者, 手魚也, 爲滎. 注于太淵, 太淵, 魚後 一寸陷者中也, 爲腧. 行于經渠, 經渠, 寸口中也, 動而不居, 爲經. 入于尺澤, 尺澤, 肘中之動脈也, 爲合. 手太陰經也. …….

음폐경이 엄지의 끝에 있는 소상(少商)에서 기시하여, 대어제부(大魚際部)의 어제에서 흘러, …… 팔꿈치부의 척택혈(尺澤穴) 등에 합하며, 수궐음심포경 외에도 열한 조(條)의 경맥의 오수혈이 나란히 열거되었는데, 모두 수족의 말초로부터 손발목·팔 무릎을 지나는 향심성 순행이다. 경락의 이런 종류의 향심성 순행은 『내경』 안에서 한 종류의 학설을 이루었고, 『내경·경맥』 중에 기재된 십이경의 순환유주 방향과 같지 않은 다른 한 종류의 학설을 이루었다. 그리고 마왕퇴 한묘에서 출토된 고대 침구의학 백서인 『족비십일맥구경(足臂十一脈灸經)』과 『음양십일맥구경(陰陽十一脈灸經)』 중에서는 일찍이 십이경의 향심성 주행의 논술이 있었는데, 이는 『영추·본수』에 기재된 것과 완전히 서로 부합한다. 예를 들면 한묘 백서인 『족비십일맥구경』 중에서는 주로 인체 십일맥의 순행, 주병(主病)과 구법을 논술하였다. 족맥은 6개가 있다. 족태양맥·족소양맥·족양명맥·족소음맥·족태음맥·족궐음맥 등이다. 비맥(臂脈)에는 5가지가 있다. 비태음맥·비소음맥·비태양맥·비소양맥·비양명맥 등이다. 역시 수궐음맥은 빠졌다. 기재된 십일맥의 순행 방향은 모두 향심성이다. 즉 십일맥은 모두 사지 말초의 수부 혹은 족부에서 기시하여, 몸의 중심부에 있는 흉복부 혹은 두부에서 그친다. 『음양십일맥구경』 중에서 또한 십일맥순행 주병과 구법을 논술하였다. 그 순행은 또한 향심성 방향을 따르는 것이다. 이것 이외에도 견맥(肩脈)과 대음맥이 이미 원심성 순행방향으로 고쳐져 있으니 즉 몸의 중심부에서 사지 말단부로의 방향으로 순행한다. 저술된 연대로부터 고증하면 『족비십일맥구경』이 책으로 만들어진 시기는 대체로 춘추전국시대(春秋戰國時代) 쯤으로 소급할 수 있으며, 심하게는 이보다 더 일러 『음양십일맥구경』보다 이르다. 그런데 『내경』이 책으로 만들어진 연대는 일반적으로 선진(先秦) 전국(戰國) 혹은 서한(西漢) 시대에 해당하는 것으로 여겨지는데, 이는 『백서』보다 시기상 늦은 것으로 『내경』이 『십일맥구경』의 계승임을 증명한다. 이것이 경맥학설이 형성으로부터 발전에 이르는 하나의 변천과정이다. 『내경』 이후의 『갑을경』도 사지 말초를 "경맥이 나오는 곳"[29]으로 여긴다. 이로부터 보면, 경맥과 경기의 향심성 순행은 고대 혹은 『내경』의 초기 시대의 일종의 이론이다. 『내경』 중에서 이 설을 논술한 것은 비교적 적으며 또한 완전하지도 않다. 후세의 『갑을경』 중에서는 비록 계승한 바가 있으나 『영추·경맥』 중에 있는 경락 순행 이론이 훨씬 완전하게 기재되어 있으므로 후세 또한 많은 이들이 『영추·경맥』의 설을 추종하고는 다른 한 종류의 향심성 이론의 존재를 소홀히 해 빠뜨리고, 단지 오수혈의 명칭만 남겨 그 오수혈의 원리를 결코 천명하지 않았으니, 이로써 12경맥의 기혈의 순환과 오수혈 경기의 유주, 이 양자 사이에는 완전히 서로 어긋나는 이론을 출현시켰던 것이다. 『영추』 중의 오수혈의 향심성 순행이론이 비록 적게 기재되어 있으나 각 편 중에 산견될 뿐 결코 하나의 완정(完整)한 체계를 이룬 것은 아니다. 다만, 그것이 오히려 경락 이론 발전의 연원 소재이니 우리들은 그것의 기재가 적다고 그것의 존재를 부인할 수는 없다.

4. 임상에서 침감 순행 전도의 검증

임상 침자에서는 득기를 치료의 관건으로 여기는데, 『영추·구침십이원』에서 "자침의 요점은 기가 이르면 효과가 있다는 것이다"[30]라 이른 것과 같다. 이른바 득기라는 것은 침하의 침긴(沈緊)·만실(滿實)하나 긴삽(緊澁)하지 않은 자침 감응으로 경기가 침하에 모이는 반응이다. 이 종류의 감응은 침자한 국부에서 출현할 수 있고, 또한 경락을 따라 순경감전이 나타날 수 있으며, 그 순경감전의 방향은 결코 십이경 기혈의 순환유주 방향을 모두 따르는 것이 아니다. 여러 방향으로 나타난다. 예를 들면, 족삼리혈(足三里穴)에 자침하면 국부적으로 득기하는 침감 이외에 가장 일반적으로 나타나는 것은 족양명위경의 순행 방향의 하향 전도인데 심지어는 발가락에까지 자극이 전해진다. 동시에 또 상향전도 감응현상도 나타날 수 있는데, 침감이 족양명위경의 순행방

29) 經脈所發.
30) 刺之要, 氣至而有效.

향을 거슬러 슬관절을 지나 위완부에 이르며 심지어는 비부(鼻部)에까지 다다른다. 이런 종류의 널리 퍼져 존재하는 순경감전 현상은 경락의 기혈 운행이 다향성의 특징을 갖는다는 것을 충분히 증명하였다. 비록 영·위의 이기(二氣)가 십이경의 기혈 유주에 있어서, 경락 기혈 순행의 주체가 되지만 경락에 있어서는 결코 단지 이러한 단순하고 고정된 순행 유주만 있는 것은 아니다. 장부의 기가 향심성 순환하는 것이 있고, 곡기·사기·위기 등이 경락에 있어서 유동 혹은 유행하며, 경락 주리간에 있어서는 산행한다. 이리하여 하나의 유기적 정체를 구성하는 것이다.

위에서 서술한 바를 종합하면, 십이경의 유주와 오수혈의 순행방향이 서로 다른 원인은 두 가지이다. 중의학 이론의 발전 과정에서의 변화가 하나의 중요한 요인이다. 역사 발전의 각도에서 분석하면, 오수혈의 향심성 순행이론은 십이경의 순환유주 이론보다 시기상 이르며, 『내경』이 나타나기 전에 이미 출현하였으니 순환 유주 이론의 흥기함을 쫓아 『내경』에 있어서 두 종류의 학설이 같이 출현하게 되었다. 그 두번째는 십이경맥에서 행하는 성질과 기능이 같지 않은 기혈에 기인하는 것이다. 기혈이 내포하는 의미에서 분석하면 십이경의 순환유주가 주로 가리키는 것은 영기와 위기의 순행이다. 그런데 오수혈의 유주는 곧 선천원기와 수곡의 기로 이루어진 경기의 운행이다. 양자간의 물질은 같지 않으며, 그 운행 경로, 순행 방향과 기능 또한 같지 않다.

그래서 이상 분석한 것을 통하여 경락의 안에는 영기가 십이경맥 안에서 순환 순서에 따라 유주하는 것이 있고, 위기가 영기와 함께 맥외에서 낮에는 양분에서 25번 주행하고 밤에는 음분(오장)으로 25번 들어가 맥안에서 흐르는 부분 이외에도 또한 십이경의 경기에는 사지말단으로부터 향심성 주행을 하는 것이 있다. 이 삼자가 함께 "안으로 장부에 속하고 밖으로는 사지관절에 낙한다"[31)]라고 하는 경락관계의 경로를 완성한다. 동시에 영기·위기와는 다른 경기의 향심성 순행이

31) 內屬于府藏, 外絡于肢節.

있기 때문에 "나오는 곳은 정이라 하고, 얕게 흐르는 곳을 형이라 하며, 깊게 흐르는 곳을 수라 하고, 힘차게 운행되는 곳을 경이라 하며, 본장으로 들어가는 곳을 합이라 한다" 등의 오수혈 이론은 오수혈이 임상에 있어 본경과 타경에 대한 특수 치료 작용을 하며 물질 기초와 이론 기초를 세우게 됨을 해석할 수 있게 된다. 12경 기혈의 순환 유주 이론은 그것이 완정하게 논술되었으므로 후세 의가들에 의해 계승 발전되었던 것이다. 이것은 중의학이 부단히 발전된 결과이며 부동한 역사 시기의 산물인 것이다.

역자 이재철 / 교정 이은경

원 저 : 중의침구 1998년 4기(98334235)
十二經脈氣血流注與五輸穴向心性循行方向相悖的探討
주제어 : 십이경맥 / 기혈운행 / 혈액순환 / 혈 / 경(오수)

동원침법의 특징에 대한 약론

山東中醫藥大學附院 王銳
山東中醫藥大學 吳富東

이동원(李東垣)(1180~1251년)은 이름이 고(杲), 자(字)는 명지(明之), 금대(金代) 진정(眞定 : 지금의 하북 보정시) 사람으로 금원사대가의 한 사람이다. 이동원은 "내상비위, 백병유생(內傷脾胃, 百病由生)"의 학술사상으로 지도하여, 임상에서 온보비위(溫補脾胃)를 잘 하여서 보토파(補土派)의 대표적 인물이 되었다. 그는 침구방면에 대한 조예 또한 매우 깊어서 『내경(內經)』, 『난경(難經)』의 뜻을 근본으로 삼고 침구임상 중에 비위학설의 운용을 중시하여 자기만이 가진 특색을 형성하였다. 명대(明代) 고무(高武)의 『침구취영(針灸聚英)』에서 이동원의 『비위론(脾胃論)』 중에 침법과 유관한 내용을 전문분야에 속하게 하였는데, '동원침법(東垣針法)'이라고 하였다. 고무는 이 장을 인용하는 말 중에 "동원침법은 모두 『소문』, 『난경』을 근본하였다. 지금의 의사들이 「옥룡가」·「금침부」·「표유부」 등의 가부(歌賦)를 읽는 데 그치고, 선생의 가르침을 배우지 않고 강구하지 않으니 마땅히 침이 예전과 같지 않고 병이 쉽게 낫지 않는다. 이에 옛것을 드러내고 응용하면 그 응용이 무궁할 것이다"1)라고 지적하였다. 이를 볼 때 고씨의 평가가 매우 높았으며, 이와 아울러 전문연구의 첫 물꼬를 텄다는 것을 알 수 있다. 후세에 양계주(楊繼洲)의 『침구대성(針灸大成)』에도 '동원침법(東垣針法)'

1) 東垣針法, 悉本素難. 近世醫者, 止讀玉龍, 金針, 標幽等歌賦, 而于先生之所以垂教者, 廢而不講, 宜其針之不古若, 而病之不易瘳也. 玆故表而出之, 引伸觸類, 應用不窮矣.

의 전문(全文)을 옮겨 기록하였다. 이 글은 '동원침법'의 특징에 대하여 간략한 탐구와 토론을 하였다.

1. 보토익기, 승양사화(補土益氣, 升陽瀉火)

이동원은 보토학파의 비조(鼻祖)로서, 그의 보토익기(補土益氣), 승양사화(升陽瀉火)의 사상 또한 침구 치료에 충분히 나타난다. 『비위론(脾胃論)·비위허즉구규불통론(脾胃虛則九竅不通論)』에서 "진기는 또한 원기라 하며 몸이 생기기 전의 정기라 한다"[2]라고 말하였다. 『비위론(脾胃論)·대장소장오장개속우위위허즉구병론(大腸小腸五臟蓋屬于胃胃虛則俱病論)』에서 또한 "위(胃)가 허한즉 오장·육부·12경·15락·사지가 모두 영기가 운행되는 기를 얻지 못해서 모든 병이 생겨나는 것이다"[3]라고 하였다. 비위가 부족하게 되면 원기(元氣)가 쇠약해지고, 음화(陰火)가 양위(陽位)에 상승할 수 있어서, 『비위론(脾胃論)·음식노권소상시위열중론(飮食勞倦所傷始爲熱中論)』에서 한걸음 더 나아가 지적하기를 "화와 원기가 양립하지 못하면 하나는 이기고 하나는 지게 된다"[4]라 하였다. 백병이 이 때문에 변하여 발생하므로 침구 치료시에 보토승양(補土升陽)에도 주의를 기울여야 하는 것이다. 『비위론(脾胃論)·음식노권소상시위열중론(飮食勞倦所傷始爲熱中論)』에 지적하기를 "위병은 위완에서 심에 해당하는 곳까지 아프고, 상지와 양 옆구리, 격인(膈咽)이 통하지 않고, 음식물이 내려가지 않게 되는데, 삼리를 취혈하여 보한다"[5]라 하였다. 『비위론(脾胃論)·대장소장오장개속우위위허즉구병론(大腸小腸五臟蓋屬于胃胃虛則俱病論)』에 "소장의 하합혈은 거허하렴이고, 대장의 하합혈은 거허상렴인데 이 두 혈은 모두 족양명위경의 삼리혈 아래에 있다"[6]라 하였다. 족삼리(足三里)·상거허(上巨虛)·하거허(下巨

---

2) 眞氣又名元氣, 乃先身生之精氣也, 脾胃氣不能滋之.
3) 胃虛則五臟, 六腑, 十二經, 十五絡, 四肢蓋不得營運之氣而百病生焉.
4) 火與元氣不兩立, 一勝則一負.
5) 胃病者, 胃脘當心而痛, 上肢兩脇, 膈咽不通, 飮食不下, 取三里而補之.
6) 小腸之穴在巨虛下廉, 大腸之穴在巨虛上廉, 此二穴蓋在足陽明胃三里穴下也.

虛)는 모두 족양명위경(足陽明胃經)에 속하며, 차이는 위·대장·소장의 하합혈(下合穴)이라는 것이다. 『비위론·위기하류오장기개란기위병호상출견론(胃氣下流五臟氣蓋亂其爲病互相出見論)』에 또한 제기하기를 "태음은 품부받은 바가 없어서 족양명의 모혈에서 끌어낸다"[7]라 하였다. 족양명의 모혈은 즉 위모(胃募)인 중완혈(中脘穴)이다. 『내경(內經)』의 '합치내부(合治內府)' 원칙과 『비위론·음병치양양병치음(陰病治陽陽病治陰)』 중에 제기한 "복모혈을 다스리면 원기부족을 치료한다"[8]는 관점을 근거로, 중완·족삼리·상거허·하거허는 곧 자연스럽게 동원이 보토조중(補土調中), 승거양기(升擧陽氣)하기 위해 사용하는 요혈(要穴)이 되었다. 양기가 득승하면 즉 음화의 잠강에 유리하여 중토부족에 기인한 모든 증상은 이로 인해 치유되었다.

2. 음병치양, 양병치음(陰病治陽, 陽病治陰)

"음병치양(陰病治陽), 양병치음(陽病治陰)", "종음인양(從陰引陽), 종양인음(從陽引陰)"은 『내경』의 매우 중요한 치료원칙인데, 동원은 이것에 대하여 깊이 연구하여 자기의 관점을 제기하였다. 동원은 『비위론·음병치양양병치음(陰病治陽陽病治陰)』에서 "음병재양, 당종양인음(陰病在陽, 當從陽引陰)"을 해석할 때에 두 가지 설명을 하였다. 하나는 풍한으로 대표되는 육음(六淫)의 음사(陰邪)를 외감하여 양(陽)의 배수혈(背兪穴)로 입속(入屬)하면 마땅히 배수혈을 사하여 양(陽)을 따라 음사(陰邪)를 밖으로 내보내는 것으로, 예를 들면 중서(中暑)에 소장수(小腸兪)를 취하고, 중습(中濕)에 위수(胃兪), 중조(中燥)에 대장수(大腸兪)를 취하는 것 등을 가리킨다. 다른 하나는 상열하한증(上熱下寒證)을 가리킨 것으로 병이 하초에 음중화왕(陰中火旺)하여 상초양분(上焦陽分)으로 역상(逆上)한 것인데, 치료는 마땅히 먼저 낙맥경수(絡脈經隧)의 어혈(瘀血)을 제거하여 경락을 소통시키고, 경락이 통하면 음양

7) 太陰無所稟者, 于足陽明之募穴中引導之.
8) 凡治腹之募, 蓋爲元氣不足.

승강(陰陽升降)이 원활히 된 이후에 상초의 양분을 따라 음화(陰火)를 끌어 하행시키면 상열하한증이 저절로 없어진다. “양병이 음분에 있으면 마땅히 음분을 따라 양을 끌어낸다”[9]는 것은 주로 음식노권(飮食勞倦)으로 비위를 내상하면, 양기가 부족하여 음분(陰分)으로 흐르지 못해 원기가 손상되는데, 마땅히 위합혈(胃合穴) 족삼리를 취하여 기를 끌어 올려 상부를 보(補)함으로써 보중승양(補中升陽)함을 가리킨 것이다. 만약 원기의 허손(虛損)이 심하거나 병이 오장으로 전변되어 구규불통(九竅不通)이 나타나는 자는 마땅히 장부의 복모혈(腹募穴)을 취하여 종음인양(從陰引陽)해야 한다. 동원은 마지막으로, 만약 상술한 각 증(證)에 사지말단의 수혈을 잘못 취하거나 종양인음(從陽引陰)과 종음인양법(從陰引陽法)을 오용하면 중대한 부작용을 초래할 수 있다고 명확히 지적하였다.

3. 도기동정, 평조란기(導氣同精, 平調亂氣)

‘도기(導氣)’, ‘동정(同精)’은 『영추(靈樞)·오란(五亂)』에 나오는데, “천천히 넣고 천천히 빼는 것을 도기(導氣)라 한다. 보사에 일정한 형식이 없는 것을 동정(同精)이라 한다. 이것은 유여부족 때문이 아니라 어지러운 기의 상역 때문이다”[10]라고 하였다. 즉 도기법(導氣法)의 조작은 서서히 진침하고 서서히 출침하여 보사의 형식이 없음으로 인해, 역란지기(逆亂之氣)를 인도하여 정상을 회복하는 데 작용함에 따라 정기를 보호하는 목적을 달성할 수 있다. 『비위론·위기하류오장기개란기위병호상출견론(胃氣下溜五臟氣蓋亂其爲病互相出見論)』에서 『영추·오란(五亂)』에 있는 오란(五亂)증과 유관한 치료에 대하여 명백히 하였다. “기가 심에 있을 때 수소음심포의 수혈(신문·대릉)을 취하고, …… 동정도기하여 그 본위(本位)를 회복시킨다. 기가 폐에 있으면 수태음의 형혈, 족소음의 수혈(어제와 태연)을 취하고, …… 만약 위(痿)가 되었으면

---

9) 陽病在陰, 宜從陰引陽.
10) 徐入徐出, 爲之導氣. 補瀉無形, 爲之同精. 是非有餘不足, 亂氣之相逆也.

습열을 끌어내어서 …… 이에 위기를 끌어내어 양도로 내어 습토가 신을 극하지 못하게 하는데 태계혈을 취한다. 기가 장위에 있으면 족태음·양명을 취하는데, 내려가지 않으면 삼리(장문·중완·삼리)를 취하고, 족태음의 허로 인할 때는 모혈에서 혈중으로 끌어낸다. 일설에 장에서 부병을 없앤다라 하는데 위가 허하면 태음이 받는 바가 없어서 족양명의 모혈에 끌어낸다. 만일 기가 역상하여 곽란하면 삼리를 취하고 기가 내려가면 그치고 내려가지 않으면 다시 시작한다. 기가 머리에 있으면 천추·대저를 취하지만 족태양형수혈(통곡·속골)을 취하는 것은 알지 못한다. 먼저 천추·대저를 취하여 보하지도 사하지도 않아 도기하면 될 뿐이다. 족태양방광경을 취하여 보하지도 사하지도 않고 통곡·속골을 취한다. 정·심화·기·비토혈을 찔러서 끌어내어 제거한다. 기가 대퇴와 다리에 있으면 먼저 혈맥을 없애고 후에 양명·소양의 형수혈(이간·삼간을 취하고, 내정·통곡을 취한다)을 취한다. 다리를 보아 대퇴의 혈락이 다하면 취한 후에 위(痿)·궐(蹶)을 다스리는데 모두 보하지도 사하지도 말고 음을 따라 취하여 나오게 한다. 상지(上之)는 출(出)·거(去)이다. 모두 음화가 유여하고 양기는 부족하여 땅속에 숨어 있는 것이다. 혈·영이다. 마땅히 음에서 양을 끌어내어야 하니 먼저 땅속에서 양기를 승거시키고 다음으로 음화를 사하면 이에 도기·동정의 법이 된다."[11] 동원은 오란증은 위기부족(胃氣不足)으로 말미암아 양기가 음분(陰分)으로 하류하여 청탁(淸濁)이 상간(相干)하고 영위(營衛)가 역란(逆亂)한 소치로, 사기(邪氣)가 성한 실증(實證)이 아닐 뿐만 아

11) 氣在于心者, 取之手少陰心主之輸(神門·大陵). …… 同精導氣, 使復其本位. 氣在于肺者, 取之手太陰滎, 足少陰輸(魚際幷太淵輸). …… 若成痿者, 以導濕熱. …… 仍引胃氣前出陽道, 不令濕土克腎, 其穴在太溪. 氣在于腸胃者, 取之足太陰, 陽明, 不下者, 取之三里(章門·中脘·三里), 因足太陰虛者, 于募穴中導引之于血中. 有一說, 腑有去腑病也. 胃虛而致太陰無所稟者, 于足陽明之募穴中引導之. 如氣逆上而霍亂者, 取三里, 氣下乃止, 不下復始. 氣在于頭, 取之天柱, 大杼, 不知, 取足太陽滎輸(通谷·深·束骨·深). 先取天柱, 大杼, 不補不瀉, 以導氣而已. 取足太陽膀胱經中, 不補不瀉, 深取通谷, 束骨. 丁, 心火, 己, 脾土穴中以引導去之, 氣在于臂足, 取之先去血脈, 後取其陽明, 少陽之滎輸(二間·三間深取之, 內庭·陷谷深取之). 視其足, 臂之血絡盡取之, 後治其痿, 厥, 皆不補不瀉, 從陰深取引而上之, 上之者, 出也, 去也. 皆陰火有餘, 陽氣不足, 伏匿于地中者. 血, 營也, 當從陰引陽, 先于地中升擧陽氣, 次瀉陰火, 乃導氣同精之法.

니라 정기(精氣)가 탈(脫)한 허증(虛證)도 아니라고 인식하였으므로 침자 치료시 사하지도 보하지도 않고 상관된 경맥의 형혈(滎穴)·수혈(輸穴)과 비위의 모혈(募穴)을 취하여 음분(陰分)에 이르도록 자(刺)한 이후에 사기를 인도하여 제거하였다. 음분을 따라 양기를 끌어 올려서 양기가 위로 나간 다음에 음화(陰火)를 사하여 청탁영위(淸濁營衛)를 그 본래의 위치로 회복시켜 란기(亂氣)가 평조(平調)를 얻는 데 목적이 있다. 이 법은 실제로 "양병재음, 종음인양(陽病在陰, 從陰引陽)"의 원칙이 침자상 구체적으로 응용된 것이다.

4. 자혈사사, 소통경락(刺血瀉邪, 疏通經絡)

동원은 자혈료법(刺血療法)을 매우 중시하였는데 그 목적은 사(邪)를 사(瀉)하여 밖으로 내보내고, 경락을 소통시키는 데 있었다. 『비위론·비위허약수시위병수병제방(脾胃虛弱隨時爲病隨病制方)』에서 비위허약에 습(濕)을 감(感)하여 위(痿)가 된 것의 치료에 대해 논술할 때 "예를 들어 땀이 많이 나면 진액이 탈한다. …… 삼리·기가를 삼릉침으로 출혈시킨다. 만약 땀이 줄어들거나 멈추지 않으면 삼리혈 아래 3촌의 상렴혈을 출혈시킨다"[12]라고 설명하였다. 기가(氣街)는 곧 기충혈(氣衝穴)이다. 『영추(靈樞)·해론(海論)』에 "위는 수곡의 바다이며 위로 기가에, 아래로 삼리에 이른다"[13]라 하였다. 비위가 본래 허한데 다시 한여름의 서습사기(暑濕邪氣)를 감(感)하여 땀이 과도하게 나와서 진액이 탈(脫)한 자는 마땅히 삼리(三里)·기충(氣衝)을 취하여, 비위를 조리하여 원기(元氣)를 돕고 삼릉침으로 출혈시키는 것은 서습의 사기를 설(泄)하는 것이다. 상렴(上廉)은 상거허(上巨虛)이다. 『영추(靈樞)·경맥(經脈)』에 다음과 같이 말했다. "수양명대장맥은 …… 진액으로 생긴 병을 주치한다."[14] 동원은 본편에서 "진액은 대장이 주(主)한다"라고

12) 如汗大泄者, 津脫也. …… 三里, 氣街, 以三稜針出血. 若汗不減不止者, 于三里穴下三寸上廉穴出血.

13) 胃者 水穀之海, 其輸上在氣衝, 下至三里.

14) 大腸手陽明之脈, …… 是主津液所生病.

인식하였으므로, 땀이 줄지도 그치지도 않는 자는 상거허를 취해서 출혈시킨 것 또한 서습(暑濕)을 설(泄)하여 진액을 더하고자 한 것이다. 본편은 동시에 "양병이 음분에 있으면 음분에서 양을 끌어내고 …… 또한 먼저 아픈 것을 보아서 항상 먼저 취한다. 이것은 먼저 무자로 그 경락의 옹체를 사하는 것으로 혈이 응체되어 흐르지 않는 고로 먼저 없애고 후에 다른 병을 치료한다"15)라고 지적하였다. "종음인양(從陰引陽)"하고자 하는 것은 모름지기 경락의 통창(通暢)에 달려 있다. 만약 응체되어 흐르지 않는 어혈(瘀血)이 경락을 막으면 무자법(繆刺法)으로 사(瀉)하여야 하는데, 경락이 통하게 되어야 비로소 승양산사(升陽散邪)의 기능이 잘 발휘될 수 있다. 앞 글에서 '음병재양 당종양인음'을 서술한 바, 치료에 마땅히 먼저 낙맥경수(絡脈經隧)의 어혈을 제거하여 경락을 소통시킨 것과 그 의의가 같다.

역자 이만희 / 교정 이은경

원 저 : 산동중의잡지 1997년 2기(97112051)
略論東垣針法的特點

요 점 : 이동원은 "내상비위, 백병유생(內傷脾胃, 百病由生)"의 학술사상을 침자치료의 사상으로 삼아, 보토승양(補土升陽), 음병치양(陰病治陽), 양병치음(陽病治陰), 도기동정(導氣同精)과 자혈사사(刺血瀉邪) 등의 침법을 운용하여 각종 병증을 치료하는 데 능숙하였는데, 이러한 두드러진 특징은 후세 의가들이 추앙하는 바가 되었다.

주제어 : 이동원(李東垣) / 침법(針法) / 비위(脾胃) / 음병치양(陰病治陽) / 양병치음(陽病治陰) / 도기(導氣) / 동정(同精) / 자혈(刺血)

---

15) 陽病在陰, 從陰引陽. …… 又云, 視前痛者, 常先取之. 是先以繆刺瀉其經絡之壅者, 爲血凝而不流, 故先去之, 而後治他病.

서질보사에 대한 견해

山東中醫學院附屬醫院 崇桂琴

서질보사(徐疾補瀉)는 단순보사법(單純補瀉法)의 하나이다. 필자는 문헌·임상·실험·교육의 방면으로부터 관찰한 결과 찾아볼 만한 규칙이 있음을 발견하였기에 아래에 개인적인 생각을 말해 보고자 한다.

1. 서질보사의 연원과 기전

서질보사는 『영추(靈樞)·구침십이원(九鍼十二原)』의 "천천히 했다가 빨리 하면 실(實)하게 되고, 빨리 했다가 천천히 하면 허(虛)하게 된다"[1]라는 문장에서 처음으로 보이는데, 그 중의 '서(徐)·질(疾)' 두 글자에 대해 『내경』에서는 두 가지의 다른 해석을 하고 있다. 『영추(靈樞)·소침해(小鍼解)』에서는 침을 넣고 빼는 것의 빠르기라고 해석했고, 『소문(素問)·침해(鍼解)』에서는 침을 빼는 것과 구멍을 닫는 것의 빠르기라고 해석하고 있다. 이로부터 서(徐)의 내용이 나누어지기 시작했다. 『침구대성(鍼灸大成)·권사(卷四)』에서는 또 "대개 질(疾)과 서(徐)의 두 글자를 누구는 완급(緩急)의 뜻으로 해석하고 누구는 구원(久遠)의 뜻으로 해석한다"[2]라고 했는데, 이러한 논술들이 후세 사람들을 헷갈리게 하여 도대체 무엇을 가리키는 것이며 어느 것을 따라야 할지 모르게 만들었다.

『영추·소침해』에서는 "천천히 했다가 빨리 하면 실(實)하게 된다는

1) 徐而疾則實, 疾而徐則虛.
2) 蓋疾徐二字, 一解作緩急之義, 一解作久遠之義.

것은 천천히 찔러 넣었다가 빨리 빼는 것이고, 빨리 했다가 천천히 하면 허(虛)하게 된다는 것은 빨리 찔러 넣었다가 천천히 뺀다는 것이다"[3]라고 했는데, 여기 나오는 '실(實)·허(虛)·내(內)·출(出)'의 네 글자는 뜻이 분명하지 않아 원문을 오해하기가 쉽다. 이 문장의 뜻은 침을 천천히 찔렀다가 빨리 빼는 것은 보법(補法)이고, 빨리 찔렀다가 천천히 빼는 것은 사법(瀉法)이 된다는 것이다. 서질(徐疾)이라고 표현한 것은 진침(進鍼)·퇴침(退鍼)의 동작과 찌르고 빼는 모든 과정을 가리키는 것이다. 『소문·침해』에서는 "천천히 했다가 빨리 하면 실(實)하게 된다는 것은 천천히 빼내고 빨리 구멍을 닫는 것이고, 빨리 했다가 천천히 하면 허(虛)하게 된다는 것은 빨리 침을 빼내고 천천히 구멍을 닫는 것이다"[4]라고 했는데, 이 문장은 서질(徐疾)이 출침(出針)과 안혈(按穴) 동작의 빠르기에 해당하는 것으로 해석하고 있다. 보(補)할 때에는 천천히 침을 빼고 빨리 구멍을 닫고, 사(瀉)할 때에는 빨리 침을 빼고 천천히 구멍을 닫는다. 양계주(楊繼洲)가 말한 "완급(緩急)"의 뜻은 동작의 빠르기 외에 침의 아래에서 느껴지는 기(氣)의 상태와 손의 힘의 무게도 포함하고 있다. 즉 보법은 침을 뺄 때에 침 아래의 기(氣)가 안으로 들어간 것을 확인하고 침을 가볍게 피부까지 들어 올려 재빨리(무겁게) 그 구멍을 닫는 것으로 기가 흩어지지 않도록 한다는 뜻을 가지고 있다. 사법은 침을 뺄 때에 침 아래의 기(氣)가 성(盛)한 것을 확인하고 나서야 침을 빼내는데, 흔들어 움직이면서 빼내고 뺀 후에는 구멍을 닫지 않거나 천천히(가볍게) 누르는 것으로 기가 잘 소통되어 밖으로 빠져나가도록 한다는 뜻을 가지고 있다. 이러한 해석은 양계주의 "양기(陽氣)를 넣는 것은 보(補)가 되고, 음사(陰邪)를 빼내는 것은 사(瀉)가 된다"[5]는 이론에 부합된다. 그러므로 『침구대성』에서 말하는 완급(緩急)은 경중(輕重)의 뜻을 포함시키면 더 명확해진다.

이로부터 볼 때 천천히 찌르는 것과 빨리 빼는 것은 보법(補法)으로

3) 徐而疾則實者, 言徐內而疾出也. 疾而徐則虛者, 言疾內而徐出也.
4) 徐而疾則實者, 徐出鍼而疾按之. 疾而徐則虛者, 疾出鍼而徐按之.
5) 陽入爲補, 陰出爲瀉.

서, 찔러 넣을 때에 천천히 하는 것이 주(主)가 되는데 시술(施術)을 천천히 하여 소요시간이 오래 걸린다는 뜻을 포함하고 있고, 빼낼 때에 빠르게 하는 것이 보조(補助)가 되는데 동작이 빠르고 소요시간이 짧은 것으로 수기법(手技法)의 관건은 천천히 찌르는 것이 주가 되고 빨리 빼는 것을 보조적으로 배합한다. 천천히 찌르고 빨리 빼든지 또는 빨리 찌르고 천천히 빼든지를 막론하고 모두 서질보사(徐疾補瀉)의 이론적 기초를 지도하는 것으로서 서질보사의 핵심적인 부분이 된다.

발침(拔鍼)과 구멍을 닫는 것의 서질(徐疾)에 대해서는 비록 고전 문헌에서 서로 대응하고는 있지만 필자는 전체적인 수기법에 있어서의 보조적인 부분이라고 생각한다.

2. 서질보사의 내용

서질보사법은 비록 『내경』에서 나왔지만 구체적인 조작에 관한 논술은 없다. 명대(明代) 양계주의 "양입위보, 음출위사(陽入爲補, 陰出爲瀉)"설은 후세 의가들의 보사수법 파악의 중심이 되었다. 근세의가들은 『난경(難經)·72난(七十二難)』의 "밀어 넣으면 보(補)가 되고, 흔들면서 들어 올리면 사(瀉)가 된다"[6]를 따르고 있는데, 침을 찌르고 들어 올리는 것의 빠르기로 보사를 구별하고 있다.

제삽(提揷)은 서질보사의 기본 동작인데 제삽보사법(提揷補瀉法)과는 구분해야 한다. 서질보사법은 제삽을 기본조작으로 하고 있지만 찌르고 빼는 동작의 상대적인 빠르기로 보사를 구분하며 시술 소요시간의 길이를 포함하고 있고, 제삽보사법은 혈위(穴位) 내에서의 침체의 상하 운동력의 크기로 보사를 구분하므로 무겁게 찌르고 가볍게 뽑거나 긴장감 있게 찌르고 느슨하게 빼는 것이 보(補)가 되고, 무겁게 빼고 가볍게 찌르거나 긴장감 있게 빼고 느슨하게 찌르는 것이 사(瀉)가 된다는 설이 있는데, 양자 모두 "양하위보(陽下爲補), 음상위사(陰上爲瀉)"를 중심으로 한다. 수법의 측면에서 말했을 때 중시하는 면이 다르다.

---

6) 推而內之, 是謂補. 動而伸之, 是謂瀉.

고인(古人)들은 서질보사의 운용에 대해 반드시 층(層)을 나누어, 보(補)할 때에는 "먼저 얕게 찔렀다가 다시 깊게 찌르고", 사(瀉)할 때에는 "먼저는 깊게 찔렀다가 나중에는 얕게 빼는데" 혈위의 깊이를 천(天)·지(地)·인(人)의 세 층으로 나누거나('三才'라고 부른다) 심천(深淺)의 두 층으로 나누었다. 삼진(三振)(천천히 찌른다)일퇴(一退)(빨리 뺀다)와 일진(一進)(빨리 찌른다)삼퇴(三退)(천천히 뺀다) 혹은 이진일퇴(二進一退)와 일진이퇴(一進二退)의 조작과정을 나누었는데 지금까지도 그대로 사용되고 있다.

이밖에 『영추(靈樞)·관능(官能)』에는 "사(瀉)할 때에는 반드시 원(圓)을 써서 절(切)하며 전(轉)하고 …… 보(補)할 때에는 방(方)을 써서 미선(微旋)하면서 서추(徐推)한다"[7]라는 말이 있다. 본문의 '전(轉)'과 '선(旋)'은 바로 침체를 돌리는 것을 가리킨다. 『내경』 중에는 비록 염전(捻轉)이라는 이름이 나오지 않지만 실제로는 염전조작을 가리키고 있다. 조작시에 보법(補法)은 먼저 얕게 찌르고 다시 깊게 찌르고 세 층 혹은 두 층을 결합하는데, 매 동작마다 엄지손가락이 앞으로(왼쪽) 나아가도록 돌릴 때에는 천천히 힘을 주고, 뒤로 오도록(오른쪽) 돌릴 때에는 경쾌하게 한다. 사법(瀉法)은 먼저 깊이 찔렀다가 나중에 얕게 빼고 세 층 혹은 두 층을 결합하는데, 침체를 가볍게 심층(深層)에 찔러 넣었다가(한 번에 地部까지 찌른다) 엄지손가락을 뒤로(오른쪽) 돌릴 때에는 천천히 힘을 주고 앞으로(왼쪽) 돌릴 때에는 가볍게 한다. 보법(補法)은 엄지손가락이 앞으로 나아갈 때에 침이 천천히 전진하는 것을 주로 하여 거꾸로 돌아올 때에는 가볍게 물러나는 것을 보조로 삼고, 사법(瀉法)은 엄지손가락이 뒤로 물러날 때에 천천히 돌려 빼는 것을 주로 하여 앞으로 나아갈 때에는 침이 빠르게 나아가는 것을 보조로 삼는다. 침체가 한 차례 전후로(좌우) 돌아갔다가 다시 돌아오는 것을 한 박자로 하여 항상 구육수(九六數)를 배합하여 보(補)할 때에는 구양수(九陽數)로 행하고 사(瀉)할 때에는 육음수(六陰數)로 행한다.

이밖에도 『영추·관능』의 "절이전지(切而轉之)"와 "미선이서추지(微旋

7) 瀉必用圓, 切而轉之. …… 補必用方, …… 微旋而徐推之.

而徐推之)”를 염전(捻轉)과 제삽(提揷)을 결합한 동작이라고 생각하는 사람도 있다. 『침구대성·금침부(金鍼賦)』에서는 더욱 구체적으로 “왼쪽으로 돌리면서 찌르면 열(熱)이 되고, 오른쪽으로 돌리면서 빼면 한(寒)이 된다”[8]라고 했다. 현대적인 연구에서는 이 동작을 분리된 현상으로 보는 경향이 있는데, 보(補)할 때에는 엄지손가락이 앞으로 돌아나가면서 동시에 아래로 내리는 힘이 있어 손가락의 힘이 왼쪽을 향하고 아래를 향하여 분리되고, 사(瀉)할 때에는 엄지손가락이 뒤로 물러나면서 동시에 위로 들어올리는 힘이 있어 손가락의 힘이 오른쪽을 향하고 위를 향하여 분리된다. 진내명(陳乃明) 선생의 임상 보법조작은 먼저 얕게 찔렀다가 다시 깊게 찌르는데 엄지손가락이 앞으로(왼쪽) 천천히 나아가면서 동시에 아래로 내리고 돌아올 때에는 엄지손가락이 빠르게 뒤로 물러나면서 위로 들어올리며 구양수(九陽數)를 행하고 매층마다 앞에서 말한 것처럼 시술한다. 유침(留鍼)은 침의 아래에 열감(熱感)이 있기를 기다렸다가 신속하게 침을 빼내고 급히 구멍을 닫는다. 사법(瀉法)은 먼저 깊게 찔렀다가 얕게 빼는데 한 번에 지부(地部)까지 찔러서 엄지손가락을 뒤로(오른쪽) 천천히 돌리면서 동시에 위로 들어올리고 돌아올 때에는 엄지손가락이 빠르게 앞으로(왼쪽) 나아가면서 놓는데 육음수(六陰數)로 행하고 침의 아래에 냉감(冷感)이 있기를 기다렸다가 천천히 침을 빼내고 구멍은 느슨하게 닫는다. 이러한 조작법은 진퇴(進退) 동작의 빠르기를 이용하면서 염전(捻轉)과 제삽(提揷)을 결합하여 침체(鍼體)가 혈위(穴位) 내에서 곧게 오르내리지 못하도록 함으로써 침감(鍼感)을 증강시킨다. 어떤 사람들은 이러한 염전법을 서질보사법의 기본동작의 하나라고 말한다.

3. 서질보사의 실험 효과

침자보사의 효능은 복잡한 것이어서 자침(刺鍼)의 깊이, 자침방향, 자침각도, 손가락 힘의 크기, 자극시간, 기능상태, 혈위의 효능 등 여러

---

8) 左轉揷之爲熱, 右轉退之爲寒.

가지 요인의 영향을 받는다. 여기에서는 동일한 조건하에서의 보(補)와 사(瀉)라는 상대적인 두 가지 수법의 효능에 대해 말하고자 한다.

보사수법의 복잡한 효능은 임상효과에서만 실증할 수 있는데 어떤 사람들은 동물실험으로도 그에 상응하는 결론을 얻고 있다. 예를 들어 진정추(陳正秋)는 서질보사법을 이용한 장강(長强)혈 침자가 대백서(大白鼠)의 피부온도에 미치는 영향으로 보법(補法)이 사법(瀉法)에 비해 피부의 온도를 크게 상승시킨다는 것을 증명했다. 양려화(楊麗華)는 염전보사법(捻轉補瀉法)이 건강한 사람의 피부온도에 미치는 영향을 관찰하여 보법이 온도를 높이는 효과가 있고, 사법은 비록 온도를 높이기는 하지만 현저한 효과는 없었다는 것을 발견했다. 보법과 사법에 서로 다른 생리적 효능이 있음을 설명하는 것이다. 어떤 사람들이 직접 전후대조법(前後對照法)으로 염전제삽 수법이 피부, 피부의 통각영역, 백혈구 총수, T세포 총수에 미치는 영향을 관찰한 결과는 다음과 같았다. ① 제삽염전 모두 피부에 대해 강(降)-승(升)-강(降)의 파도식 영향을 미치는데 확실히 퇴열진경(退熱鎭驚)의 효과가 있다. ② 염전술은 제삽술에 비해 진통(鎭痛) 효과가 뛰어나다. ③ 제삽염전술 모두 뚜렷한 T세포를 일으킨다. ④ 혈액이 정상 상태일 때 제삽염전술이 혈액상태에 미치는 영향은 확실하지 않다. 사우광(史宇廣)은 제삽수법을 운용할 때 혈위의 전위(電位)의 크기, 주파수의 변화가 염전수법을 운용할 때보다 뚜렷하며 전자는 후자에 비해 객관적인 득기감(得氣感)이 강하고, 또 임상에서 제삽법을 위주로 뇌경색(腦梗塞)·반신불수(半身不遂)·주위신경손상 등에 대해 비교적 효과가 좋다는 것을 발견했다. 현대실험연구로 관찰해 보면 서질보사의 효능은 제삽과 염전법의 효능과 밀접한 관계를 갖는다. 바로 양려화가 실험에서 강조한 보사효능의 차이로서 사실은 자침시 자극량의 크기 차이이다.

4. 서질보사의 조작 순서

임상조작에 편리하도록 하기 위해 필자는 상술한 문제들에 대해 아래와 같이 귀결지었다.

서질보사의 구체적인 수법은 두 가지로 구분된다. 하나는 핵심 부분으로서 찌르고 빼는 것의 서질(徐疾)이고, 또 하나는 보조 부분으로서 발침(拔鍼)과 구멍을 닫는 것의 서질(徐疾)이다. 수법의 핵심 부분은 아래 그림을 보기 바란다.

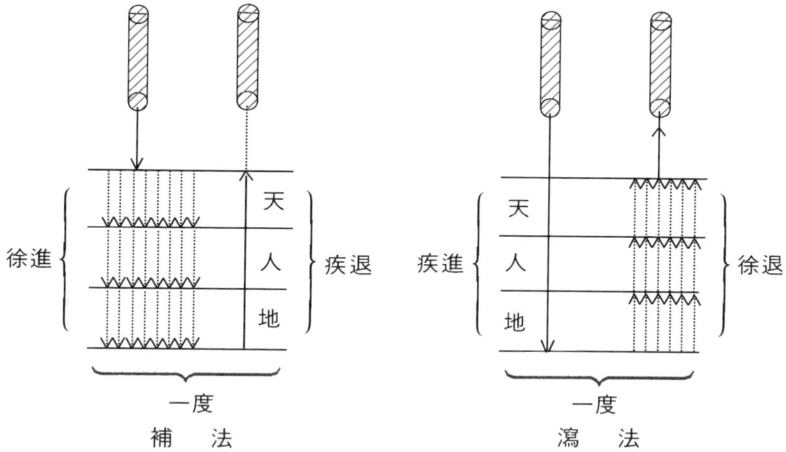

그림. 서질보사수기의 핵심부분 도식

필자는 보법 조작을 네 글자, 즉 "일서삼질(一徐三疾)"이라고 귀결지었다. 일서(一徐)는 천천히 찔러 넣는 것을 가리키고 삼질(三疾)은 빨리 침을 빼는 것, 빨리 발침(拔鍼)하는 것, 빨리 구멍을 닫는 것을 가리킨다. 자극량은 일서(一徐)가 삼질(三疾)을 합한 것보다 훨씬 커서 보법(補法)의 자극 강도가 일서(一徐)에 있음을 알 수 있다. 또 사법(瀉法) 조작은 "일질삼서(一疾三徐)"의 네 글자로 귀결지었다. 일질(一疾)은 빨리 찔러 넣는 것을 가리키고, 삼서(三徐)는 천천히 침을 빼는 것, 천천히 발침(拔鍼)하는 것, 천천히 구멍을 닫는 것을 가리킨다. 사법(瀉法)의 자극 강도가 삼서(三徐)에 있음을 알 수 있다.

5. 결론

서질보사법은 『내경』의 가장 기본적인 보사수법으로 비록 단순보사법이지만 그 기본 동작은 제삽염전으로 이루어져 다른 보사법(補瀉法)의 기초가 되고 또 침구법(鍼灸法)에서 반드시 알아야 할 내용의 하나이다.

이 글은 "그 법(法)에 따르되 그 방(方)에 얽매이지는 않는다"[9]는 원칙에 따라 『내경』에서 말한 서질보사법을 분석·논증해 보았다. 독자들의 질책을 바란다.

역자 이봉효 / 교정 도기환

원 저 : 중국침구 1995년 1기(95331041)
徐疾補瀉之我見
주제어 : 서질보사 / 방법

9) 師其法, 不可泥其方.

침자로 노인성 혈관성 치매를 치료한 치료 효과 관찰

廣州中醫藥大學鍼灸系 賴新生

혈관성 치매(Vascular Dementia : VD)는 중국 의학의 중풍 치매의 범주에 속하는 것으로 세계 인구의 노령화 추세와 중풍 발병률이 해마다 증가됨에 따라 이 병의 발생률도 급격하게 상승하였으며 노인의 건강과 수명을 크게 위해(危害)하는 난치성 질병이 되었다. 이 연구는 전침, 두부 특정혈을 위주로 체침(體鍼) 요법을 배합하여 현저한 치료 효과를 얻었다. 아울러 Aniracetam capsules을 복용한 것과 대조하여 아래와 같이 보고한다.

1. 임상자료

(1) 병례선택

전체적인 병례는 모두 1991년 12월부터 1994년 12월까지 광주(廣州)중의약대학교 침구과와 불산(佛山) 동제(同濟)의원 뇌혈관병 전문과에서 수집하였다. 치매로 받아들이는 기준은 미국정신병학회의 『진단과 통계 수책』 제3판 수정본에서 제정한 치매 진단 기준을 근거로 하여 우선 치매로 확진하고 Hachinski씨 빈혈 수치법 'Ischemic score'를 결합 채용하여 평점을 매겨서 7점 이상 도달하는 것을 혈관성 치매로 명확하게 진단하였으며 한걸음 더 나아가서 WHO에서 추천한 장곡천(長谷川) 치매 수 개량표(Hasegawas's Dimentia Score for the aged :

HDS)에 따르고 문화 정도를 결합해 치매에 대한 지능계량평가(智能計量評價)를 진행하였다.

아울러 1990년 5월 전국중의 노인성치매 전문학술연구토론회에서 수정한 진단기준과 치료효과 평가기준을 근거로 전체적인 병례 모두 두부CT 혹은 MRI를 촬영하였는데, 한 곳 혹은 여러 곳에서 뇌실질내 경색, 연화 혹은 혈종이 나타났으며 부분적으로는 뇌전도와 뇌혈류도 검사를 실시하였다.

(2) 일반자료

이 조 60례에서 남자 47례, 여자 13례, 연령 49~78세 중 49~55세 3례, 56~64세 38례, 65~75세 14례, 76~78세 5례로 평균 연령은 65.68세였다. 병정(病程)은 가장 짧은 것이 60일, 가장 긴 것은 10년이었다. 급성발병 23례, 만성발병 혹은 반복 발작하는데 계단식으로 점점 심해지는 것이 37례였다. 장곡천씨 치매량표로 측정하였더니 치매 초기 19례, 치매 41례였다. 합병증으로 당뇨병은 6례, 2기 고혈압 36례, 고지혈증 18례였다. 11례는 경도 혹은 중도의 뇌위축을 동반하였으며, 중풍이 2차례 이상자는 21례였다. 환자를 메카니즘에 의해 2조로 나누었는데, 1조는 침자치료군이고 1조는 양약 대조군이었다. 침자군 30례 중 남자 22례 여자 8례였고, 평균 연령은 63.7±5.4세였다. 대조군 30례 중 남자 25례 여자 5례였다. 평균 연령은 67.8±2.6세였다. 두 조의 자료는 대체로 서로 비슷하여 유의성을 갖추고 있었다.(P〉0.05)

2. 치료방법

침자군의 주혈(主穴)은 사신침(百會 좌우전후 각 방향 1.5촌), 지삼침(本神·神庭), 수구이며 배혈은 신문·후계·족삼리·태계이다. 침자 혈위는 항상 소독하고 28호 혹은 30호 1.5촌 화타표 녹슬지 않은 호침으로, 사신침·지삼침은 평자법(平刺法)을 이용하여 0.8~1촌 진침(進針)하고 염전(捻轉) 득기(得氣) 후에 G6805-1형 전침치료기에 연결하여 연속파 45회/min 전류 강도는 환자가 참아낼 수 있는 것을 한도로 하였다. 유침(留針) 45분에 매 15분마다 한번씩 행침(行鍼)하는데 제삽염전수법(提插捻轉手法)을 실시한다. 매일 1회 시술하며 12회를 1치료 과정으로 하며 3일을 쉬고 다시 2치료 과정을 실시하는데 모두 3개의 치료 과정으로 한다.

양약대조조군 : Aniracetam capsules(0.1g/립) 0.2g을 1회 구복(口服)하는데 매일 3회 복용하며 모두 42일을 복약하고 치료과정 종료 후 두 조의 치료 효과를 통일적으로 평가하였다.

3. 치료결과

(1) 치료 효과 기준

완전 치료 : 주요 증상은 대체로 회복되고 정신은 맑게 깨어 있으며 건강하고 온전하며 문제에 대한 대답이 정확하며 반응이 영민하며 생활을 스스로 처리하며 일반 사회활동을 할 수 있다.

효과 있음(有效) : 주요 정신 증상은 경감되거나 부분적으로 소실되며 생활은 대체로 스스로 처리하며 문제에 대한 대답은 대체로 정확하지만 반응이 지둔하며 지력 및 인격에도 부분적인 장애가 있다.

효과 없음(無效) : 주요 증상은 변화가 없거나 병정에 발전이 있으며 생활은 스스로 처리하지 못하며 문제에 대해 정확히 대답할 수 없으며 정신은 치매이다.

(2) 치료 효과 분석

3료정의 치료를 거친 후 양 조의 치료효과는 표와 같다. 양 조의 총유효율은 변방의 검증을 통해 $X^2=4.17$, $P<0.05$인 것은 침자군의 총유효율은 양약대조군보다 우수하다는 것을 제시하고 있다.

표. 두 조의 VD의 임상효과 분석

分組	例數	痊愈(%)	有效(%)	無效(%)	總有效率
鍼刺組	30	6(20.0)	20(66.7)	4(13.3)	86.7
西藥組	30	3(10.0)	16(53.3)	11(36.7)	63.3

4. 전형적인 병례

양××, 여, 65세, 광주시(廣州市)에 거주하는 시민.

병력 : 우측의 지체활동이 영민하지 못하며 안색에 활기가 없은 지 4개월여 되었다. 1993년 6월 18일 노인 줄다리기 경기에 참가하여 힘을 지나치게 써서 그날 저녁 우측 지체 반신불수가 갑작스럽게 나타나고 언어가 분명하지 못하여 그 지역 의원에서 응급조치하였다. CT에 좌대뇌반구 출혈이 나타났고, 출혈성 뇌경색으로 진단되었다. 입원 치료 1개월 후에 병정은 대체로 안정되었지만, 수개월이 지나 점점 언어전도 혹은 언불연관(言不連貫 : 말이 연결되지 못함)이 나타나고 잘 잊어버리고 잘 놀랐으며 안색에 활기가 없으며 행동은 괴팍하였다. 뇌복강(腦復康 piracetam)을 복용하고 뇌활소(腦活素)를 주사한 것 및 중약 20여제를 복용했으나 효과가 없었다. HDS를 검사하니 8분이었고 우상하지(右上下肢) 근력은 모두 2급이었으며 양쪽 눈은 흐렸으며 설질(舌質)은 암홍색이고 맥은 세삽(細澁)하였다. 변증을 하니 기체혈어형(氣滯血瘀型) 중풍치매증에 속하였다. 법에 따라 3료정을 치료하여 HDS 24분, 우측 상하지 근력 4급, 언어는 비교적 전보다 유리하고 합리적이었으며 다시 CT검사를 하니 좌측외낭[1](內囊)에 출혈되었다가 용혈 흡수됨이 나타났다.

5. 토론

뇌순환장애로 야기된 뇌허혈 등은 VD발생이 주요 원인이며, 약 20~40%의 뇌혈관병 환자가 VD를 나타낸다는 것을 이미 알고 있다. 병변의 특징에 의거하거 VD를 Binswagner′s 병, lacuna 상태, 계통성 저관주(低灌注), 다발성 졸중 등의 유형으로 나누었다.

치료방법상에서 국외에서 비록 이 병의 예방과 치료에 대해 일정한

1) 이 저자의 논문에는 '外囊'으로 되어 있다.

연구를 진행하였지만 지금에 이르기까지 약물이 부분적인 증상만을 개선시켰을 뿐 치료 효과는 이상적이지 않았다. 중국의학은 중풍을 예방치료하는 풍부한 경험을 누적하였고 '치매'·'매증(呆證)'·'문치(文痴)' 등 병명의 서술과 치료는 이의학과학 관찰과 연구에서 지능장애를 특징으로 삼는 뇌병에 대한 가장 이른 기재였다. VD가 침구의 유효 적응증이 된다는 것을 이미 연구하여 표명하였다. 이로 인해 침자요법을 응용하여 VD를 치료하는 것이 하나의 실제 임상 가치를 갖추고 있는 과제라는 것을 탐구 토론하였다. 이 작업은 전침 두부경험혈에 수법 침자 체험혈을 배합하는 방법으로써 침자 치료 효과가 양약 Aniracetam 군보다 효과가 있음을 관찰했다.

Aniracetam은 일종의 신형 뇌기능 개선약으로 국외에서 주로 뇌혈관 후유증인 정신과 행동의 장애 및 노인성 치매에 이용된다. 일반적으로 이 약과 같은 류의 약인 뇌복강(piracetam)을 서로 비교하면 비교적 빠르고 독성이 적고 작용이 강한 등의 우수한 점이 있다고 인식된다. 이 글에서 채용한 두부 특정혈은 중풍 휴유증 및 지력저하에 비교적 좋은 치료효과가 있음이 이미 관찰되었다. VD의 치료에 대해 침자는 소통뇌부경락(疏通腦部經絡), 행기활혈화어(行氣活血化瘀), 건뇌익수성신(健腦益髓醒神) 작용을 갖추고 있음과 동시에 부작용이 없고 간편하여 쉽게 할 수 있으며 치료 효과가 확실한 특징이 있다. 이로 인해 한층 더 효과 있는 혈위 처방 및 방법을 탐구 토론하는 것이 이후 연구의 중점이 됨과 동시에 더욱더 대조 연구하는 것이 VD의 치료 효과를 높이는 중요한 지름길이 된다.

역자 김혜선 / 교정 도기환

원 저 : 중국침구 97년 4기(97334201)
鍼刺治療老年性血管性痴呆的療效觀察

요 점 : 사신침(四神鍼)·지삼침(智三鍼)·수구(水溝)를 위주로 채용하고 신문(神門)·후계(後谿)·족삼리(足三里)·태계(太谿)를 배합하여 전침(電針)과 수법(手法)을 결합하여 혈관성 치매 30례를 치료하고 동시에 양약 Aniracetam capsules을 복용한 대조군 30례와 서로 비교하였다. 결

과는 침자군의 총 유효율은 86.7% 대조군의 총 유효율은 63.3%로, 침자군의 치료 효과가 대조군보다 더욱 명확하였다.(P<0.05)

주제어 : 치매 / 혈관성 / 침구요법

제 VI 편

임상의학

비위와 외과 질병의 관계

上海市靜安區中心醫院 周祖華

비위는 생리상 특수하고도 중요한 지위를 점유하고 있을 뿐만 아니라 외과 질병의 발생·발전 및 전변(轉變), 치료 효과 등과도 매우 밀접한 관계를 가지고 있다. 외과 질병의 내치법(內治法) 중에서 비위를 치료하는 것은 상용되는 유효한 방법이다.

1. 비위와 외과 질병 발병의 관계

(1) 비위와 외과 질병의 총체적 관계

총체적 관계라는 것은 비위와 정사(正邪)의 관계 중에서 정기부족(正氣不足)과의 관계를 가리킨다. 비위는 후천(後天)의 본(本)이며 기혈운화(氣血運化)의 근원으로서 비위가 상하면 원기(元氣)가 쇠약해지고 원기가 쇠약해지면 질병이 발생하게 된다. 예를 들어 유주(流注), 부골저(附骨疽), 유담(流痰), 나력(瘰癧) 등의 질병이 발생하는 것은 인체의 정기가 허약하기 때문에 병사의 독기가 국부(局部)에 응결되었거나 전신으로 퍼진 것이다. 인체 정기의 허약을 야기하는 각종 원인 중에서 비위 기능이 온전하지 못한 것은 중요한 원인이 된다. 이것이 바로 비위와 질병 발생 사이의 일정한 관계를 형성한다.

(2) 비위와 외과 질병의 특수 관계

특수 관계라는 것은 비위와 정사의 관계 중에서 사기(邪氣)와의 관계를 가리킨다. 비위 기능이 원활하지 못하면 정기부족을 야기할 뿐만 아니라 직접 인체 내부에서 일련의 발병인소(혹은 사기)와 기타 유관한 병기변화(病機變化)가 발생되어 외과 질병이 발생하게 된다. 발병인소는 주로 습(濕)과 담(痰) 2가지이다. 습과 담은 하나의 근원에서 나온 것으로서 모두 진액(津液)이 정상적으로 기화(氣化)되지 않고 정체되어 이루어진 것이다. 비위 기능이 온전하지 않으면 기혈실상(氣血失常), 진액대사실상(津液代謝失常)이 발생되는데, 예를 들면 '오사(五邪)' 등의 각종 병기 변화가 내생(內生)되는 바, 기허(氣虛)·기체(氣滯)·혈허(血虛)·혈어(血瘀)·내풍(內風)·내화(內火) 등이다. 이러한 종합적인 병기 변화는 비록 기혈 진액, 장부(臟腑) 등의 생리 기능 실조로 인한 것이지만 그것들은 모두 직접 혹은 간접적으로 비위 기능의 영향을 받게 된다. 이것이 비위와 외과 질병 발병의 특수한 관계를 형성하는데, 예를 들면 경옹(頸癰)·나력·염창(臁瘡) 및 탈항(脫肛), 여러 가지 급만성 피부병은 모두 상술한 발병 인소 혹은 병기 변화와 유관하다.

(3) 비위와 외과 질병 전변 및 치료 효과의 관계

비위 기능의 강약이 인체의 정사 성쇠에 영향을 미치므로 비위는 외과 질병의 전변 방면에서도 상응하는 중요한 작용을 한다. 예를 들면 외과 감염 초기에 인체의 정기가 왕성하면 정기가 사기를 이겨서 사기를 밖으로 몰아내므로 단지 국부적인 외부거사(外敷祛邪) 약물로 외양(外瘍)을 소산(消散)시킬 수 있다. 만약 정기가 부족하거나 병사가 비교적 강할 때에는 정기가 사기를 이겨내기 어려우므로 내복약으로 소산을 도와야 한다. 그러나 소산 약물의 성미(性味)는 대부분 향조(香燥)·신산(辛酸)·고한(苦寒)하여 기를 감소시키고 음(陰)을 상하게 하며 위(胃)를 손상시키는 폐단이 있다. 이때 환자의 비위 기능의 강약은 약물의 수납(受納), 운화(運化) 및 그 효능 발휘에 직접적인 영향을 미치며 계속해서 병세의 진퇴에 관계한다. 감염 중기에는 화농(化膿) 단계에 진입한다. 만약 비위 기능이 강하면 내탁약(內托藥)을 배합하여 정기가 독을 밖으로 몰아내게 하면 농종(膿腫)이 스스로 궤란(潰爛)되어 독이 농을 따라 배설된다. 만약 비위가 약하여 내탁약을 견뎌내지 못하면 정기가 약의 도움을 받기가 어렵게 되어 독을 밖으로 몰아내지 못하여 외양이 부숙(腐熟)되거나 궤란되기 어려워질 수도 있다. 예를 들어 병정(病情)이 발전하여 사독(邪毒)이 퍼져서 전신에 만연하면 '내함(五邪)'의 증상이 나타날 수 있다. 감염 후기에 독이 농을 따라 배설되면 기혈이 모두 상하게 된다. 비위가 건강한 사람은 단지 기혈을 약간 보하고 겸하여 여독(餘毒)을 제거하기만 해도 병이 나을 수 있다. 비위가 부족한 사람은 종종 허하여 보(補)를 받아들이지 못해 정기가 회복되기 어려워져서 사기가 완전히 제거되기 곤란해지므로 병정이 연장된다. 총결하면 비위는 창양병변(瘡瘍病變)의 전과정에서 병세의 진퇴, 병정의 장단 및 치료 효과 여부와 긴밀한 상관 관계가 있으며 더욱이 정기부족 환자에 대해서는 매우 중요하다.

2. 비위 치료의 외과적 임상 응용

비위치료는 외과 질병의 여러 단계의 임상에 광범위하게 운용될 수 있으며 구체적인 치법과 약물의 선택에 있어서 임상 변증을 기초로 하여 비위의 기본 기능과 각자 특성 및 그 상호 관계의 상호 결합에 주의해야 한다. 기본 기능 방면에서는 수납과 운화의 조정을 위주로 한다. 비는 수납을 주하고 위는 생화를 주한다. 구체적인 방법으로는 이비조운(利脾助運), 성비해독(醒脾解毒), 화위소도(和胃消導) 등이 있다. 각자의 특성 및 상호 관계 방면에서는 조(燥)와 습(濕), 승(升)과 강(降)의 좋아하고 싫어함에 주의해야 한다. 비는 강조(剛燥)를 좋아하고 승이 잘 되면 건강하며, 위는 유윤(柔潤)을 좋아하고 강이 잘되면 조화롭게 된다. 그러므로 비를 치료하려면 온조승제(溫燥升提)하는 약을 다용하며 위를 다스리려면 유윤화강(柔潤和降)하는 약을 선택한다. 구체적인 치법 중에서 거사(祛邪)에는 청열화습(淸熱化濕), 제습화담(除濕化痰), 청화담열(淸火痰熱) 등이 이용되며 비위본허(脾胃本虛)를 부조(扶助)하는 데는 건비익기(健脾益氣), 익기양음(益氣養陰), 익기승제(益氣升提) 등의 방법이 이용된다.

3. 체험

① 중국 의학은 병을 치료함에 있어서 반드시 그 본을 구해야 함을 강조한다. 비위 치료는 정기를 부조하고 병인을 제거하므로 본을 치료하는 법이 된다. 외과 각종 급만성 질병 특히 외양(外瘍) 궤란 전에 정허사성(正虛邪盛)하여 사기를 몰아내기 어렵거나 궤란 후에 정허사연(正虛邪戀)하여 완전히 제거하기 힘들 때는 변증을 기초로 하여 비위 치료 방법을 참작 응용하여 비위 기능이 정상을 회복하도록 촉진하여 인체의 정기를 조장하는 데 유리하게 함으로써 정기가 성하여 사기를 물리쳐서 질병 치유의 목적에 도달하게 된다.

② 내생된 습·담 등의 사기와 비위 기능의 실조는 유관하며 이병동치(異病同治)의 법칙에 근거하여 여러 종류의 외과 질병, 특히 습·담 등의 인소로 인하여 발병된 것은 비위를 직접 치료하면 일반적으로 모두 병세가 호전되거나 치유된다. 음식기호에 대한 주의 또한 비위치료법을 응용할 때 중요시해야 할 부분이다. 음식이 부적당하면 비위가 쉽게 손상될 뿐만 아니라 습을 조장하여 담을 생성하므로 청담(淸淡)한 음식이 알맞다.

③ 외양을 치료할 때 청열해독(淸熱解毒)의 방법이 상용되고 있다. 그 약물은 대부분 미고성한(味苦性寒)하여 위를 손상시키는 폐단이 있어서 비위가 박약한 환자는 신중히 사용해야 한다. 외양이 궤란된 후에 정기가 이미 허할 때 이 방법을 이용하고자 한다면 우선 위기(衛氣)를 고려해야 한다. 단지 가볍게 사용하되 남용해서는 안 된다. 비위의 양이 손상되어 허한 것을 허하게 하는 변고를 초래하지 않도록 해야 한다. 확실하게 청열해독하기 위해서는 감한해독법(甘寒解毒法), 예를 들면 금은화(金銀花)·감초(甘草) 등을 사용할 수 있다.

역자 전석수 / 교정 원재균

원　저 : 상해중의약잡지 1995년 3기(95133017)
脾胃與外科疾病的關係
주제어 : 비위 / 외과질병

보토복화법으로 재발성 구창을 치료한다

上海順昌地段醫院 沈經宇

구창은 구강점막상에 발생한 표재성 질환으로 콩 크기 만한 작은 궤양인데, 구감(口疳)이라고도 한다. 반복 발작하는 것을 재발성 구창이라고 부른다. 재발성 구창의 병인·병리 방면에 관해 『수세보원(壽世保元)·구설(口舌)』에서는 "구창이 해가 다하도록 낫지 않는 것은 허화이다"1)라고 하였다. 중의 장상학설에서는 비가 토에 속하며 구(口)에 개규하는 것으로 인식하였다. 비위가 부족하게 되면 허화가 상염하여 또한 구창이 반복 발생하면서 낫지 않게 되니 오직 음허화왕만이 원인이 되는 것은 아니다. 근대 저명한 중의학가인 포보주(蒲輔周)는 봉수단(封髓丹) 가미방을 사용하여 재발성 구창을 치료하였다. 봉수단은 상화편왕(相火偏旺), 몽유실정 및 귀교(鬼交)를 주치한다. 포노인은 이 방의 효능을 보토복화로 인식, 토허로 부화가 상염하여 생긴 재발성 구창을 치료하는 데 응용하였는데 확실히 뛰어난 견해이다. 황백은 사상화(瀉相火) 청습열(淸濕熱)을 주로 하니 또 구창을 치료하는 요약이다. 사인은 양위성비하며 인후 및 구치의 부열을 제거한다. 생자감초(生炙甘草)는 동용하여 배비사화(培脾瀉火)할 수 있다. "보토복화"라는 것은 토허하면 음화가 상부하고 토후하면 화가 저절로 수렴됨을 이른다. 필자가 이 증을 치료할 때에는 항상 포노인의 경험을 거울로 삼았는데, 이에 경험한 기록을 들어보면 아래와 같다.

왕모, 남, 51세, 문진번호 : 74/117

1979년 8월 9일 초진 : 구창이 반복해서 생긴 지 7~8년이 되었다. 이

---

1) 口瘡達年不愈者, 此虛火也.

전부터의 질병이 다시 발생한 지 일주일을 진찰했다. 구협점막 양측을 검사하니 모두 크고 작은 하나의 녹두 크기 만한 궤양이 있었으며 주위 점막의 색은 담홍색이었다. 환자는 비위소화 기능이 평소에 좋지 않으며 납곡부다(納穀不多), 식후완창(食後脘脹), 대변실조함을 호소하였다. 맥을 진찰하니 유연하였고, 설첨은 담홍태(淡紅苔)가 있으며 근(根)은 니(膩)하였다. 이것은 중허비열(中虛脾熱)이니 치료는 보토복화에 의한다.

처방 : 주초(酒炒)황백 5g, 사인 2g, 생자감초 각 3g, 회(淮)산약 12g, 생편두 10g, 생백출 6g, 태자삼 10g, 복령 10g, 백잔화(白殘花) 5g.

재진 : 먼저 보토복화방 5첩을 투여하니 구강이 점차 좋아졌으며 납곡 또한 증가되었고 설질편홍태박리, 맥은 유하였다. 기음부족으로 비열이 상부한 것이니 다시 위 법을 가미한 것에서 입안하였다.

원방에 천석곡 10g, 초백작 10g을 가하였다. 원방 가감을 2개월여 계속 복용한 후 타병으로 여러 차례 내진하였으나 모두 이전의 병이 다시 일어나지 않았다.

본 안은 구강궤양이 여러 해 재발하여 오래도록 치료해도 낫지 않는 것을 "비개규우구(脾開竅于口)"한다는 데 기인하여 증을 기음양허, 비열상부한 것에 소속시켰다. 포노인의 법을 모방하여 봉수단가미(封髓丹加味)로써 "보토복화"의 뜻을 취하니 공이 매우 빨랐으며 또한 치료효과가 우수하였다. 저자는 임상에서 설에 감창이 생긴 것을 보면 연자심·죽여·익원산을 가해 청심함으로써 화가 하행하도록 이끈다. 예를 들어 치은에 발생한 것이라면 주아삼·화석고·생지각을 가하여 청위설열한다. 구창의 기저부가 깊게 함요되고 변연에 수종이 융기되었으며 주위에 충혈이 명료하게 드러나지 않는다면 습열의 증을 낀 것이니 복령·생이인·초동과자·백잔화·인진·비파엽류를 가하여 이습화탁한다. 증상에 따라 가미하는 것이 병정에 더욱 합당할 것 같다.

역자 원은주 / 교정 원재균

원 저 : 상해중의약잡지 1995년 2기(95132035)
補土伏火法治療復發性口瘡
주제어 : 보토복화 / 재발성구창

위절제술 후의 변증시치에 대한 연구토론

廣州中醫藥大學第二附屬醫院外科
譚志健·陳志强·黃學陽

위부분절제술(胃部分切除術)은 현재 중국에서 궤양을 치료하는 여러 가지 수술 양식 중 아직도 가장 흔하게 행하는 것이며, 가장 효과 있는 방법이다. 대다수 환자의 경우 수술 후 회복이 순조롭고 치료 효과가 양호하다. 다만 소수의 병례는 수술 후 각종 병발증1)을 보여 악성 질환이 되는 경우를 보여 주기도 하는데, 위(胃)의 대부분 혹은 전부를 절제한 경우도 마찬가지로 이와 같은 가능성을 보일 수 있다. 일부 병발증은 구조적인 것으로 대부분 두번째 수술 치료를 필요로 하지만, 일부 병발증은 생리 기능성의 혼란으로 대부분 보존 요법을 사용하고 다만 소수만 수술로 바로잡으면 된다. 임상에서 우리는 위수술 후 나타나는 임상 증상으로 보아 수술할 형편의 환자에게, 중의 변증 시치(中醫辨證施治)를 응용할 때 독특한 점이 있어 깊게 연구 토론할 만한 가치가 있다는 것을 발견하였다.

1. 병인병리(病因病理)

위절제(胃切除)와 위장 문합술(胃腸吻合術) 후 형성되는 해부 생리적 혼란과 수술 상처 등의 원인이 체질과 소화 기능에 영향을 미치기 때문에, 수술 후 건강을 회복하는 데는 일정한 시간과 적당한 조치가 필요하다. 중국 의학에서는 비위(脾胃)는 모두 중초(中焦)에 있어, 위(胃)

1) 병발증(併發症) : complication.

가 음식물을 받아들여 소화시키고 비(脾)는 음식물의 소화와 영양분의 운송을 주관하므로 비승위강(脾升胃降)[2]하여 음식의 소화와 흡수, 수포(輸布)를 함께 담당한다고 생각한다. 위절제술 후에는 운화 기능 감퇴로 인하여 소화가 느려지고, 정미(精微)를 수포하는 능력이 쇠퇴하게 된다. 비위는 서로 표리(表裏)가 되므로 비기(脾氣)가 부족하면 위기(胃氣) 또한 약해져서 부숙(腐熟) 기능을 다하지 못하게 되므로 기단핍력(氣短乏力)[3], 납매식소(納呆食少)[4] 같은 증상이 나타나게 된다. 그리고 비위승강 실조(失調)로 흉민복창(胸悶腹脹)이 나타나게 되어 많이 먹으면 위완창민(胃脘脹悶)[5]하게 되거나 구토(嘔吐)하게 된다. 수습(水濕)이 불화(不化)한 상태로 장(腸) 속으로 옮겨가거나 기허(氣虛)로 인하여 전송(傳送)시킬 힘이 없어지면 대변이 묽어지거나 변비가 생긴다.

수술 후 초기에는 수술 자극 때문에 위장 운동과 소화 기능이 억제될 수 있으며, 아울러 어혈(瘀血)이 패탁(敗濁)해진 것이 뱃속에 맺혀서 위장(胃腸)의 연동 운동 회복에 영향을 주게 되므로 수술 후 조기(早期)에는 항상 복부가 불러오고 구토하려 하고 복통(腹痛)이 한동안 일어나는 등의 증상이 나타나게 되는데, 그 원인을 깊이 생각해 보면 기체(氣滯)로 부기(腑氣)가 통하지 못하기 때문임을 알 수 있다.

위에서 이야기한 것을 종합해 보면 위수술 후 기본 병인병리는 수술 후 사기는 제거되었으나 정기가 상한 상태로서, 허실협잡(虛實挾雜)과 비위허약(脾胃虛弱)에 기기불창(氣機不暢)이 더하여진 것임을 알 수 있다.

2. 변증시치(辨證施治)

어떤 사람들은 수술 후 신체가 허하므로 보기보혈(補氣補血)하는 약

---

2) 비승위강(脾升胃降) : 비기는 상승을 주관하고 위기는 하강을 주관한다.
3) 기단(氣短) : 숨쉬는 것이 힘이 없으면서 얕게 쉬고 숨이 찬 것. 기부족과 관련된다. 기소(氣少)와 같은 뜻으로 쓰인다.
4) 납매(納呆) : 위가 음식을 받아들이는 기능이 장애된 것.
5) 위완창민(胃脘脹悶) : 과식하여 속이 불편한 것.

을 투여해야 한다고 생각하지만 이렇게 하면 사실 잃는 것이 많고 한편으로 치우치게 된다. 그러므로 원발병의 병리 특징과 발병 과정에 따라 변증하여 시기를 나누어 치료하는 것이 마땅하다.

위수술 후 금식 기간에 한약의 특색을 어떻게 발휘할 것인가? 우리는 침자(針刺)와 중약 관장(中藥灌腸)이 효과 있는 방법임을 깨닫게 되었다. 첫째, 수술 후 초기의 병기(病機)는 주로 기체(氣滯)로 부기(腑氣)가 통하지 않는 것인데, 침자(針刺)는 급한 것을 느슨하게 풀어주고 통증을 없애고, 기를 통하게 하여 창만을 없앨 수 있으므로 위장 연동작용을 촉진시켜 줄 수 있고, 관장(灌腸)은 아래가 막힌 것을 풀어 주므로 부기(腑氣)를 막힘 없이 잘 통하게 해 주는 빠른 방법이라고 할 수 있다. 침자와 관장을 함께 사용하면 장의 연동 운동을 빨리 회복시킬 수 있어 장 유착 방지에 도움이 된다. 둘째, 급성 천공(perforation)과 아울러 장관에 축적된 열이 많고, 출혈을 수반한 병례(病例) 중에서 장(腸) 내에 어혈(瘀血)이 좀 많이 쌓인 경우에는 관장을 함으로써 사기를 내보내 복창(腹脹)·발열(發熱) 등의 증상을 뚜렷하게 경감시킬 수 있다. 셋째, 침자와 관장 조작은 간단해서 알기 쉽다. 침자할 때에는 먼저 족삼리(足三里)·내관혈(內關穴)을 선택하여 30분간 전류를 가하는 것을 매일 1~2차례 실시한다. 중약 관장을 할 때는 대승기탕(大承氣湯)에 가미(加味)한 것을 100~150ml가 되도록 끓여서 따뜻해지기를 기다려 저압보류관장(低壓保留灌腸)으로 한다.

위절제술 후의 기본 병리를 비허기체(脾虛氣滯)로 볼 수 있으므로 치료 과정 내내 건비행기법(健脾行氣法)을 사용하여 식사를 회복하게 한 후, 일반 환자에 대해서는 향사육군자탕(香砂六君子湯)에 산사·계내금을 가한 것을 기본방으로 하여 가감 치료를 한다. 출혈 환자는 대부분 구병비허(久病脾虛) 혹은 노권상비(勞倦傷脾), 비불통(脾不統) 혹은 기울위열(氣鬱胃熱), 혈락수상(血絡受傷), 혈열망행(血熱妄行)으로 발병하여 기혈이 함께 병든 경우이므로 이런 유형의 수술 후에는 대부분 기혈양허증(氣血兩虛證)을 겸하게 되므로, 치료는 건비행기(健脾行氣)와 익기양혈(益氣養血)을 겸하는 것을 원칙으로 삼되, 혈허(血虛) 증상이 비교적 뚜렷한 환자에게는 행기약(行氣藥)을 적당히 줄이고, 익기양혈(益氣養血)하는 약을 더 넣어서 이공산(異功散)에 황기·아교를 가하여 사용한다. 위(胃) 혹은 십이지장 구부(球部)의 궤양에 천공(穿孔)이 더불어 나타나는 병례(病例)는 대부분 비위의 기기(氣機)가 갑자기 옹체(壅滯)되거나 기혈(氣血)이 갑자기 막혀서 발병한 것인데, 복막염의 영향으로 수술 후 장의 연동 운동 회복이 항상 다른 유형에 비하여 더디기 때문에 수술 후에는 대부분 발열(發熱), 복창(腹脹), 요적변결(尿赤便結), 태황맥삭(苔黃脈數) 등의 습열협체(濕熱挾滯) 또는 실열 증상(實熱症狀)이 나타나므로, 수술 후 조기의 표실(標實)이 편중한 특징에 대해서는 청열화습(淸熱化濕), 행기통부(行氣痛腑)의 방법으로 치료하며, 대시호탕(大柴胡湯)을 가감하여 사용할 수 있고, 사기는 제거되었지만 정기가 여전히 허한 경우에는 계속 건비화위법(健脾和胃法)을 써서 조치해야 한다. 궤양병에 유문이 막히는 증상이 더불어 나타나는 병례의 경우, 병정(病程)이 늘 비교적 길고, 식사량이 적고, 구토·위장감압으로 인한 체액 상실 등의 영향으로 환자의 체질이 매우 약해지게 되어 기 부족으로 말하기 싫어하며 입이 마르고 대변이 굳게 되고, 설색(舌色)은 붉으며 혀를 잘 움직일 수 없고, 진액이 적어지거나 무태(無苔)·맥세(脈細) 등의 증상이 나타나므로 이공산(異功散)과 생맥산(生脈散)에 석곡·옥죽을 가한 것을 합방하여 치료하고, 또한 서양 인삼을 끓여 먹이면 익기양음(益氣養陰)하는 공효를 더욱 증강시킬 수 있다. 위(胃)의 악성 종양 환자는 병정이 대부분 비교적 길고 발전이 빠르며, 대부분 병례를 명확히 진단할 수 있을 때에는 이미 중만기(中晩期)에 속하기 때문에 한편으로는 비위가 손상을 받아 기단피핍납매(氣短疲乏納呆), 소수(消瘦), 면색담백(面色淡白) 혹은 위황(萎黃) 등 비허증(脾虛證)이 나타나고, 다른 한편으로는 완복자통(脘腹刺痛) 혹은 허리와 등까지 이어지는 통증이 있고, 비괴(痞塊)[6]가 만져지고, 설색(舌色)은 선명하지 않거나 어반(瘀斑) 등 기체혈어증(氣滯血瘀證)을 보이며 항상 허실이 협잡하므로 초기에는 건비행기법(健脾行氣法)으로 조

6) 비괴(痞塊) : 배 안에 적괴가 생긴 증. 음식·담·어혈로 생긴다.

치하여 정기(正氣)를 부양(扶養)하고, 조금 후에는 부정거사(扶正祛邪)를 함께 고려하여 정기를 보하고자 할 때는 건비익기양혈(健脾益氣養血)하고, 사기를 몰아내고자 할 때는 행기화어해독(行氣化瘀解毒)하는 것을 원칙으로 하는데, 예를 들어 귀비탕(歸脾湯)·격하축어탕(膈下逐瘀湯) 가감방을 사용할 때, 정사소장(正邪消長)의 정황에 따라 사기를 공격하고 정기를 보하는 조치를 조정하여 생활의 질과 생존율을 높이도록 한다.

어떤 병례는 수술 후 단기간 내에 흑변(黑便)을 배출하기도 하는데, 이는 대부분 문합구(吻合口)의 소량 출혈에 기인하고 비허불섭(脾虛不攝)에 속하므로 건비섭혈법(健脾攝血法)을 사용하여 사군자탕(四君子湯)에 아교·백급·사인을 가하면 대부분 효과를 거둔다. 잔위배공연지증(殘胃排空延遲症)은 기능성 변화에 속하므로 완복창민(脘腹脹悶), 구토(嘔吐), 장명감약(腸鳴減弱)이 임상에서 보이는데, 병기(病機)는 비허와 비위승강실조(脾胃升降失調)에 속하므로 비(脾)를 운화시키고 위(胃)가 통하도록 치료하면 건비강탁(健脾降濁)이 이루어지게 되는데, 만약 기가 너무 허하다면 진하육군자탕(陳夏六君子湯)을 주고, 비양(脾陽)이 너무 허하다면 이중탕(理中湯)에 대황·지실·나복자를 가하여 주고, 침자(針刺)와 전류 자극을 함께 배합하여 위장 연동 운동을 촉진시켜 준다.

음식을 통한 조리 역시 매우 중요한데, 식사는 유동식에서 시작하여 점차 반유동식, 연식(軟食)[7]의 시기(時機)를 잡아 주어야 하며, 처음에는 조금씩 여러 번 먹게 하며 너무 뜨겁거나 신랄하고 자극적인 음식은 피하게 한다. 수술 후 1~2주 사이에 중약(中藥)을 복용할 때는 반량(半量) 혹은 2~3차례 나누어서 복용하게 한다.

3. 병안(病案) 예

라모(羅某)씨, 남, 56세. 입원 번호 0015356. 갑작스런 상복통(上腹痛)

7) 연식(軟食) : 죽·빵·국수 따위 부드러운 음식에 소화가 잘 되는 반찬을 곁들인 음식물. 반고형식(半固形食).

을 6시간 겪다 입원하였다. 검사 결과 '기복징(氣腹徵)'이 나타났고 수술 검사에서는 십이지장 구부(球部) 궤양과 함께 천공(穿孔)이 발견되었고 복강(腹腔) 내에 약 200ml 정도 체액이 고여 있고, 대장에는 꽤 많은 양의 대변 덩어리의 적취가 있어, 빌르로트 수술[8]을 실행하여 위 대부분을 절제하였는데, 수술 후 다음 날 위관(胃管)이 저절로 탈락하고 환자가 완복창민(脘腹脹悶)을 느끼고 위액(胃液)을 구토(嘔吐)하여 족삼리(足三里)·내관(內關)에 전침(電針)을 놓고 중약 대승기탕 보류관장(中藥大承氣湯保留灌腸)을 하였더니 소량의 대변을 배출하였고, 수술 후 둘째 날에는 항문으로 가스를 내보냈는데, 계속 전침을 놓고 관장을 하였더니 꽤 많은 양의 대변을 배출하고 환자의 복창(腹脹)도 줄어들었다. 셋째 날에 유동식을 주었더니, 환자에게 저열(低熱), 구건(口乾), 간복은통(間腹隱痛), 요황(尿黃), 설편홍(舌偏紅), 태황니(苔黃膩), 맥현삭(脈弦數) 등이 나타났다. 습열협체(濕熱挾滯)로 변증(辨證)하고 대시호탕(大柴胡湯)에 가감하여 주었다. 처방은 시호·황금·법반하(法半夏)·지실 각 15g, 백작약 20g, 대황(後下) 8g, 담죽엽 12g, 의이인 30g으로 하였다. 하루 1제(劑)[9]를 물에 끓여 2차례 나누어 복용하기를 이틀 연이어 하게 했더니, 증상이 감약되어 대변은 통하였지만 구건(口乾), 기단피권(氣短疲倦)을 느낀다고 하여 위 처방에서 대황·지실을 거하고 태자삼 30g, 산약·맥문동 20g을 가하여 건비양음(健脾養陰)시키고 수술 후 1주가 되어서는 반유동식을 먹였더니, 정신(精神)이 호전되고 위의 수납 기능이 조금 나아지게 되었지만, 많이 먹으면 쉽게 배가 부르다고 하여 진하육군자탕(陳夏六君子湯)으로 조치한 후 건강을 회복하여 퇴원하게 되었다.

역자 표지희 / 교정 원재균

---

8) 빌르로트 수술(Billroth's operations) : 후두·식도·방광 종양의 적출술(摘出術)을 처음 행한 것으로 유명한데, 가장 유명한 수술은 유문(幽門)을 절제하는 위암의 외과적 요법으로서, 십이지장을 위의 대만곡(大彎曲)에 문합하는 법.

9) 제(劑) : 중약(中藥) 하루분을 한 봉지에 넣어서 한 제라고 한다. 보통 우리나라의 두 첩 분량에 해당한다.

원 저 : 신중의 1998년 6기(98156003)
胃切除術後的辨證施治探討

요 점 : 이 글은 위절제술 후의 변증시치에 대해 두 가지 방면에서 연구 토론하고 있다. 위수술 후의 기본 병인병리(病因病理)를 비허(脾虛)에 기체(氣滯)가 겸한 것이라고 보고 원발성(原發性) 질병의 병리 특징과 발병 과정에 따라 세밀히 변증하여 시기를 나누어 치료하였다.

주제어 : 위절제술 후의 종합적인 징후 / 중의요법 / 침자요법 / 중약요법

한증치료에 대한 깊은 이해

南京市玄武醫院 龍家俊·張崎·陳新

한증(汗證)은 음양실조(陰陽失調), 영위불화(營衛不和), 주리개합(腠理開闔) 불리에 의해 야기된 한액외설(汗液外泄)의 병증을 가리키는 것이다. 임상상 자한(自汗)·도한(盜汗) 두 종류로 나누어진다. 일반적으로 자한은 대부분 기허불고(氣虛不固)에 속하며 도한은 자주 음허내열(陰虛內熱)로 된 것이라 여긴다. 그러나 임상병정이 복잡하여 이런 여러 가지 한증을 앓는 환자는 허실(虛實)이 협잡(挾雜)하고 치료하기 까다로워 통상적인 방법을 답습하면 치료효과가 좋지 않다. 필자는 이런 환자들을 치료할 때 허실겸고(虛實兼顧), 표본동치(標本同治), 한열병용(寒熱竝用)의 방법을 상용하였고 또는 경방을 채택해서 변증치료하여 왕왕 비교적 좋은 치료효과를 얻었다. 그래서 병례 몇 가지를 아래와 같이 열거하였다.

1. 전신대한(全身大汗)

왕모모. 여자, 48세, 1997년 5월 12일에 초진을 했다. 3개월 전에 감기를 앓아 중약 마황제와 서약인 "콘택"을 복용한 후에 간간이 전신대한 증상이 나타났다. 자주 옷과 이불을 완전히 적셨고, 더욱이 야간에 심하였으며 출한(出汗)시 체온은 37.5℃ 였고 출한 후에 체온은 정상을 회복하였으며 오풍외한(惡風畏寒), 신피핍력(神疲乏力), 실면(失眠), 월경주기 문란, 설담(舌淡), 설변유치인(舌邊有齒印), 태박백(苔薄白), 맥현활(脈弦滑), 중안무력(重按無力) 증상을 수반하였다. 이것은 양기허뇌

(陽氣虛餒), 영위실화(營衛失和)로 인한 것인데, 계지가부자탕(桂枝加附子湯)으로 치료하였다. 처방은 계지(桂枝) 6g, 숙부편(熟附片) 10g, 초백작(炒白芍) 10g, 자감초(炙甘草) 2g, 생강(生薑) 2편, 소홍조(小紅棗) 3개로 하였다.

세 첩을 복용한 후, 야간에 출한증상이 감소하였고 정신이 호전되었으며 외풍오한하는 것이 감해졌고 체온은 정상이며 윗방을 보름 동안 계속 복용하니 전신출한 증상이 멈추었고 모든 증상이 없어졌다.

안(按) : 장중경은 "태양병에 걸리면 땀이 나는데, 심하게 나면서 그치지 않고, 그 사람이 바람을 싫어하고 소변보기가 힘이 들고 관절을 굽혔다 폈다 하는 것이 힘이 들게 된다면 이때는 계지가부자탕으로 주한다"[1]라 하였다. 환자는 양기소허(陽氣素虛)하고 외감풍한하며 발한과다하고 양기익손(陽氣益損)하여 음양실조에 이르러 영위실화하여 주리불밀(腠理不密)하므로 대한여주(大汗如珠), 한출오풍 등 증상이 나타났다. 온양염한(溫陽斂汗), 조화영위(調和營衛)하는 방법으로 치료하였다. 처방으로는 계지탕을 사용하여 영위를 조화롭게 하였고 부자로써 부양고본(扶陽固本)하였다. 약과 증이 서로 투합하므로 주효하였던 것이다.

2. 면경출한(面頸出汗)

진모모, 여자, 57세, 1996년 5월 8일 초진을 했다. 환자는 3개월여 동안 면경부에 간간이 출한증상이 나타났다. 수삽염한(收澁斂汗)하는 중약을 복용하였으나 치료 효과가 좋지 않아서 다른 사람의 소개로 우리 병원에 외래 진료차 왔다. 증상으로는 양협부에 황갈반이 겹겹이 있으며 신피핍력, 요슬산연(腰膝酸軟), 구건(口乾), 완복은통(脘腹隱痛), 야뇨다(夜尿多), 형한지냉(形寒肢冷), 설담태박황(舌淡苔薄黃), 설하정맥노장(舌下靜脈怒張), 맥현삽무력이 있다. 환자는 지방간, 만성위염의 병력을 갖고 있다. 이것은 신휴어체(腎虧瘀滯)로 말미암아 양명울열(陽明鬱

1) 太陽病發汗, 遂漏不止, 其人惡風, 小便難, 四肢微急, 難以屈伸者, 桂枝加附子湯主之.

熱)이 생긴 것으로 온신화어(溫腎化瘀), 청설양명(淸泄陽明)하는 방법으로 치료하였다. 처방은 파극천(巴戟天) 10g, 음양곽(陰羊藿) 10g, 선모(仙茅) 10g, 단삼(丹參) 20g, 천궁(川芎) 10g, 적작약(赤芍藥) 15g, 생석고(生石膏) 15g(선입), 지모(知母) 10g, 방풍(防風) 10g, 생산사(生山楂) 15g, 택사(澤瀉) 10g, 생대황(生大黃) 5g으로 하였다.

네 첩을 복용한 후 환자의 면경부에 출한증상이 감소하였고 윗방을 가감하여 다시 열 첩을 복용하니 면경부의 출한증상이 멈추었다. 야뇨증상은 1번~2번으로 감소하였고 완통이 나았으며 면경부 황갈반이 뚜렷하게 연해졌고 정신이 호전되었다. 원방을 공고히 2주 동안 계속 복용하여 반년 후에 방문하니 면경부의 출한증상이 다시 나타나지 않았다.

안(按) : 환자는 평소에 몸이 약했고 나이는 반백을 넘었으며 신기부족, 신양점쇠(腎陽漸衰)하므로 신피핍력, 요슬산연, 야간뇨빈, 형한지냉, 맥상무력의 증상들이 나타났다.

환자는 장기간 간위질환을 앓아서 기기불창(氣機不暢), 울이화열(鬱而化熱)하므로 족양명위경이 순행하는 부위인 면경부에 심하게 출한하는 증상이 나타났다. 또한 병이 오래되어 입락(入絡)하여 양명경락을 어체시키므로 면부에는 황갈반이 맥 중에는 삽상이 설하정맥에는 노장이 나타났다.

총괄적으로 말해서 환자에게서는 허실협잡, 한열병존, 기혈울체의 증이 나타났다. 치료시에는 마땅히 아울러 고려해야 한다. 처방으로는 파극천·선모·음양곽으로 온보신양(溫普腎陽)하고 석고·지모로 청설양명하며 산사·대황·천궁·단삼으로 화어창락(化瘀暢絡)하는 방법을 사용하였다. 모든 약을 합용하여 약과 증상이 서로 투합하므로 병이 나았다.

3. 반신출한(半身出汗)

장모모, 남자, 72세, 1993년 8월 19일 초진을 했다. 반신출한 증상이 3년 동안 계속되었다. 수차례 여러 병원에 가서 중서의적인 여러 방법으로 치료를 받았으나 효과가 뚜렷이 나타나지 않아서 우리 병원에 와서 진찰을 받았다. 좌반신에 심하게 출한하는 증상이 나타났고 우반신에 무한증상이 있으나 납곡은 아직 괜찮았으며 대소변은 정상적이고 태박백, 맥현증상 등이 나타났다. 태양·소양병변으로부터 논치하였다.

처방으로는 시호계지탕(柴胡桂枝湯)을 사용하였다. 즉, 시호 6g, 황금(黃芩) 6g, 법반하(法半夏) 6g, 당삼(黨參) 10g, 계지 5g, 초백작 10g, 자감초 2g, 생강 2편, 소홍조 3매로 처방하였다.

윗방대로 일곱 첩을 복용하니 좌반신 출한증상이 감소하였다. 계속 일곱 첩을 복용하니 좌반신에 출한증상이 나타나지 않았다. 1년 동안 방문하였는데 반신출한 증상이 다시 일어나지 않았다.

안(按) : 환자는 반신출한 증상을 앓았는데 보아하니 전에 진찰을 했던 의사들 중 어떤 이들은 자율신경 기능문란으로 여겨 오리자놀 등의 약물을 사용하였으며, 또 어떤 이들은 기허·음휴로부터 착수하여 모려산(牡蠣散)·당귀육황탕(當歸六黃湯)·옥병풍산(玉屛風散) 등을 사용하여 치료하였으나 모두 효과를 볼 수 없었다. 필자는 반신출한 증상은 영위실조로 인한 것으로 병위는 소양경, 궐음경에 있는 것이라 여겨 처방으로는 화해소양(和解少陽)하는 소시호탕과 조화영위하는 계지탕을 합한 시호계지탕을 썼다. 이 약은 비록 평담하나 병증이 서로 투합하므로 약효를 신속하게 얻을 수 있다. 이것으로 말미암아 장중경의 방을 조합하는 오묘함을 엿볼 수 있다. 사용할 때 타당함을 얻으면 치료효과가 만족스럽게 될 것이다.

4. 수족심한(手足心汗)

홍모모, 여자, 23세, 1996년 8월 9일 초진을 했다. 환자는 10년 동안 자주 수족심에 출한증상이 나타났고 여름에 그 증상이 심하였으며 구건희냉음(口乾喜冷飮)하고 평소에 성정이 조급하며 월경주기 문란 설첨홍(舌尖紅), 태박백, 맥활삭 등의 증상이 나타났다. 이것은 심신울열하고 폐실외호(肺失外護)한 것이 그렇게 되게 한 것이다.

치료는 청심자신(淸心滋腎), 양음고위(養陰固衛)하는 방법으로 하였다. 즉, 황련(黃連) 2g, 연자심(蓮子心) 2g, 지모 6g, 황백(黃柏) 6g, 생지황(生地黃) 10g, 산약(山藥) 10g, 산수유(山茱萸) 12g, 단피 10g, 택사 10g, 부소맥(浮小麥) 30g으로 처방하였다.

일곱 첩을 복용한 후 한출증상이 감소하였고 효과가 있어 방을 바꾸지 아니하였으며 다시 원방을 한달 동안 계속 복용하니 수족심 출한증상이 사라졌다.

안(按) : 『내경(內經)』에서는 "한위심액(汗爲心液)", "신주오액(腎主五液)"이라 하였다. 환자는 평소에 공부할 때 번거롭고 바쁘고 긴장하여 노심초사한 것이 오래되어 심음손상, 심화편항하였는데, 수소음심경과 수궐음심포경이 모두 수장(手掌)내로 들어가므로 수심출한증상이 나타났다. 심화항성이 오래되면 반모하는 것이 신에 미쳐 신음을 전작(煎灼)하여 신음휴허(腎陰虧虛)하고, 신경울열하게 한다. 족소음신경은 족심에서 기하므로 족심에 출한하는 것이다. 경방에서는 자수양심(滋水養心), 심신양청(心腎兩淸)하는 지백지황환(知柏地黃丸)에 황련·연자심·부소맥을 가한 것을 사용하였다. 약과 증상이 서로 부합하므로 증상이 소실될 수 있었다.

역자 유애리 / 교정 원재균

원　저 : 중의잡지 1998년 5기(98395268)
汗證治療心得
주제어 : 한증(汗證) / 중의약요법(中醫藥療法)

신경쇠약의 중의학진단과 치료효과기준의 탐구와 토론

山東中醫藥大學 憑占元

신경쇠약은 중의학에서의 불면·두통·현훈·백합병·장조(臟躁)·매핵기·경계·유정·양위(陽痿)·허로 등의 병증(病證) 범주로 개괄할 수 있다. 현대의학은 신경쇠약이 중추신경계통 억제와 흥분과정의 실조 때문이라고 여기고 있다. 수년 동안 사람들은 하나의 물리적·화학적·병리적·생리적인 검증을 찾아내어 신경쇠약을 진단하는 객관적인 근거를 만들려고 시도했다. 중의학의 음양학설을 분석해보면, 신경쇠약은 장부의 음양평형실조 때문인데 주로 심·간·비·신·담 등의 장부와 유관하다. 필자는 중의학 이론을 지도(指導)로 삼아 임상에 있어서 그 병의 유형과 치료효과의 판단기준에 대한 변증과 진단기준을 주의 깊게 탐구하여 가능한 방법으로 종합하였다.

1. 병명진단

(1) 주증(主證) : 정신활동으로 쉽게 흥분되고 뇌의 활동으로 쉽게 피로함을 특징으로 삼는다. 대체로 5종류로 나눈다.

① 쇠약증상 : 정신이 피로하고, 전신무력하며, 반응이 느리고, 주의력을 집중하기 어렵고, 작업 및 학습효율도 저하된다. 또한 오래가지를 못한다.

② 정서증상 : 번조(煩躁)하며 화를 잘 내고, 초려고뇌(焦慮苦惱)하며, 잘 슬퍼하고 울며, 쉽게 격동한다. 단 광범위한 의미의 초려(焦慮) 혹은 원인불명의 심경의 침체를 겸하지는 않는다.

③ 흥분증상 : 작업 및 학습에 뇌를 사용하여 고루 흥분을 일으킬 수 있고 회상과 연상이 증가하여 제어가 어렵고, 소리와 빛에 대해 민감하다. 단 언어와 동작에 대한 증가는 없다.
④ 수면장애 : 잠이 잘 들지 않고, 꿈이 많고 쉽게 깨며, 잠을 깬 후에는 피로를 풀 수가 없고, 매일 수면은 5시간보다 적다.
⑤ 긴장성 두통 : 두통·두창(頭脹)·현훈이 있고 근육의 긴장으로 인한 동통이 있다.

(2) 겸증 : 3종류로 나눈다.
① 심이 다급하고, 쉽게 놀라며, 음식을 싫어하며, 손발에 약간의 마비가 오고, 대변이 굳거나 묽다.
② 성기능이 감퇴 혹은 항진하고, 남자는 유정하며, 양위증(陽痿證)과 조루증이 나타나고, 여자는 월경이 불규칙적이다.
③ 약간의 공포감을 느끼고, 비관하며, 상실감을 느끼고, 억울하고 의욕이 저하된다.

대체로 약 3종류의 주증과 1종류의 겸증을 가진다면, 곧 본병을 진단할 수 있다.

2. 증후진단(변증분형)

(1) 간울화화형(肝鬱化火型) : 번조하며 화를 잘 내고 노심초사하여 불안하며, 두통과 두창이 나타나고, 잠이 안 오고 꿈이 많고, 협창(脇脹)하고 답답하며, 눈이 충혈되고 입이 쓰고, 갈증을 느껴 찬 것을 마시기 좋아하고, 대변은 마르고, 혀가 붉고 설태는 누렇고, 맥은 현삭(弦數)하다.

(2) 담열내요형(痰熱內擾型) : 심번하여 잠을 못 자고, 꿈이 많고 잘 놀라고 잘 깨며, 두통이 나고 머리가 묵직하고 부은 듯하며, 속이 답답하며 오심이 나고, 식소(食少)하며 소화가 잘 되지 못하며 혀는 붉고 설태는 황니(黃膩)하고 맥은 활삭(滑數)하다.

(3) 간울비허형(肝鬱脾虛型) : 정신이 억울하고, 건망증이 있고 정신 집중이 안 되며 신(神)이 피로하며 식소(食少)하고 가슴이 답답하고 옆구리가 더부룩하고, 잠을 못 자며 두통이 있고 배가 더부룩하고 변이 묽으며, 설태는 박백(薄白)하고 맥은 현세(弦細)하다.

(4) 심비양허형(心脾兩虛型) : 심계(心悸)로 잠을 못 자고, 어지럽고 건망증과 두통이 있고 식소(食少)하며 기운이 없고 배가 더부룩하고 변이 묽고, 얼굴이 여위고 황색을 띤다. 혀는 담(淡)하고 설태는 박백(薄白)하고 맥은 완약(緩弱)하다.

(5) 심담기허형(心膽氣虛型) : 잘 놀라고 쉽게 두려워하고, 앉거나 누우면 불안하고 의심이 많아지고 잠을 못 자며 꿈이 많고 심계하여 기단하고 신(神)이 피로하며 자한(自汗)하고 혀는 담하고 설태는 희며 맥은 현세(弦細)하다.

(6) 심신불교형(心腎不交型) : 심번하여 잠을 못 자고, 정신이 황홀하며, 신이 피로하고 몸이 피곤하며, 건망증과 두통이 있고, 허리가 쑤시고 무릎이 약해지며, 유정을 하고, 양위증이 있으며, 여자는 몽교를 하고 월경이 부조하며, 혀가 붉고 설태가 적고 맥은 허연(虛軟)하다.

(7) 음허화왕형(陰虛火旺型) : 심번하여 잠을 못 자고, 두훈과 두통이 있고, 건망증과 이명이 있으며, 허리가 쑤시고 몽유를 하며, 손발바닥과 가슴에 열감을 느끼고, 입이 마르며, 도한하고, 혀가 붉고 설태가 적고, 맥은 세삭(細數)하다.

3. 치료효과 판정 기준

임상에서의 치유 : 주증과 겸증이 소실된 것.
현효(顯效) : 주증과 겸증이 50%이상 소실되거나 ⅔이상 호전된 것.
유효 : 주증과 겸증이 ⅓이상 소실되거나 ½이상 호전된 것.
무효 : 상술한 기준에 미치지 못한 것.

4. 병안의 예

예1) 여, 18세, 고등학생, 1996년 6월 18일 초진.

근 반년 동안 머리가 어지럽고 두창이 있으며, 수업시에 더 심해지고, 정신집중이 안 되며 낮에는 피로하고 무력하며, 밤에는 잠들기가 힘들고, 항상 작은 일로 번조하게 되고 화를 잘 내고, 위에 음식이 잘 들지 못하나 이변과 월경은 모두 정상이라고 호소했다.

검사 : 혈액 성분은 정상이고 뇌혈류측정도 정상이고 설태는 박백하고 맥은 현세하였다.

진단 : 신경쇠약의 간울비허형(경증).

치법 : 정신을 깨우고 울체된 것을 풀어준다.

방약은 고정된 배합방을 채용하였다.

백주방(白晝方) : 하수오 9g, 구기자 12g, 익지인 9g, 인삼화 3g, 울금 6g, 갈근 12g을 물에 달여 농축해서 200ml로 하고, 새벽에 일어나서, 오후에 자고 난 후에 각각 100ml를 복용한다.

수전방(睡前方) : 초산조인(炒酸棗仁) 24g, 진주모 9g, 양금화(洋金花) 0.2g, 자감초 9g을 물에 달여 농축해서 100ml로 하고 수면 전에 복용한다. 24첩을 복용한 후, 때때로 학습시에 정신집중을 하지 못하는 것을 제외하고는 모든 증상들이 소실되었다. 치유라고 평하였다.

예2) 남, 41세, 간부, 1996년 9월 4일 초진.

근 3개월간 일이 잘 풀리지 못하여 때때로 머리가 희미해지고 어지러우며, 시물혼화(視物昏花)하고 심계심번하며, 수면 중에 잘 깨고 깬 후에는 다시 잠들기 힘들고, 매일 최다 수면시간이 6시간이고, 꿈이 많고, 정신 집중이 잘 안 되며, 말에 의욕이 없고 전신에 힘이 없으며, 식사량이 적고 배가 더부룩하며, 대변이 드물다고 호소하였다.

검사 : 혈액의 성분은 정상이고 TCD(뇌혈류측정기)는 좌경동맥에 약간의 공급혈액이 느려졌음을 보여주었고, X-ray상 경추사진은 이상이 없고, EKG는 정상이고 BP도 정상이며, 갑상선도 크지 않고, 설태는 희고 조금 두텁고 질윤(質潤)하며, 맥은 현활(弦滑)하다.

진단 : 신경쇠약의 심비양허형.

치법, 방약, 복용법은 모두 예1)과 같다.

12일을 복약하고 다시 진찰을 하니 증상의 근본이 많이 사라졌지만 때때로 수면 중에 악몽을 꾸고 가끔 정신집중이 되지 못하며, 집안 일과 노동을 할 수 있으나 오래 가질 못하고, 대변은 비교적 전보다 호전되었다. 현효라고 평가하였다. 그에게 원래의 방약 12첩을 계속 복용하도록 당부하였다.

5. 체득

신경쇠약은 임상에서 자주 보이는 병과 다발병에 속하고 병의 과정도 복잡하고, 병의 정황은 정서변화와 노동·휴식의 상황에 따라서 기복이 생긴다. 그 병은 중의에서의 칠정(七情)으로 인한 병증과 유사하고, 또 장부 기능의 실조로 인한 정서의지의 병변을 포괄하며, 전체적인 병기는 음양의 실조이고 양쇠음성의 병상으로 표현된다. 치료에 있어서 필자는 주간과 야간을 구분하여 약을 사용하는 치법을 채용하여 음양을 조정하고 장부의 기능도 회복시켰다. 정혈(精血)을 보익하고, 행기(行氣)와 해울(解鬱)을 하고, 정신의지를 안정시키는 것을 치칙으로 삼았다. 증에 임할 시에 다양한 치료방법을 채용하였고, 용약과 심리소도(心理疏導)가 서로 결합되도록 주의하였고, 환자에게 정신과 생활의 조리와 섭생을 잘하도록 당부하였고, 많은 이들이 만족스러운 치료효과를 얻을 수 있었다.

역자 현민경 / 교정 박현식

원　저 : 산동중의 1997년 10기(9711A435)
神經衰弱中醫診斷與療效標準的探討

요　점 : 신경쇠약의 전반적인 병리기전은 음양실조(陰陽失調)이다. 주증(主證)은 정신활동으로 쉽게 흥분되고 뇌의 활동으로 쉽게 피로해짐을 특징으로 한다. 구체적인 증상을 나누어서 쇠약증상, 정서증상, 흥분증상, 수면장애, 긴장성 두통 등 5종류로 표현하고 있다. 겸증(兼證)은 나누어서 심황(心慌), 이경(易驚), 성기능 장애, 공구(恐懼), 비관 등 3종류로 표현하고 있다. 임상변증은 7가지 유형으로 개괄할 수 있다. 치료효과의 기준평정은 증상소실(症狀消失)의 정도를 근거로 삼는다.

주제어 : 신경쇠약 / 진단기준 / 치료효과기준

통증에 대한 논술

北京聯合大學中醫藥學院 李惠德

동통(疼痛)은 일종의 가장 자주 보이는 매우 복잡한 현상인데, 우리들은 이에 대해서 이미 몇 천년간 관찰했을 뿐 지금까지 만족할 만한 해석을 하지는 못하고 있다.

통각(痛覺) 성질(性質)의 복잡함과 통각 경험의 차이 때문에 오히려 지금껏 '통증'에 대해서는 적당한 정의를 얻을 수가 없었다. 일반적으로 통증은 하나의 추상적 개념이고, 하나의 경험적 범주를 대표하는 것으로 인식된다. 바로 인체가 상해성(傷害性)의 자극을 받아 나타나는 상해성 감각과 반영되는 보호 반응이고, 또한 각종의 감각적이고 감정적인 정도에 따라 변화하는 특징을 갖추고 있는 것이다. 이것은 또한 동통은 많은 심리(心理) 요인의 영향을 받으며, 심지어 한 개인의 출생과 성장하는 교양(教養) 환경 또한 통각 경험 중에서 작용될 수 있음을 말한다.

동통의 병리(病理) 기전에 관한 연구는 많은 학자가 관심을 두는 과제였다. 이 글은 중의학의 관점에 따라 동통의 병인병리(病因病理)·변증(辨證)·치칙(治則)을 천술(闡述)하여 동통의 연구에 공헌하고자 한다.

1. 동통의 병인병리

중의학에서는 동통의 발생은 장부(臟腑)·경락(經絡)·기혈(氣血)의 관계와 지극히 밀접하다고 인식하고 있다. 그 병인은 단지 사기(邪氣)의 침습뿐만 아니라, 또한 정서·음식·노동휴식·환경 등과 밀접한 관계가 있다. 귀납하여 크게 분류하면 다음과 같다.

(1) 기혈불통(氣血不通)

기혈불통은 동통을 야기하는 주된 요인이다. 기는 사람에게 있어서 밖으로는 기표(肌表)를 보호하고, 안으로는 오장(五臟)을 꿰뚫고 있어 무로(霧露)와 같이 주위를 둘러싸는 것이 그치지 않아[1] 방위하고 영양하는 작용이 있다. 혈은 기를 따라 행(行)하여 출입승강(出入升降)하고 순환이 그치지 않으며, 밖으로는 기표·사지(四肢)를 영양하고, 안으로는 오장육부(五臟六腑)를 유양(濡養)하여 영운(營運)과 유양의 기능을 갖추고 있다. 기와 혈은 떨어질 수가 없는데, 기는 혈의 수(帥)가 되고 혈은 기의 모(母)가 되어 기가 행하면 혈이 행하고, 기체(氣滯)가 되면 혈어(血瘀)하게 된다.

기체(氣滯)·기역(氣逆)은 모두 동통을 야기할 수 있다. 기체·기역을 이루는 원인은 매우 많은데, 사기의 침습이나 감정의 장애에 기인한다. 외감(外感) 사기 중에서는 또한 한(寒)이 위주가 되는데, 예를 들면 『소문(素問)·거통론(擧痛論)』에서는 "한사가 경맥에 침입하여 머물면 기혈의 흐름이 느려지며, 기혈의 흐름이 순조롭지 않아 한사가 경맥 밖에 머물면 혈이 부족해지며, 한사가 경맥 중에 머물면 경맥의 기가 통하지 않기 때문에 돌연 통증이 발생한다"[2]라고 하였고, 『소문(素問)·비론(痺論)』에서 또한 "통증은 한기(寒氣)로 인한 것이 많다"[3]라고 하였다. 다시 예를 들면, 습사(濕邪) 또한 기기조체(氣機阻滯)를 이루는 주요 원인인데, 습의 성질이 점니(粘膩)하여 쉽게 기기(氣機)를 막아서 기는 습 때문에 막히게 되고, 경맥은 조화를 상실하여 통하지 않게 되면 통증이 있게 된다. 사기의 침습 외에도 감정의 불편함 또한 기체·기역을 이루

---

1) 원문은 "若霧露之漑, 環周不息"인데, 이 말은 "안개 이슬이 관개하는 것과 같이, 주위를 고리처럼 둘러싸는 것이 그치지 않는다"라는 뜻인데, "霧露와 같이 주위를 둘러싸는 것이 그치지 않아"와 의미가 상통함.(譯註)
2) 寒氣入經而稽遲, 泣而不行, 客于脈外則血少, 客于脈中則氣不通, 故卒然而痛.
3) 痛者, 寒氣多也.

는 주요 원인이다. 예를 들면 "사즉기결(思則氣結)", "노즉기상(怒則氣上)" 등이다. 『소문(素問)·방성쇠론(方盛衰論)』 중에서 "기가 위에 있으면서 아래로 내려가지 않으면 두통·전질이 있게 된다"4)라 한 것과 『소문(素問)·장기법시론(藏氣法時論)』에서 "간기가 거슬러 올라가면 두통이 된다"5)라고 하였는데, 이상은 기가 통행(通行)하지 않거나 기기가 역란(逆亂)한 것이 동통을 이루는 주요 원인임을 설명한다.

혈맥어체(血脈瘀滯), 옹색불통(壅塞不通)은 동통을 이루는 주요 원인이다. 한사 이외에 열사(熱邪)의 침습 또한 혈맥어체(血脈瘀滯)를 야기하는 주요 원인이다. 열사가 끓는 것 및 열사의 막힘으로 혈맥이 조화를 상실하여 어조불통(瘀阻不通)하게 된다. 예를 들면 『의림개착(醫林改錯)』에서는 "혈이 열을 받으면 조려져서 덩어리가 된다"6), "모든 복부에 동통이 이동하지 않는 것은 어혈이다"7)라고 하였으며, 『혈증론(血證論)』에서도 "어혈이 경락장부 사이에 있으면 온몸이 아픈데, 이는 그것이 기의 왕래를 막았기 때문에 기가 저체되어 아픈 것이다"8)라고 하였다.

위의 것을 종합하여 말하면, 기혈불통은 동통 발생의 주된 관건(關鍵)이 된다.

(2) 기혈불영(氣血不榮)

우리들이 알다시피 기혈은 인체의 생명 활동을 유지하는 중요한 물질이다. 만약 기허(氣虛)하여 부족하면 장부는 영양과 통조(通調)를 상실하여 동통을 발생하게 된다. 예를 들면 『영추(靈樞)·경맥(經脈)』에서 "기가 허하게 되면 견배부가 아프고 추워진다"9)라고 말한 것과 『영추(靈樞)·오사(五邪)』에서 "양기가 부족하면 중초가 차게 되어 복명·복통케 한다"10)라고 말한 것 및 기허두통(氣虛頭痛), 신기허요통(腎氣虛腰

---

4) 氣上不下, 頭痛巓疾.
5) 肝氣逆則頭痛.
6) 血受熱則煎熬成塊.
7) 凡肚腹疼痛, 總不移動是瘀血.
8) 瘀血在經絡臟腑之間則周身作痛, 以其堵塞氣之往來, 故滯碍而痛.
9) 氣虛則肩背痛寒.

痛) 등이다. 만약 혈허(血虛)하여 부족하면 장부는 유양을 상실하여 허증(虛證)의 동통이 발생하게 된다. 예를 들면 『소문(素問)·거통론(擧痛論)』에서 "혈맥이 원활하지 않으면 혈이 부족해지며, 혈이 부족하면 통증이 발생한다. 배수혈의 기혈은 심으로 들어가는데 혈이 부족하면 경맥이 자양을 얻지 못하므로 가슴과 등이 땅기고 아프다"[11]라고 말한 것과 『증치준승(證治準繩)』에서 "혈은 사기가 성해지면 허해지며, 또한 통증이 생긴다"[12]라고 말한 것은 기혈불영 또한 동통을 유발하는 요인임을 설명한다.

(3) 경락불리(經絡不利)

외감육음(外感六淫) 혹은 칠정내상(七情內傷)을 막론하고 모두 경락불리를 야기할 수 있는 것으로, 또한 동통 원인의 하나가 된다. 예를 들면 『소문(素問)·거통론(擧痛論)』의 "한사가 경맥 밖에 침입하면 경맥이 차지고, …… 경맥이 짧아지면 밖에 있는 소락(小絡)을 땅기기 때문에 돌연 통증이 온다"[13]라고 말한 것은 사기가 경락에 머무르면 경락은 구급(拘急)되어 동통을 이루게 됨을 설명한다. 또 예를 들면 『소문(素問)·무자(繆刺)』에서 "사기가 족태양경의 락맥에 침입하면 목 뒤에서 어깨까지 통증이 발생한다"[14], "사기가 족소양경의 락맥의 침입하면 협통으로 인해 호흡이 순조롭지 않게 된다"[15]라고 제시한 것 및 사기가 족양명위경(足陽明胃經)에 머무른 미릉골통(眉稜骨痛), 사기가 족궐음간경(足厥陰肝經)에 머무른 전정두통(巓頂頭痛) 등이다. 때문에 전인(前人)에게는 "여러 통증의 대부분은 락맥에 병사가 있는 것이다"[16], "갑작스런 통증은 경맥에 병사가 있는 것이고, 오랜 통증은 락맥에 들어간 것이다"[17]는 말이 있었는데, 경락이 사기의 간섭을 받게되면 경

---

10) 陽氣不足, 則寒中腸鳴腹痛.
11) 脈泣則血虛, 血虛則痛, 其兪注于心, 故相引而痛.
12) 血因邪盛而虛者亦痛.
13) 寒氣客于脈外則脈寒. …… 絀急則外引小絡, 故卒然而痛.
14) 邪客于足太陽之絡, 令人頭痛肩痛.
15) 邪客于足少陽之絡, 令人脇痛不得息.
16) 十痛九在絡.

락의 굴곡권축(屈曲踡縮) 혹은 구급불리(拘急不利)가 나타나 동통을 야기할 수 있음을 설명한 것이다.

(4) 장부기능실조(臟腑機能失調)

생리(生理) 상황에서는 장부의 사이는 상호 연계(聯系), 상호 제약하는 정체(整體)이다. 만약 어떤 장부가 사기의 간섭을 받거나 장부 자체가 허약하면 동통을 발생할 수 있다. 예를 들면 『소문(素問)·장기법시론(藏氣法時論)』의 "간병이 있으면 양 옆구리 아래에서 소복에 이르기까지 아프다"[18], "심병이 있으면 흉중이 아프다"[19], "비병이 있으면 …… 다리 아래가 아프다"[20] 및 신양허(腎陽虛)의 요통(腰痛), 신음허(腎陰虛)의 족근통(足跟痛) 등이다. 또 예를 들면 『소문(素問)·지진요대론(至眞要大論)』에서 "모든 통증, 가려움과 종기는 심에 속한다"[21]라고 제시하였고, 왕빙은 "심이 덜 뛰면 통증이 적고, 심이 크게 뛰면 통증이 심하다"[22]라고 하였는데, 동통의 발생 정도는 심(心)의 기능과 밀접한 관계가 있음을 설명한다. 이밖에 어떠한 장부 사이의 생극제화(生克制化) 관계의 실조는 모두 동통을 발생시킬 수 있는데, 예를 들면 자주 보이는 간위불화(肝胃不和)로 야기되는 위통(胃痛) 등이다.

위에 논술한 바를 종합하면 동통을 이루는 원인은 다종다양하며, 그 병리는 주로 기혈불통, 기혈불영, 경락불리, 장부기능실조의 4개 방면이다. 그 중에서 '불통'이 주된 관건이 된다.

2. 동통의 변증

중의학에서는 심증구인(審證求因)을 변증의 핵심이라고 인식한다. 이와 같이 동통에 대한 변증 또한 먼저 사가 머물렀는지 아니면 내상

17) 暴痛在經, 久痛入絡.
18) 肝病者, 兩脇下痛引少腹.
19) 心病者, 胸中痛.
20) 脾病者, …… 脚下痛.
21) 諸痛痒瘡, 皆屬于心.
22) 心寂則痛微, 心跳則痛甚.

인지를 심구(審求)하여야 한다. 그 변증 요점은 주로 아래의 3개 방면이 있다.

(1) 동통의 변증은 허실(虛實)을 분명히 구분하여야 한다

폭통(暴痛)은 대부분 실증이며, 구통(久痛)은 대부분 허증이다. 통증이면서 창폐(脹閉)는 대부분 실증이며, 창폐하지 않은 것은 대부분 허증이다. 누르는 것을 거부하는 것은 대부분 실증이며, 눌러주기를 좋아하는 것은 대부분 허증이다. 통증이면서 이동하지 않는 것은 대부분 실증이며, 동통 부위가 불확실한 것은 대부분 허증이다.[23] 차가운 것을 좋아하는 것은 대부분 실증이며, 따뜻한 것을 좋아하는 것은 대부분 허증이다. 배불렀을 때 가중되는 것은 대부분 실증이고, 굶주렸을 때 가중되는 것은 대부분 허증이다. 신병(新病)이면서 장실(壯實)한 사람은 대부분 실증이며, 구병(久病)이면서 쇠약(衰弱)한 사람은 대부분 허증이다. 보(補)하였는데도 효과가 없는 것은 대부분 실증이며, 공(攻)하였는데 더욱 심해지는 것은 대부분 허증이다. 피로한 것에 구애됨이 없는 것은 대부분 실증이며, 피로하면 가중되는 것은 대부분 허증이다. 맥실(脈實)하며 기추(氣麤)한 것은 대부분 실증이며, 맥허(脈虛)하며 기소(氣少)한 것은 대부분 허증이다.

(2) 동통의 변증은 기혈을 분명히 구분하여야 한다

통증이 기분(氣分)에 있는 경우 : 대부분 때로 발작하고 때로 그치며, 통증이 정처(定處)가 없으며, 대부분 무형(無形)이고, 창통(脹痛)이며, 보통은 부(腑)의 병이다.

통증이 혈분(血分)에 있는 경우 : 대부분 지속성이고, 통증이 정처가 있으며, 대부분 유형(有形)이고, 자통(刺痛)이며, 보통은 장병(臟病)이다.

바로 장경악(張景岳)이 "통증인 경우는 마땅히 유형과 무형을 분별해

---

23) 원문은 "莫得其處者, 多虛"인데, 이 말은 "그 처한 곳을 알지 못하는 것은 대부분 허증이다"라는 뜻인데, "동통 부위가 불확실한 것은 대부분 허증이다"와 의미가 상통함.(譯註)

야 하는데, 무형한 것은 통증이 기분에 있는 것이다. 모든 기병(氣病)에 모두 창만이 되고 통증이 있는 것은 반드시 혹은 창만하고 혹은 그치는데, 이는 통증이 일정한 자리가 없는 것이다. …… 이와 비슷한 것에는 통증이 혈분에 있는 것이 있는데, …… 반드시 통증이 일정한 자리가 있는데, 창만하여 숨을 쉴수 없으며, 그 자리로 가지도 않고 오지도 않으며, 떠나지 않는 것은 유형의 통증이다"[24]라고 말한 바와 같다.

(3) 동통의 변증은 한열(寒熱)을 분명히 구분하여야 한다

일반적으로 한통(寒痛)이 많이 차지하고, 열통(熱痛)은 적게 차지한다고 말한다. 한(寒)이란 것은 또한 한실(寒實)과 허한(虛寒)의 두 종류로 나누어진다. 한실사성(寒實邪盛)인 것은 대부분 오한(惡寒) 혹은 전율부지(戰慄不止), 면색청백(面色青白), 지량(肢凉), 통이창폐(痛而脹閉), 거안(拒按), 설태백활(舌苔白滑), 맥현긴혹침지유력(脈弦緊或沈遲有力)하다. 허한동통(虛寒疼痛)은 대부분 면색창백(面色蒼白), 외한희난(畏寒喜暖), 희안(喜按), 권태핍력(倦怠乏力), 기단(氣短), 우냉가극(遇冷加劇), 대변당박(大便溏薄), 소변청빈(小便淸頻), 설질담(舌質淡), 설체반대(舌體胖大), 설태백활윤(舌苔白滑潤), 맥침지약(脈沈遲弱)하다. 열통인 것은 실열(實熱)이 많고, 허열(虛熱)은 비교적 적다. 열성(熱盛)하면서 통증인 것은 대부분 오열희냉(惡熱喜冷), 구갈인음(口渴引飮), 번조불령(煩躁不寧), 순초설조(脣焦舌燥), 홍종(紅腫)을 수반하며, 아파서 가까이 할 수 없고, 대변조결(大便燥結), 소변단적(小便短赤), 설홍태황조(舌紅苔黃燥), 맥현삭혹홍대(脈弦數或洪大)하다. 허열이면서 통증인 것은 대부분 오후조열(午後潮熱), 양관조홍(兩顴潮紅), 야간도한(夜間盜汗), 오심번열(五心煩熱), 인건인통(咽乾咽痛), 양족연약(兩足軟弱), 통처산창(痛處痠脹), 설광홍소태(舌光紅少苔), 맥세삭(脈細數)하다.

동통 변증의 요점은 상술한 것을 제외하고도, 또한 동통의 부위에 주의하여 그것이 소재(所在)한 장부 경락을 판단하여야 한다.

---

24) 痛證當辨有形無形, 無形者痛在氣分, 凡氣病而爲脹爲痛者, 必或脹或止而痛無常處. …… 類型者痛在血分. …… 必痛有常所, 而脹無休息, 不往不來不離其處是有形之痛也.

3. 동통의 치료원칙

동통을 야기하는 원인은 매우 많지만 그 병리의 관건은 '불통(不通)'이 위주가 되기 때문에 통증을 치료하는 것은 모두 "통(通)"으로 표(標)를 치료하는 것을 급히 하거나 표본(標本)을 동치(同治)하여야 한다.

(1) 이기활혈(理氣活血), 소경통락(疏經通絡)

"통즉불통(通則不痛)"이다. 기체한 것은 이기(理氣)하고, 혈어인 것은 활혈(活血)하면 되는데, 바로『의학진전(醫學眞傳)』에서 "대저 통(通)하면 통증이 없는데, 이것은 이치에 맞는 것이다. 그러나 통하게 하는 방법은 각기 다른데, 조기(調氣)함으로써 화혈하고 조혈(調血)함으로써 화기하면 통하게 된다. 아래로 역하면 위로 행하게 하고, 중간에서 응결되면 옆으로 흩어지게 하여 역시 통하게 한다"[25]라고 말한 바와 같이 하여야 한다. 이 외에 한(寒)한 것은 온(溫)하게 하여 통하게 하고, 열(熱)한 것은 청(淸)하게 하여 통하게 하고, 화습(化濕)하여 통하게 하고, 거담(祛痰)하여 통하게 하고, 표(表)에 있는 것은 땀을 내서 통하게 하고, 리(裏)에 있는 것은 사하(瀉下)하여 통하게 하는 등등은 모두 통하게 하는 방법이다.

(2) 익기양혈(益氣養血), 온양육음(溫陽育陰)

허증의 통증은 보법(補法)의 사용이 필요한데, 바로 장경악이 말한 "모든 표허하면서 통증이 있을 땐 양기부족을 다스려야 하는데, 온경하지 않으면 안 된다. 속이 허하면서 통증이 있을 땐 음기부족을 다스려야 하는데, 양영하지 하지 않으면 안 된다. 위가 허하면서 통증이 있을 땐 심비가 해를 얻은 것인데, 보중하지 않으면 안 된다. 아래가 허하면서 통증이 있을 땐 탈설하여 망음된 것인데, 빨리 비신을 구하고 명문을 온보하지 않으면 안 된다"[26]는 것과 같다. 때문에 허로 인한

25) 夫通則不痛, 理也, 但通之之法, 各有不同, 調氣利和血, 調血以和氣, 通也. 下逆者使之上行, 中結者使之旁達, 亦通也.

통증에 대해서 병기에 맞춰 익기온중(益氣溫中), 양혈화영(養血和營), 온경조양(溫經助陽), 육음익신(育陰益腎) 등의 방법을 주어야 한다.

(3) 장부의 조절, 음양의 협조

장부의 기능을 조정하고 음양의 평형을 협조하는 것은, 단지 동통을 치료하는 원칙의 하나일 뿐만 아니라 또한 동통의 재발을 방지하는 중요한 수단이다. 소간화위(疏肝和胃), 자수함목(滋水涵木), 교통심신(交通心腎), 조리비위(調理脾胃), 육음잠양(育陰潛陽) 등등은 모두 상용하는 방법이다.

역자 문기영 / 교정 박현식

원 저 : 북경중의잡지 1990년 2기(90082043)
論痛

26) 凡治表虛而痛者, 陽不足也, 非溫經不可. 裏虛而痛者, 陰不足也, 非養營不可. 上虛而痛者, 心脾受傷也, 非補中不可. 下虛而痛, 脫泄亡陰也, 非速救脾腎, 溫補命門不可.

골상과에서 비위학설의 응용에 대한 소론

浙江省紹興市中醫院 胡關彪

비위학설의 창립은 『내경(內經)』, 『난경(難經)』에서 시작되어 역수학파에서 비롯되었으며 송·원·명말에 융성하였고, 후세의가에 의해서 임상에 광범위하게 응용되었는데, 내과 잡병에 대한 변증논치에 더욱 중요한 지도 작용이 있다. 그러나 역대 의가들은 상병(傷病)의 치료에 대해서는 대부분 초기에는 활혈화어(活血化瘀), 중후기에는 간신논치(肝腎論治)에 의한 치료대법을 따랐으며 골상과에서 비위학설의 작용을 깊이 중시하지 않았는데, 필자는 다년간 골상과의 임상실천에서 비위의 기능이 골상과의 치료·전귀(轉歸) 등에 대해 중요한 작용이 있다는 것과 비위학설이 상과의 변증시치에 대해 매우 유익한 지도 의의가 있음을 체현하였다.

1. 비위학설과 상통(傷痛)의 상호 관계

비위는 오행 중의 '토'에 속하여 만물의 어머니이며 생발의 근본이다. 이동원은 『소문(素問)』에서 "토는 만물을 생한다"[1]라고 한 이론을 천명하여 "비위의 기가 이미 손상을 받았다면 원기가 충양되지 못하여 모든 병이 이로 말미암아 생긴다"[2]라고 제시하여 비위학설을 창립하였다. 후인은 이것에 근거하여 비위의 기능을 비주운화(脾主運化), 주통혈(主統血), 승청강탁(升淸降濁), 외주사지기육(外主四肢肌肉)이라

1) 土者生萬物.
2) 脾胃之氣旣傷, 則元氣亦不能充而諸病所由生也.

고 귀납하였다. 일단 비위의 기능이 어떤 직접 혹은 간접 요소의 파괴를 받게 되면 종종 같지 않은 병리 현상이 나타나게 된다. 마찬가지로 골이 손상되고 근이 상했을 때 필연적으로 기혈의 병리변화가 야기되고 더욱 나아가 비위에까지 손상이 미치며, 비위의 건운(健運) 여부는 또한 기혈의 운행과 성쇠에 관계되고 마침내 상병(傷病)의 회복에 영향을 미친다.

2. 비위학설과 골상병증의 병리 관계

비는 운화를 주로 하고 위는 수납을 주로 하며 기가 화생되는 근원이 되는데, 비위와 상증(傷症)의 병리는 또한 허실 두 개 방면에서 벗어나지 않는다.

(1) 실증

음식이 위에 들어가면 비위의 운화를 거쳐 승청강탁하는데, 일단 넘어지거나 칼날에 근육이 손상되고 골이 이탈된 데다가 외상으로 움직이지 못하게 되면 기혈이 어체되어 비고위둔(脾固胃鈍), 승강실조(升降失調), 전도실직(傳導失職)하게 되어 변비(便秘), 납둔(納鈍), 복창(腹脹), 국부종통난소(局部腫痛難消) 등의 병증이 나타난다.

(2) 허증

그 원인은 대체로 근육이 손상되면 안으로 비에 영향을 미치는 게 되는데, 공극(攻克)이 태과하여 비위가 손상되는 것에 있다. 오랫동안 누워 있고 운동을 적게 하면 중기가 상하게 되어 비위 허쇠에 이르게 된다. 비위의 운화가 실직되고 통혈하는 기능이 건전하지 못하게 되어 어혈과 수습이 머물러 변화되지 못하므로 국부의 어혈과 종통이 제거되기 어렵다. 비위의 건운이 실직되고 청양(淸陽)이 분포되지 않으며 기육을 영양하지 못하게 되므로 살이 마르게 되고, 정기를 퍼트려 간에 보내고 근육을 충양시키는 것이 무력해지므로 걷거나 잡기가 힘들어지며 관절은 삽체하게 된다. 비가 건운하지 못하게 되면 정기를 화생할 수 없게 되므로 골절의 치유가 어렵게 되는 등등에 이른다.

총괄하면 비위의 기능이 정상이고 기혈 운행에 질서가 있으면 부종은 제거되며 통증은 완만해지고 수곡의 정미가 화생되어 기육이 풍부해지며 근육은 굳세지고 골은 강해져서 활동이 자유롭게 된다. 이와 반대라면 병세는 반드시 근골 손상의 회복에 영향을 미치게 된다. 따라서 비위학설과 골상은 임상에서 매우 밀접한 관계가 있음을 볼 수 있다.

3. 비위학설의 임상응용에 대한 예

비위학설은 비위의 생리·병리·변증시치 등의 중요한 내용을 논술하고 있는데, 그 보중(補中), 승양(升陽), 이비(理脾), 건비(健脾) 등의 법칙은 내·외·소아과 등의 과에 광범위하게 응용되고 있다. 필자는 이것을 골상과의 임상에 응용하여 또한 현저한 효과를 보았으므로 지금 아래와 같이 귀납한다.

(1) 기를 다스리고 비를 건운시킨다

이 방법은 상병(傷病)의 초중기를 위해서 설정된 것으로 주요 증상은 지체 국부의 홍종동통(紅腫疼痛), 복창(腹脹), 납매(納呆), 애애빈작(噯呃頻作) 등이다. 대부분 활혈거어하는 약물과 겸용하며 대표적인 처방은 운비성위(運脾醒胃)시키는 지출환·향사지출환 등에 활혈지통탕 등을 합한 것이다.

(2) 중초를 보하고 통리시킨다

이 방법은 상병(傷病)의 중후기의 비허습체(脾虛濕滯)를 위해서 설정된 것인데 증상은 종세미만(腫勢彌漫), 색암(色暗), 구담(口淡) 혹은 구니불상(口膩不爽), 지권무력(肢倦無力), 설담태백니(舌淡苔白膩) 등이다. 대표적인 처방은 황기방기탕 같은 것이다.

(3) 중초를 보하고 양기를 상승시킨다

이 방법은 골절 후기에 중기가 상승하지 않는 것을 위해서 설정된 것인데, 또한 뇌외상(腦外傷) 후유증 등에 사용하며 증상은 신피핍력

(神疲乏力), 두훈소매(頭暈少寐), 납둔변당(納鈍便溏), 구담핍미(口淡乏味), 설담태박(舌淡苔薄), 맥세(脈細) 등이다. 대표적인 처방은 보중익기탕이다.

(4) 비를 건강하게 하고 신을 보익하는 방법

골상병 후기나 상처가 아무는 것이 지연되는 증상에 사용한다. 혈허에 편중될 때는 면백신피(面白神疲), 언경납차(言輕納差), 설담태박(舌淡苔薄), 맥세(脈細)의 증상이 나타난다. 대표적인 처방은 당귀양혈탕·귀비탕이다. 비신허에 편중될 때는 면색소화(面色少華), 요산핍력(腰酸乏力), 지랭기위(肢冷肌萎), 활동불리(活動不利), 설담(舌淡), 맥침세(脈沈細)의 증상이 나타난다. 대표적인 처방은 삼령백출산에 우귀환 혹은 좌귀환 등을 합한 것이다.

4. 전형적인 병례

예1) 환자 양모모, 남성, 42세, 소흥 지방 사람이다. 입원번호는 961044. 높은 곳에서 떨어져 요통이 생겼고 활동한 지 이틀이 못되어 복창(腹脹), 납매(納呆), 변비(便秘)를 수반했다. 외래로 신체 검사와 X선 촬영 후 '요추 1번 압축성 골절'로 입원했다. 입원 신체 검사에서 정신 상태는 정상적이었으나 통증으로 고통스러워 하는 모습이었고 척추 외관상 가슴과 허리부분의 피부 손상은 없었고 약간의 부종만 있었다. 척추의 생리적인 각도는 기본적으로 정상으로 나타났지만 흉추 12번, 요추 1번, 요추 2번의 극돌기 및 양측옆 연조직의 압통이 명확하게 나타났고 복부는 조금 부어 올라 있었고 타진하면 북소리가 나고 복부를 청진하면 장명이 감약되었고 양하지(兩下肢)의 활동은 정상적이었으며 피부 감각도 정상적이었고, 설홍(舌紅), 태박황(苔薄黃), 맥현삭(脈弦數)했다. 입원 후 도인승기탕에 지출환을 가하여 투여했다. 처방은 도인 10g, 당귀 10g, 지실 10g, 백출 10g, 숙(熟)대황 15g, 망초(충복) 5g, 계지 10g, 단삼 20g, 양삼 10g, 산사·신곡을 초(炒)한 것 각 7g으로 세 첩[3]이다. 활지화어(活之化瘀), 건비소비(建脾消痞)에 의거한 것이다. 약을 복용한 후 증상은 명백하게 호전되었고, 다시 망초를 제거하고 다섯 첩의 약을 복용한 후 증상은 완화되었으며 치료를 공고히 한 후 퇴원했다.

예2) 환자 진모모, 여성, 35세로 소지방 사람이다. 입원번호 950924. 교통사고로 좌측 상박골 골절 수술 후 한달 가량 지나서 본원 골상과에 입원했다. 증상은 피피(被疲), 납매(納呆), 핍력(乏力), 야매불안(夜寐不安)이 있었다. 신체 검사에서 좌측 상비(上臂)의 기육위축이 분명하게 나타났으며 흉터 가장자리에 특수한 정황은 없었다. X선 촬영에서 좌측 상박골 골절이 내부에서 강판과 나사못으로 고정되어 있었다. 골가(骨痂)[4] 형성이 분명하게 드러나지는 않았다. 입원 후 보신건비(補腎建脾)하는 속골활혈탕에 삼령백출산 가감한 것을 합하여 치료하였다. 처방은 서로당(당삼) 30g, 운(雲)복령 20g, 백출 10g, 사인(후하) 5g, 산약 20g, 보골지 10g, 천(川)속단 10g, 초(炒)두충 20g, 대(大)숙지 30g, 생(生)의이인 30g, 진피 5g, 비(肥)옥죽 30g, 제(制)황정 30g이다. 열다섯 첩을 복용한 후 환자의 피핍력(疲乏力) 등의 증상은 기본적으로 호전되었고 정신상태는 정상적이었으며 X선 촬영 후 조사에서 골절의 말단 주위에는 소량의 골가(骨痂)가 나타난 것 같았으며 계속 이 주일간 복용하고 다시 X선을 촬영했을 때는 골가(骨痂)가 분명하게 형성된 것이 보였으며 적당한 물리 치료를 병행하고 열다섯 첩을 계속 복용한 후 퇴원하여 귀가했다.

5. 토론

『영추(靈樞)·본신(本神)』에서 "비기가 허하면 사지를 쓸 수 없게 된

---

3) 중국 처방에서 한 첩은 한국 처방으로 두 첩에 해당한다. 이하 모두 동일함.
4) 골절된 뼈 주위의 치유된 흔적.

다"[5]라 하였고, 신단(愼端)은 "비위가 일단 손상당하면 사지 모두에 생기가 없어진다"[6]라고 하였다. 즉 인체에서 비위가 중요하게 작용한다는 것을 명확하게 설명하였다. 비위는 후천의 근본이며 기가 화생되는 근원이므로 비위가 건운하지 못하면 승청강탁하며 수습을 운화하고 혈액을 통섭할 수 없게 된다. 비위가 허약하면 정혈이 화생되지 못하는데 근골이 어떻게 이어지겠는가? 하물며 설령 평소에 신체가 강건했던 상병(傷病) 환자라도 상(傷)한 후에는 출혈(내외출혈)이 많고 병정이 길어지고 활동력이 떨어지는 특징이 있으므로 대다수가 비위실직 혹은 비위불건의 증상을 수반하는데 상병 환자에게 활혈거어, 접골속근(接骨續筋)하는 등의 위에 대해 자극적인 약물을 가하는데, 설령 자신보정(滋腎補精)하여 혈육을 기르는 약물을 응용하더라도 또한 위에 장애를 일으키는 폐단이 많이 생긴다. 그러므로 이것은 상골과(傷骨科)에서 비위학설을 운용하여 변증논치를 진행할 때 매우 필요하며 우리들이 임상에서 더욱더 탐구할 만한 가치가 있다.

역자 이태봉 / 교정 박현식

원　저 : 광명중의 1998년 2기(98592003)
試論脾胃學說在骨傷科中的應用
주제어 : 비위학설(脾胃學說) / 골상과(骨傷科)

---

5) 脾氣虛則四肢不用.
6) 脾胃一傷, 四肢皆無生氣.

논문으로 보는 중의학 총론 ③ (제2판)

2판1쇄 인쇄 / 2007년 1월 16일
2판1쇄 발행 / 2007년 1월 24일

총 편 / 권 영 규
옮긴이 / 중의학논문번역모임
펴낸이 / 金 瑾 中
펴낸곳 / 法仁文化社
110-100 서울특별시 종로구 교남동 47
전화 : 영업부 720-8004~6
편집부 736-2324
팩시밀리 : 736-2325
http://www.bubinbooks.co.kr
E-mail:bubinbooks@bubinbooks.co.kr
등록번호 / 제2-459호 (1988. 1. 22)

ISBN 978-89-7896-125-7-94510
ISBN 978-89-7896-127-1-94510(세트)

값 13,000원